Ben Baak

# Du kannst dich mal ...
# gesund erholen!

Effektive Impulse für wohltuende
Regeneration im Alltag

KVM – DER MEDIZINVERLAG

Die Deutsche Nationalbibliothek verzeichnet diese Publikation in der Deutschen Nationalbibliografie; detaillierte bibliografische Daten sind im Internet über *http://dnb.d-nb.de* abrufbar.

**Anschrift des Verlags:**
KVM – Der Medizinverlag,
Dr. Kolster Verlags-GmbH
Ifenpfad 2–4, 12107 Berlin

**Autorenkontakt:**
info@benbaak.de

© KVM – Der Medizinverlag
Dr. Kolster Verlags-GmbH,
ein Unternehmen der
Quintessenz-Verlagsgruppe

www.kvm-medizinverlag.de

1. Auflage 2023

Lektorat: Renate Mannaa, Berlin
Gesamtproduktion:
KVM – Der Medizinverlag, Berlin
Druck: GZH d.o.o., Zagreb
Printed in Croatia

**ISBN: 978-3-86867-648-8**

*Meinem geliebten Vater*
*\* 04.03.1956   † 14.11.2008*

*Wenn ich dir dieses Wissen doch*
*rechtzeitig hätte weitergeben können ...*

*Was mir von dir bleibt, ist das tiefe Bedürfnis,*
*Menschen die Wichtigkeit ihrer Gesundheit*
*erkennen zu lassen.*

# INHALT

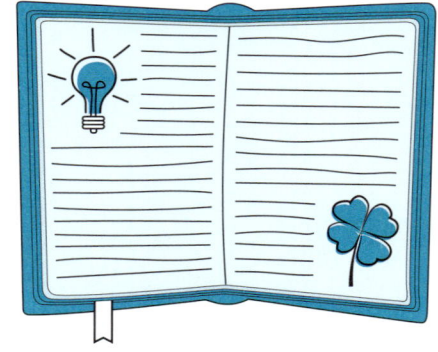

# 1
# VORWORT

Ruhe, Regeneration oder Erholung rücken erst im Laufe des Lebens stärker ins Bewusstsein – bei kleinen Kindern hingegen, wenn beim Spielen, Rennen oder Raufen ein Missgeschick passiert und eine kleine Wunde blutet. Kinder hören dann von den Großen, dass der Körper das wieder repariert. Er tut also nichts anderes als zu regenerieren und das ist nichts anderes als eine Form der Heilung. Dies gilt auch ohne Verletzung oder Wunde.

Wenn Kinder älter werden und in die Schule kommen, bemerken sie zunehmend, dass der Alltag Energie fordert. Sie müssen dann nach dem Unterricht mal eine Runde chillen und nutzen so die Mechanismen der Erholung. Spätestens wenn im Erwachsenenalter diverse Herausforderungen den Alltag bestimmen, Verantwortung auf der Arbeit und zuhause für die Familie, Existenzgründung oder Hausbau, wird deutlich, dass der Organismus Ruhe fordert. Stärker noch merken dies Menschen, wenn sie mal ein Wochenende mit mehr Feierlichkeiten verbracht haben als üblich. Der Bedarf an Regeneration scheint zuzunehmen, das Prinzip dahinter bleibt das Gleiche und es ist sehr vielfältig. Zu viele Menschen wissen zu wenig über Regeneration, um sich angemessen und ausreichend zu erholen.

In der Sport- und Trainingswissenschaft wissen wir schon lange: ohne Regeneration kein Fortschritt.

Zwar scheinen viele Menschen im Urlaub das Prinzip der Erholung zu nutzen, aber Regeneration ist so viel mehr. Sie ist keine Frage von gelegentlichen Auszeiten, sondern von täglichem Engagement. So gibt es körperliche, mentale und soziale Regeneration und alle werden in diesem Buch so beschrieben, dass sie einfach zu nutzen sind. Dann kann Nahrung als Medizin, Kontakt zu anderen als Immundusche, Bewegung zur Erholung und Schlaf als Heilung wirken. Auch Atmung, Gedanken und vieles mehr steuern die körpereigene Regeneration weit stärker, als es sich ein Großteil der Menschen vorstellen kann.

In diesem ersten Band aus der Reihe „Du kannst dich mal ..." dreht sich alles um das Thema *Erholung* als wichtiges Instrument der Ressourcengewinnung. Zwar klären wir grundsätzlich über das Prinzip der Regeneration auf und gehen immer wieder auf spezifische Mechanismen ein, aber primär schauen wir uns die verschiedenen Strategien und Vorgehensweisen einer erfolgreichen und gesunden Erholung an. Sie leistet einen immens wichtigen Beitrag bei der Vermeidung von Krankheiten. Jetzt heißt es daher: runterkommen, relaxen und die Lesepause genießen ...

## Tipp ⓘ

In der Kombination aus Lesen und Hören lässt sich Wissen noch besser aufnehmen und tiefer verinnerlichen, weil unterschiedliche Kanäle zur Informationsaufnahme und -verarbeitung genutzt werden können. Dadurch profitierst du von einer schnelleren und umfassenderen Wissensverarbeitung. Außerdem kannst du die Inhalte des Buches von unterwegs studieren.

*Das Hörbuch zum Buch*

# 2
# WAS IST REGENERATION?

## „Der erste Schritt zu einer besseren Regeneration liegt darin, liebevoller mit sich zu sein."

Auf Knopfdruck Energie, heißt es in einem Werbeslogan. Aber geht das? Natürlich wäre es wünschenswert, wenn wir die Akkus mit einer Pille, frei von Nebenwirkungen, innerhalb von Augenblicken wieder auffüllen könnten. Das ist und bleibt allerdings ein frommer Wunsch, der, ebenso wie der Gedanke, ohne Gewichtszunahme reuelos schlemmen zu können, einfach zu weit von der physiologischen Realität entfernt ist.

Wichtig ist zu verstehen, dass sich der Erholungsbedarf nach den täglichen Anforderungen und den regenerativen Fähigkeiten richtet. Das bedeutet, dass schon im Alltag an zwei Stellschrauben gedreht werden kann:

- Belastungen reduzieren und Überlastungen vermeiden, da diese den Bedarf an Regeneration deutlich vergrößern können.
- Ausgleich schaffen sowie Erholungskapazitäten ausbauen. Wobei der letzte Aspekt zu enormen Puffereigenschaften führen kann, wenn er regelmäßig und dauerhaft gefördert wird.

Das Wort Regeneration stammt aus dem Lateinischen (*regeneratio*) und bedeutet so viel wie Wiedergeburt. Im Allgemeinen sind damit Erneuerung und Wiederherstellung gemeint. Schon hier lässt sich ein wesentlicher Zusammenhang ableiten. Die Regeneration ist für den Menschen nicht nur die Auffüllung der Akkus und Energiespeicher, sondern es geht in Bezug auf die Gesundheit um die Reparatur und Neubildung von Zellen, die auch unter Beteiligung des Immunsystems ablaufen. Dieser anspruchsvolle Prozess der Erneuerung braucht bestimmte Voraussetzungen, die fast ausschließlich vom Verhalten und dem Beitrag jedes Einzelnen abhängen.

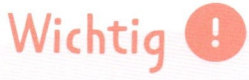

## Wichtig !

Jeder Mensch schafft selbst die Bedingungen für seine Erholung. Diese Voraussetzung ist die Grundlage, dass unser Organismus den unschätzbar wichtigen Beitrag zur kurzfristigen Erholung und insbesondere zur langfristigen Gesundheit leisten kann. Wer gesund sein und bleiben möchte, ist unausweichlich auf eine gute Regeneration angewiesen.

## Die Art zu regenerieren, hat viele Gesichter.

Wir alle wissen, dass wir uns im Schlaf erholen. Auch in den Urlaub fahren Erwachsene, anders als manch junger Mensch, in der Regel zur Erholung. Selbst das Wellnesswochenende oder die Massage sollen einen Ausgleich zum stressigen Alltag bieten und für Entspannung sorgen. Leider ist nicht alles, was entspannt, tatsächlich regenerativ. Darüber sind sich viele Menschen bei Genussmitteln nicht so im Klaren. Das Gläschen Wein kann zwar auf den ersten Moment entspannend wirken, stört aber im zweiten Schritt die Regeneration. Rauchende greifen häufig mit der Aussage, sie müssten ihren Stress reduzieren, zur Zigarette und haben den genau gegenteiligen Effekt durch die Aufnahme von Nervengiften. Selbst der Gang in die Sauna kann unter Umständen die Homöstase (Fließgleichgewicht) des Organismus stören und die Regeneration beeinträchtigen. Im gleichen Maße gilt dies für die falsche Art und Intensität, sich zu bewegen, die in der richtigen Form und Dosis zu einer deutlichen Verbesserung der Erholung beitragen könnte und darüber hinaus langfristig die Puffersysteme des Organismus aufbaut.

Richtig zu regenerieren, darf oder sollte gelernt sein. Dafür braucht man keinen Studiengang, lange Einheiten, hohe Investitionen und ununterbrochene Aufmerksamkeit, sondern alltägliche Lösungsansätze, die die unterschiedlichen Facetten der Regeneration aufzeigen und deren einfache Umsetzung. So können eigene Erfahrungen gesammelt werden, die sehr schnell dazu führen, dass ein Mensch einschätzen kann, was ihn wirklich unterstützt und ihm guttut.

## Kurz zusammengefasst ✅

Mein Ziel ist, dir das Wissen und den Zugang zu unterschiedlichen Bausteinen einer erfolgreichen Erholung bereitzustellen, damit du für die Herausforderungen im Alltag besser gewappnet bist und langfristig etwas für deine Gesundheit und Lebensqualität tun kannst.

1. Ausreichend Erholung ist wichtig, um im Alltag belastbar zu sein und gesund zu bleiben.
2. Es gibt viele Aspekte, die für eine gute Regeneration entscheidend sind. Dabei steht das eigene Verhalten im Fokus. Schlaf, Ernährung, Bewegung und Mentales sind zentrale Erholungsquellen.
3. Für eine optimale Regeneration gilt es, ressourcenschonend mit der eigenen Energie umzugehen. Das bedeutet zum einen, Pausen im Alltag zu machen, Überlastungen zu vermeiden, Grenzen anzuerkennen und die körpereigenen Puffersysteme zu fördern.
4. Der einfachste und direkteste Weg zu einer besseren Regeneration liegt darin, liebevoller mit sich zu sein.

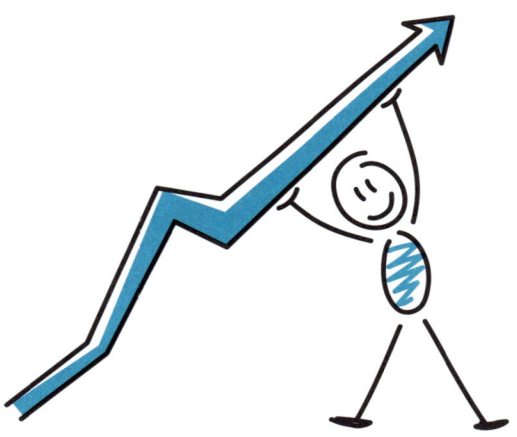

# 3
# GESUNDER UND ERHOLSAMER SCHLAF

„Wer an gutem Schlaf spart, kann auch direkt mit der eigenen Gesundheit und Produktivität bezahlen."

Fast wie selbstverständlich begeben sich die meisten Menschen abends, wenn sie müde sind, zu Bett und wachen morgens in der Regel ausgeruhter auf. Aber was passiert nachts überhaupt, wenn wir scheinbar zur Ruhe kommen? Zunächst gilt der Ruhemodus nur für Teile unseres Organismus, während es in anderen Bereichen höhere Aktivitäten gibt. Ausreichend erholsamer Schlaf gewährleistet, dass wesentliche Reparaturprozesse im Organismus ablaufen können. Wer erholt ist, hat nicht nur das Fundament für eine hohe Leistungsfähigkeit geschaffen, auch die Gesundheit ist maßgeblich vom Schlaf beeinflusst. Unter Schlafmangel sinkt unmittelbar die Leistungsfähigkeit für Körper und Geist. Während Fehler im unausgeschlafenen Zustand gehäuft auftreten, nimmt die Produktivität rapide ab.

Wer an Schlafdauer oder Erholungsqualität spart, tut dies am falschen Ende und das passt zum manchmal so typischen Wahnsinn, dass Menschen auf Kosten der Gesundheit Zeit sparen wollen, um möglicherweise sogar im selben Zuge ihr Arbeitspensum und ihre -qualität zu erhöhen. Längst ist eindeutig belegt, dass zu wenig Schlaf Krankheiten wie Depression, Krebs und Herz-Kreislauf-Erkrankungen begünstigt. Wer bereits einige Nächte weniger als 5 Stunden schläft, erhöht bestimmte Tumormarker im Blutkreislauf.

Tatsächlich gibt es den polyphasischen (mehrphasischen) Schlaf. Wir kennen ihn von Babys und Kleinkindern, die immer eine Phase schlafen, bevor eine Wachzeit kommt. Dieses Konzept ist ins Interesse von Forscherteams gerückt, da es eine zeitsparende Lösung zur Erholung verspricht. Da Schlaf aus unterschiedlichen Phasen besteht, wie leichtem und tiefem Schlaf, könnte in der Theorie der wichtige REM-Schlaf mit einer Dauer von 80 bis 120 Minuten losgelöst von längeren Ruhezeiten stattfinden. Aber diese Zeitfenster variieren zwischen Menschen sehr stark und sind auch abhängig von Tagesform und -zeit. Wissenschaftliche Untersuchungen warnen allerdings, dass es keine Belege für die Vorteile des mehrphasischen Schlafs gibt, dagegen sind schon heute weit mehr Risiken und Nachteile bekannt (Bonnet & Arand, 2003; Phillips et al., 2017; Short et al., 2016). So ist auch belegt, dass die physische und psychische Gesundheit sowie die Leistungsfähigkeit durch mehrphasischen Schlaf gefährdet werden (Weaver et al., 2021): Bestimmte Reparaturprozesse allein brauchen eine ausreichende Zeit, die durch nächtliche umfangreichere Schlafzeiten erreicht werden kann. Auch wurde beobachtet, dass die Nahrungsaufnahme aus dem Gleichgewicht gerät und viel häufiger zu Nahrung gegriffen wird, weil der Schlaf-Wach-Rhythmus gestört ist. Die Folge ist eine Gewichtszunahme, die sich ebenfalls negativ auf Gesundheit und Wohlbefinden auswirkt.

Neben situativen Faktoren wird der Ruhebedarf eines Menschen durch dessen Genetik beeinflusst. Aus diesen Voraussetzungen resultieren die bekannten Chronotypen Lerche und Eule. Eine Lerche zählt zu den Früh- und eine Eule zu den Spätaufstehern. Darüber hinaus gibt es Mischtypen, die weder das eine noch das andere sind, sowie die These einiger Forschungsergebnisse, dass es auch Chronotypen gibt, die morgens früh frisch in den Tag starten und abends lange erholt bleiben, oder solche, die weder morgens noch abends auf eine hohe Energie zurückgreifen können. Entgegen allen Bemühungen ist der Chronotyp durch hohes Engagement nicht zu beeinflussen. Die Forschung legt nahe, dass es sinnvoller ist, den Alltag am körpereigenen Rhythmus zu orientieren, als umgekehrt zu verfahren, selbst wenn das unter Umständen herausfordernd ist. Infekte, Stress und körperliches Training können ebenfalls den Bedarf an Ruhezeiten verlängern.

Ein kurzer Mittagsschlaf, auch Powernap genannt, kann eine sinnvolle Ergänzung zur Nachtruhe sein, ist aber kein Ersatz dafür.

Der durchschnittliche Schlafbedarf schwankt bei Erwachsenen zwischen 7 und 8 Stunden, wobei die Schlafqualität entscheidend ist. Häufige Unterbrechungen können die Schlafqualität stark mindern und damit eine längere Schlafzeit erforderlich machen.

Die Schlafdauer verändert sich im Laufe des Lebens. Dabei konnte anhand der Forschung von Hirshkowitz und Kollegen eine ungefähre Mindest- und eine Maximalschlafdauer sowie ein optimaler Bereich herauskristallisiert werden (Hirshkowitz et al., 2015). Den größten Schlafbedarf haben Neugeborene. Dieser nimmt bis zum jungen Erwachsenenalter kontinuierlich ab und bleibt dann bis ins hohe Alter relativ konstant.

## > Schlafdauer nach Lebensalter

| Altersgruppe | Min (Std.) | Max (Std.) | Durchschnittlich (Std.) |
|---|---|---|---|
| Neugeborene | 10–11 | 18–19 | 12–17 |
| Säuglinge | 9–10 | 17–18 | 11–15 |
| Kleinkinder | 8–9 | 15–17 | 11–14 |
| Vorschulkinder | 8 | 13–15 | 9–13 |
| Schulkinder | 7 | 11–13 | 8–11 |
| Jugendliche | 7 | 11–12 | 7–11 |
| Junge Erwachsene | 6–7 | 10–11 | 7–9 |
| Erwachsene | 6 | 10 | 7–9 |
| Ältere (ab 65 Jahre) | 5–6 | 9–10 | 7–8 |

# 3.1    WAS PASSIERT IM SCHLAF?

## 3.1.1    SCHLANK IM SCHLAF

Was wie ein toller Werbeslogan klingt, hat eine wissenschaftliche Perspektive. Die Schlafdauer hat Einfluss auf die Art der Energiebereitstellung (St-Onge, 2013). Ein Forscherteam der University of Chicago fand heraus, dass Menschen, die weniger als 7 Stunden schlafen, ihre Fettverbrennung um 55 % reduzieren (Nedeltcheva et al., 2010). Obwohl der Energieumsatz pro Stunde Schlaf der Gleiche bleibt, greift der Körper bei kürzeren Schlafdauern nicht auf das Fett-, sondern auf das Muskelgewebe zurück. Laut Aussage der Wissenschaftler kann eine Nacht mit schlechtem Schlaf die Trainingsergebnisse einer Woche zunichte machen.

## 3.1.2 SCHLAFMANGEL MACHT DUMM

Auch wenn die Aussage etwas plump klingt, zeigen Untersuchungen an der Universität Regensburg, dass zwischen dem Einschlafen und der ersten Traumphase eine besonders lange und wichtige Tiefschlafphase existiert. In diesem Zeitfenster werden das Gedächtnis und die Lernfähigkeit des Gehirns gestärkt (Born & Wilhelm, 2012; Rasch & Born, 2013). So können Eindrücke und Informationen vom Tag in das Langzeitgedächtnis übertragen werden. Wer also der Meinung ist, Sinnvolles über den Tag erlebt, erfahren oder gelernt zu haben, kann sich dieses kostbare Gut mit zu wenig Schlaf nicht dauerhaft abspeichern (Born et al., 2006). Das gilt ebenso für alle fleißigen Prüfungsvorbereitungen. Ohne ausreichenden Schlaf sind alle Lernmühen vergebens, weil sie später nicht abgerufen werden können.

## 3.1.3 SCHÖN IM SCHLAF

Denkst du schon wieder, dass hier eine Marketingfirma an Werbetexten gefeilt hat? Tatsächlich konnte in Untersuchungen am Karolinska-Institut in Schweden nachgewiesen werden, dass das äußere Erscheinungsbild, sichtbar durch die Haut, von ausreichend Schlaf profitiert (Atherton et al., 2015; Axelsson et al., 2010; Sadowski et al., 2016). Danach beurteilten Menschen andere mit einem ausgeschlafenen Gesicht als gesünder und attraktiver. Forschungsergebnisse der Western Reverse University in Cleveland bestätigten darüber hinaus, dass dies nicht nur ein Eindruck ist, sondern die Haut ausgeschlafener Menschen tatsächlich elastischer, gleichmäßiger pigmentiert und glatter war. Wenn diese Erkenntnis Schönheitsfans nicht früher ins Bett lockt ...

### 3.1.4 DER NÄCHTLICHE JUNGBRUNNEN

Wer zwischen 20 und 3 Uhr zur Ruhe kommt, trifft einen echten Sweet-Spot für das natürliche Verjüngungsprogramm und schlägt dem Alterungsprozess ein Schnippchen. Darauf deuten Forschungsergebnisse hin (Elkhenany et al., 2018). Denn in diesem Zeitfenster verändert sich der Stoffwechsel und in einem beispiellosen Selbstheilungsprozess werden bis zu 50 Millionen Zellen pro Sekunde durch neue Zellen ausgetauscht. Im höchsten Maße profitiert davon unsere Haut. Wie das möglich ist? Die Haut ist in besagtem Zeitfenster 8-mal besser durchblutet, produziert weniger Talg und verliert weniger Wasser. Auch die 7-fach beschleunigte Teilung der Basalzellen spielt für die Blitzerneuerung eine wichtige Rolle. So erneuert sich alle 28 Tage oder etwa einmal pro Monat die gesamte Haut. Wer also nicht in der eigenen Haut stecken (bleiben) möchte, mag einfach nur genug und zum richtigen Zeitpunkt schlafen.

### 3.1.5 GESUND DURCH SCHLAF

Während wir nachts scheinbar zur Ruhe kommen, läuft die körpereigene Abwehr auf Hochtouren. Das Immunsystem ist nachts um ein Vielfaches effektiver. Um gute Arbeitsbedingungen zu haben, schüttet es sogar Botenstoffe aus. Um effektiv arbeiten zu können, braucht die Körperabwehr Tiefschlafphasen, die die Produktion von Wachstumshormonen begünstigen, aber auch die Wundheilung beschleunigen. Wer hingegen zu wenig oder schlecht schläft, hat ein dreifach erhöhtes Risiko, einen Infekt zu bekommen. Allerdings geht das Risiko, krank zu werden, weit über eine vorübergehende Erkältung hinaus. Untersuchungen an der University of Chicago belegen, dass bereits eine Woche mit schlechtem, unterbrochenem Schlaf dazu führt, dass das Wachstum von Krebszellen doppelt so schnell erfolgt (Hakim et al., 2014). Ein jüngst veröffentlichter Übersichtsartikel fördert zutage, dass regelmäßige und andauernde

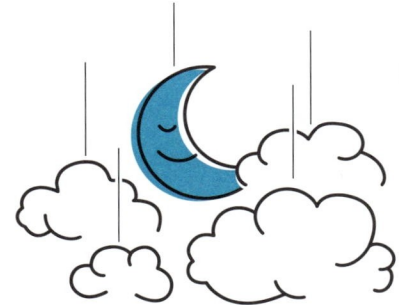

Störungen der Nachtruhe (Schlafdauer, -zeit-punkt, -zyklen) negativen Einfluss auf diverse Systeme im menschlichen Organismus haben und in direktem Zusammenhang mit der Entwicklung von chronischen und Krebserkrankungen stehen (Berisha et al., 2022). Auch das Forscherteam der Regensburger Universität ist sich einig, dass Schlaf nicht nur gesünder macht, sondern Schlafmangel krank. Bei Schlafbeeinträchtigungen über einen längeren Zeitraum steht daher die Verbesserung der Schlafqualität auch mit Blick auf die langfristige Gesundheit im Fokus und kann gegebenenfalls durch die Unterstützung von Expert:innen und moderner Diagnostik begleitet werden.

### 3.1.6 DETOX FÜRS GEHIRN

Im nächtlichen Ruhemodus reinigt sich das Gehirn von schädlichen Substanzen, die sogar an der Entstehung von Alzheimer und Parkinson beteiligt sind (Hyacinthe & Ghorayeb, 2014; Xie et al., 2013). Damit der Reinigungsprozess funktioniert, wird die Menge an Flüssigkeit im Hirngewebe verdoppelt. Damit dies bei dem begrenzten Raum gelingen kann, schrumpfen die Nervenzellen nachts um etwa 60 %. Das klingt wie Stoff aus einem Science-Fiction-Film, ist aber ein ausgeklügelter Mechanismus der Natur, der durch ein spezielles Drüsensystem möglich ist. Ohne diesen Entgiftungsprozess könnte sich das Gehirn nicht von den Schadstoffen säubern. Besonders effektiv ist das Reinigungssystem in Tiefschlafphasen, wenn sich Atmung und Herzrhythmus im Verhältnis 1:4 angleichen. Also z. B. 15 Atemzüge und 60 Herzschläge pro Minute.

## 3.2 SCHLAFZYKLEN

Du siehst, wie wichtig angemessener Schlaf ist und warum die nächtlichen Ruhephasen einen fundamentalen Beitrag zur Gesundheit leisten. Die Nachtruhe zu verbessern, sollte jedem von uns ein Anliegen sein.

Schlaf ist kein linearer Prozess, sondern läuft zyklisch ab. Die einzelnen Phasen können individuell stark schwanken. Selbst eine einzelne Person kann, bedingt durch verschiedene Faktoren, von einer zur nächsten Nacht Schwankungen erleben.

Normalerweise durchlaufen die meisten Menschen vier bis fünf Schlafzyklen mit einer jeweiligen Dauer von 70 bis 110 Minuten, die Leicht- und Tiefschlafphasen sowie REM (Rapid Eye Movement) beinhalten. Jeder Phase liegen spezifische und teilweise komplexe Prozesse zugrunde. Wesentlich ist, ausreichend Tiefschlaf zu bekommen, weil in dieser Phase ein Großteil der Regeneration und Reparatur im Körper stattfindet – sprich: Frischenzellenkur, Entgiftung, Wachstumshormone und vieles mehr. Obwohl oft behauptet wird, dass der Schlaf vor Mitternacht der wichtigste ist, spielt die Uhrzeit des Zubettgehens eher eine untergeordnete Rolle. Weit wichtiger ist, dass die zwei ersten Schlafzyklen unter optimalen Bedingungen ablaufen können, weil sie die ausgeprägtesten Tiefschlafphasen haben. Demnach ist für Frühaufsteher (Bäcker, Logistik) das frühe Zubettgehen dann doch entscheidend. Im letzten Zyklus kann der Tiefschlaf gar komplett fehlen. Der REM-Schlaf ist als Zeitfenster intensiver Träume bekannt. Die Augen bewegen sich in dieser Phase unter den Lidern. Da intensives Träumen Bewegungen hervorrufen kann, die den Schlaf stören, sind die Muskeln in der REM-Phase gelähmt.

Gesteuert wird der Tag-Nacht-Rhythmus von einem kleinen Bereich in unserem Gehirn – auch als innere Uhr bezeichnet –, im suprachiasmatischen Kern des Hypothalamus. Hier regulieren 20.000 Nervenzellen fast die gesamte Aktivität des Organismus bis in die kleinste Zelle über die Lichteinstrahlung in der Netzhaut. Selbst das Mikrobiom und damit die unzähligen Bakterienstämme werden durch den Taktgeber beeinflusst.

## 3.3   VORAUSSETZUNGEN FÜR ERHOLSAMEN SCHLAF

Auf zwei Faktoren ist für erholsamen Schlaf besonders zu achten:

Zum einen das **Schlafumfeld und -klima,** bei dem eine ruhige Umgebung, gute Luft- und Sauerstoffverhältnisse und keine elektronischen

Störquellen wichtig sind. Pflanzen, die bei Dunkelheit Sauerstoff verbrauchen, sind für das Schlafzimmer ohne entsprechende Frischluftzufuhr ungeeignet. Das Gleiche gilt für Strom- und Lichtquellen, die den Schlaf beeinträchtigen können.

Konkret könntest du schauen, ob es dir die Umgebung deiner Schlafstätte ermöglicht, bei offenem Fenster zu schlafen, denn damit wäre die Frischluftzufuhr gewährleistet. Wenn das aber dazu führt, dass du morgens um 4 Uhr von der ersten Straßenbahn oder möglicherweise sogar schon um 2 Uhr von nächtlichen angetrunkenen Heimkehrern geweckt wirst, dann dürfte nachvollziehbar sein, dass dies keinerlei Vorteil für deine Erholung hat. Dann achtest du vielleicht lieber darauf, die Schlafzimmertür offen zu lassen und den Luftaustausch von anderer Seite zu verbessern.

Damit dürfte der Zusammenhang zwischen einer stillen Umgebung und erholsamem Schlaf deutlich sein. Denn selbst im Schlaf nimmt das Gehirn noch Geräusche wahr. Störende Geräusche beeinträchtigen dann die Schlafqualität, was vermutlich jeder schon erlebt hat, dem nachts eine Mücke ums Ohr surrte. Zwar ist ein Teil des Zwischenhirns, Thalamus, in der Lage, Geräusche zu unterdrücken, damit sie gar nicht erst ins Gehirn gelangen und einen Menschen wecken, aber dieser Filter ist nicht bei allen Menschen gleichermaßen ausgeprägt. Wer auf Hörbücher und Musik zum Einschlafen zurückgreift, sollte einen Timer nutzen, um die Geräuschkulisse nach dem Einschlafen zu reduzieren. Bitte keinen Fernseher verwenden, der mit dem Ton zusätzlich noch Lichtreflexe erzeugt oder wo sich der Spannungsbogen der Sendung negativ auf die Nachtruhe auswirken kann.

Im Grunde stört jede Lichtquelle unseren Schlaf. Das trifft selbst auf die kleine LED an deinem TV oder am Ladegerät zu. Stromquellen haben im Schlafzimmer nichts zu suchen. Ein Fernseher schon gar nicht. Dein Smartphone sendet selbst im Flugmodus, wenn auch im geringeren Ausmaß. Also mindestens weiter weg vom Bett hinlegen, wenn es dir als Wecker dient. Das erleichtert auch in aller Regel das Aufstehen, wenn es eben nicht genügt, nur mit der Hand danach zu greifen. Zudem sollte im Schlafzimmer kein Ladegerät betrieben werden. Jeder elektrische Betrieb erzeugt Spannungsfelder. Wer das Smartphone im Nebenraum lädt, vermeidet gleich zwei Faktoren für nächtliche Störungen. Noch besser ist, es tagsüber während einer produktiven Arbeitsphase zu laden, denn so lässt sich der Störenfried ganz nebenbei aus der Hosentasche oder vom Schreibtisch für eine Zeit verbannen.

Die ideale Temperatur im Schlafzimmer liegt zwischen 15 und 19 °C. Das ist im Verhältnis zur Restwohnung eher kühl. Bei diesen Temperaturen können sich Viren schlechter vermehren. Bei einem Infekt ist das besonders wichtig. Im Grunde lässt sich pauschal sagen, dass man weder frieren noch schwitzen sollte. Beides beeinträchtigt die Erholung in der Nacht.

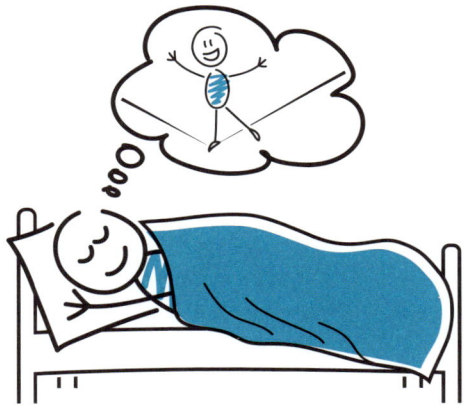

Zum anderen sollte für eine **gute Schlafhygiene** gesorgt werden. Damit ist gemeint, dass erholsamer Schlaf mit einer guten Vorbereitung auf physischer und psychischer Ebene beginnt. So ist guter Schlaf beeinflussbar und trainierbar. Darunter fallen z. B.: ausreichend Bewegung tagsüber, zur Ruhe zu kommen (Meditation und Atmung), leichte Kost vorm Ruhen, belastende mentale Themen oder Streit, wenn möglich, beigelegt zu haben, keine künstlichen (blauen) Lichtquellen mehr in den letzten beiden Stunden vorm Zubettgehen.

Konkret sollte zum Zur-Ruhe-Kommen im Laufe des Abends die anregende Wirkung auf den Kreislauf und den Geist reduziert werden. Das bedeutet, dass Sport eher mit größerem Abstand zum Schlaf absolviert werden sollte. Dann ist Bewegung aber sehr wichtig, um die Schlafqualität zu verbessern. Abends dürfen es eher ruhigere Formen der Bewegung sein, wie Yoga, ein Spaziergang an der frischen Luft, Stretchen oder ein bisschen Faszienmassage.

Ruhiger werden bedeutet, dass wir uns weniger mit aufreibenden Themen beschäftigen sollten. Dazu zählen Konflikte und Ereignisse, die Ärger hervorrufen oder Kummer bereiten. Es ist immer sinnvoller, ein Buch zu lesen, als sich noch mit 400 Hertz irgendwelche Bilder eines Actionfilms in den Schädel hämmern zu lassen. Zumal der blaue Lichtanteil elektrischer Geräte die natürliche Ausschüttung von Melatonin, auch bekannt als Schlafhormon, unterdrückt. Selbst beim Lesen am Tablet wurde nachgewiesen, dass die Spitze im Melatoninspiegel nicht zur Mitte der Nacht erreicht wird, sondern eher in den Morgenstunden. Für die meisten Menschen also, wenn der Tag startet.

Die Ausschüttung des Schlafhormons wird durch den Lichteinfall und durch regelmäßige Ruhezeiten gesteuert. Das bedeutet, dass der Organismus lernt, wann wir zu Bett gehen, und daher schon prophylaktisch den Schlaf vorbereitet. Schwankt der Zeitpunkt des Zubettgehens deutlich, verpufft dieser Vorteil. Damit sollte klar sein, dass du zu Bett gehst, wenn du müde bist. Absolut kontraproduktiv ist es, wenn du möglicherweise abends nochmal auf der Couch einschläfst, um wenig später wieder aufzuwachen. Das kann den Schlaf-Wach-Zyklus empfindlich stören und damit deine Nachtruhe aus dem Gleichgewicht bringen.

So verrückt und trivial es klingen mag, spielt die Atmung zum Tagesende eine bedeutsame Rolle. Wie du weißt, sorgen gleichmäßige ruhige Atemzüge für eine allgemeine Entspannung und begünstigen damit den angestrebten Ruhemodus für die Nacht.

Kontraproduktiv sind immer üppige Mahlzeiten zu später Stunde, die mühevoll verdaut werden müssen. Koffeinhaltige Getränke sind für die meisten Menschen ebenso ungünstig sowie jede Art von Alkohol. Letzterer sorgt für aufwendige Stoffwechselvorgänge zum Abbau des Alkohols und beeinträchtigt auf diese Weise die nächtliche Regeneration.

Bestimmte Medikamente und ihre Wirkstoffe können den Schlaf negativ beeinflussen. Dies gilt beispielsweise für Appetitzügler, Antidepressiva, Psychopharmaka, Hormonpräparate, Bluthochdruck- und Herzmedikamente. Auch einige frei verkäufliche Erkältungs- und Hustensäfte können anregende Inhaltstoffe haben. Darüber hinaus kann die Einnahme von Statinen (Fettstoffwechsel), Acetylsalicylsäure (Schmerzmittel) und Antihistaminika (Allergien) das Risiko fördern, schlechter durchzuschlafen.

Es ist ein weitverbreiteter Irrglaube, dass Menschen, die blitzschnell nach dem Zubettgehen einschlafen können, echte Erholungsgenies sind. Natürlich ist es nachvollziehbar, dass ein positiver Eindruck entstehen kann, weil sich ein Mensch eben nicht lange hin und her wälzen muss, bevor er in den Schlaf findet. In der Regel sind Menschen, die in weniger als 5 Minuten einschlafen, einfach nur sehr erschöpft. Genau aus diesem Grund kann nicht von einer optimalen Erholung gesprochen werden. Vergehen dagegen regelmäßig mehr als 15 bis 20 Minuten bis zum Einschlafen, spricht dies für eine suboptimale Schlafvorbereitung und verdient deshalb deine Aufmerksamkeit. Je nach Ausmaß, Häufigkeit, Dauer und Beeinträchtigung von Schlafstörungen ist es sinnvoll, professionelle Unterstützung zu suchen, um diese wichtige Quelle der Erholung zuverlässig anzuzapfen.

Zusammenfassend lässt sich festhalten, dass jede Form von Anregung und Aktivierung des Sympathikus einem erholsamen Schlaf im Wege steht. So würdest du nicht in ein Feuer, das du gleich löschen möchtest, noch Holz legen oder gar Brandbeschleuniger gießen. Das Gleiche gilt im übertragenen Sinne für die Einleitung des Schlummermodus in unserem Organismus.

# Kurz zusammengefasst ✅

1. Schlaf ist eine der zentralsten Regenerationsquellen. Während der Nachtruhe werden zeitgleich viele Reparaturen im Organismus durchgeführt.
2. Erholsamer Schlaf hat eine qualitative und quantitative Komponente. So nimmt die Schlafdauer im Laufe des Lebens bis zum Erwachsenenalter ab.
3. Der persönliche Einfluss auf die nächtliche Ruhe ist immens und lässt sich durch ein angenehmes Schlafumfeld und eine gute Schlafhygiene positiv beeinflussen.
4. Der Schlafbedarf ist im hohen Maße von psychischem Stress, körperlicher Belastung, Gesundheitsstatus, Ernährung und Wachstumsprozessen abhängig. Daher gibt es keine einheitliche Empfehlung, die auf alle gleichermaßen zutrifft.
5. Ausreichender nächtlicher Schlaf am Stück ist durch nichts zu ersetzen. Daher ist es ein zentrales Anliegen, ihn dauerhaft zu gewährleisten.

# 4
# BIORHYTHMUS

## „Bildungsgrad ist kein Kriterium für Gesundheitsbewusstsein."

Jeder Mensch hat schon einmal Zeitfenster über den Tag beobachtet, in denen die Produktivität stark nachlässt. Meist sind diese Phasen aber nicht dauerhaft, sofern ein gutes Maß an Regeneration gelebt wird. Und natürlich gibt es sehr produktive Zeiten am Tag, wo selbst komplexe Sachverhalte und Aufgaben besser von der Hand gehen.

### > Exkurs – die 3×3 Formel©

Du kannst über den Tag durch dein Verhalten und die richtigen Maßnahmen deine Energie fördern, z. B. durch kurze Aktivierungen wie bei der 3×3-Formel® (https://3x3formel.de/). Das Konzept habe ich in Anlehnung an die wissenschaftlichen Erkenntnisse zum Schutz der Gesundheit einer modernen Gesellschaft entwickelt.

Für einen Großteil der Gesellschaft gilt, dass sie sich zu wenig bewegt, zu häufig stresst und auf teils kontraproduktive Strategien zur Energiegewinnung respektive Müdigkeitsbekämpfung zurückgreift, z. B. den ständigen Konsum koffeinhaltiger Getränke wie Kaffee oder Energydrinks, häufige Snacks zwischendurch, Ablenkung am Smartphone, Surfen am PC u.v.m. Längst ist klar, dass in einem gesundheitsbeeinträchtigenden Alltag nur Veränderungen und Gegenmaßnahmen im Alltag selbst wirkungsvollen Ausgleich liefern. Diese sind als aktiver persönlicher Beitrag jedes einzelnen Menschen zu leisten. Dabei kann

*Die 3×3-Formel®*

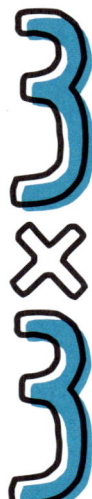

der Überschreitung kritischer Belastungsgrenzen in den verschiedensten Bereichen des Organismus vorgebeugt werden, und ein Ausgleich potenzieller Beeinträchtigungen fördert immer auch die körpereigenen Ressourcen und kann die Leistungsfähigkeit und das Wohlbefinden steigern. Da der Alltag von Mensch zu Mensch sehr unterschiedlich aussieht und Stress oder Bewegungsmangel individuell auftreten, liefert die 3×3-Formel® einen einfachen und praktischen Ansatz im Alltag, der mit seinen unterschiedlichen Schwerpunkten in Bewegung bringt (auf Körperebene), die Konzentration steigert (auf Geistesebene) und die Regeneration einleitet (auf seelischer Ebene).

3×3 bedeutet, dass über den Tag verteilt drei Impulse von je drei Minuten Dauer durchgeführt werden, um einen wichtigen Beitrag zur Gesundheit zu leisten und direkt mehr Energie zur Verfügung zu haben. Wegen seiner einfachen Integration in den Alltag wird das Konzept heute in Unternehmen für die Belegschaft und als Branchenlösung für die Zahnmedizin sowie für Praxen und ihre Teams eingesetzt: Es können bei der Arbeit oder im Homeoffice mittels kurzer Videoimpulse für Körper, Geist und Seele Belastungen, wie dauerhaftes Sitzen, Stress und einseitige Körperhaltungen, innerhalb von wenigen Minuten reduziert oder gar ausgeglichen werden. Das Vorgehen resultiert in einer höheren Energie und schafft ein gesteigertes Wohlbefinden. Das 3×3-Konzept wirkt sich positiv auf die Leistungsfähigkeit und Gesundheit des Einzelnen aus, wie Untersuchungen mit 500 Probanden gezeigt haben. So förderten die Ergebnisse unter anderem einen durchschnittlichen Anstieg von 51,3 % des subjektiven Energieniveaus in Bezug auf die Leistungsfähigkeit nach nur drei Minuten zutage.

Die vielfältigen Abläufe im menschlichen Organismus unterliegen bestimmten Rhythmen. Sie werden unter anderem von deinen Genen, Licht, Nahrungsaufnahme und der Ausschüttung bestimmter Botenstoffe sowie der Hormonproduktion gesteuert. Wer über sich selbst weiß, wann eine hohe Produktivität erreicht werden kann, kann sich Frust ersparen und wählt bei komplexen Aufgaben nicht gerade ein ungünstiges Zeitfenster. Ebenso hilft dir das Verständnis über die innere Uhr, persönliche Rhythmen besser zeitlich einzuordnen und bestimmte Tätigkeiten idealerweise zur passenden Tageszeit einzuplanen. Genau das schauen wir uns bei der Betrachtung des allgemeinen Biorhythmus an, der im Einzelfall von deinem eigenen abweichen oder durch situative Faktoren beeinflusst werden kann.

Grundsätzlich sind alle Menschen mit Rhythmen vertraut. Da gibt es den Tag-Nacht-Rhythmus oder die Jahreszeiten beispielsweise, in der die Natur mal in den Schlummermodus geht, um dann im Frühling mit viel Kraft zurückzukehren. Diese Art der Erholung ist nicht nur für die Natur sinnvoll ...

Es gibt also mehrmonatige und tagesbegleitende Rhythmen. Letztere sind die sogenannten ultradianen Rhythmen. Sie sind kürzer als 24 Stunden und umfassen kurze Blöcke von 90 und 120 Minuten.

In den Zeitintervallen von ein bis zwei Stunden Dauer erleben die meisten Menschen einen Wechsel aus Leistungshoch und Leistungstief. Dabei ist es wenig ratsam, die unproduktiven Phasen mit Koffeindröhnungen oder häufigen, zumeist süßen Snacks zu übergehen, sondern sich z. B. in einem solchen Moment einmal ganz bewusst zurückzulehnen und zu pausieren oder etwas in Bewegung zu kommen oder das Gehirn auf andere Art und Weise auf Trab zu bringen. Die Dauer eines Leistungshochs hängt im hohen Maße mit der Komplexität einer Aufgabe zusammen und kann bei sehr anspruchsvollen Tätigkeiten auch nur 20 Minuten umfassen. Auch die Fähigkeit, Ablenkungen auszublenden und sich mit voller Konzentration einer Aufgabe zu widmen, bestimmt die Dauer der Fokusphase.

Über diese Rhythmen hinaus tickt die innere Uhr des Menschen und bestimmt dessen Stimmung, Erholungsfähigkeit sowie körperliche und geistige Leistungsfähigkeit. Dafür werden in der Schaltzentrale des Gehirns allerhand Daten verarbeitet, wie z. B. Lichtverhältnisse, Hunger, Körpertemperatur und Bewegungsinformationen. Es liegt also nahe, warum für eine gute Erholungsvorbereitung auf die Nachtzeit künstliche Lichtquellen oder üppige Mahlzeiten kontraproduktiv sind.

Wir wollen die einzelnen Tagesstationen einmal Schritt für Schritt in Verbindung mit dem allgemeinen Biorhythmus durchgehen und sie uns bewusst im Kontext unserer inneren Uhr vor Augen führen. Über Nacht verliert ein Mensch ungefähr 500 Milliliter Flüssigkeit durch Schwitzen. Da sich diese in der Matratze sammelt, darf **morgens** gut gelüftet und die Bettdecke erst einmal aufgeschlagen werden. Aber vor allen Dingen ist es wichtig, diesen Flüssigkeitsverlust wieder aufzufüllen. Flüssigkeitsmangel ist mit einer der wesentlichen Faktoren, die unsere Produktivität und Leistungsfähigkeit mindern und mit Kopfschmerzen einhergehen können. Am besten greifst du daher morgens auf stilles, möglichst warmes Wasser zurück und trinkst ein großes Glas mit 300 bis 500 Millilitern.

Wer im Anschluss noch das Frühstück warten oder es sogar komplett auslässt, unterstützt über das sogenannte intermittierende Fasten die Reinigungsprozesse im Körper. Zellreste und entzündete Zellen werden so vom Organismus weggeräumt, was während der Verdauung im Körper oft nicht vollständig ausgeführt werden kann. Eine beliebte Methode des intermittierenden Fastens ist die 16-8-Methode. Idealerweise hat der Körper 16 Stunden Nahrungspause, aber schon 12 bis 14 Stunden sind förderlich. Etwas Bewegung auf nüchternen Magen, ohne große Umfänge oder andauernd hohe Intensitäten, unterstützt zudem den Reinigungsmechanismus.

Jetzt wird es aus vielerlei Hinsicht spannend und in diversen Bereichen unserer Gesellschaft wird dieser Faktor sträflich vernachlässigt. Es geht um Melatonin, das häufig als Schlafhormon bezeichnet wird, aber nur ein zentral ausgeschütteter Signalgeber ist und im Körper dafür sorgt, dass der gesamte Organismus runterfährt. Von der Schule über die moderne Arbeitswelt bis hin zu Konferenzen werden vor 10:00 Uhr morgens oft anspruchsvolle Denkaufgaben beziehungsweise wichtige Entscheidungen erwartet. Da jedoch vor 10:00 Uhr oft noch ein erhöhter Melatoninspiegel vorliegt, können diese Prozesse gar nicht unter optimalen Bedingungen ablaufen. Darüber hinaus ist der Cortisolspiegel vor 10:00 Uhr noch nicht auf Tagesniveau, was bedeutet, dass ein Mensch eher dazu neigt zu grübeln oder triste Gedanken zu haben. Demnach stellt der frühe Morgen keinen konstruktiven Rahmen für anspruchsvolles Denken, clevere Lösungen und echten Tatendrang dar. Geistesblitze im Dämmerzustand sind eher selten.

Zusammengefasst bedeutet das, dass für viele Menschen erst nach 10:00 Uhr der gesamte Organismus, vom Kopf bis Fuß, leistungsfähig ist. Dennoch gilt es, sich selbst zu beobachten, um gegebenenfalls eine frühere Produktivität für das eigene Aufgabenspektrum zu nutzen. Menschen mit einem natürlichen frühen Tagesrhythmus können hier besser aufgestellt sein. Meist sinken **gegen 14:00 Uhr** die Körpertemperatur und der Blutzuckerspiegel. Damit wird das Nachmittagstief eingeläutet. Deutlich heftiger kann dies ausfallen, wenn es zuvor ein üppiges Mittagessen gegeben hat, warum ich diese Phase gern als Suppenkoma bezeichne. In der Regel dauert der vorübergehende Schlummermodus bis 15:00 Uhr. Damit eignet sich das Zeitfenster optimal für einen Mittagsschlaf (s. Kapitel „Powernap", S. 25 ff.) und/oder kurze Aktivierungen (s. Kapitel „Echte Wachmacher", S. 205 ff.). Auch ein Spaziergang an der frischen Luft kann zu einer gesteigerten Energie und aktiven Erholung beitragen. Wichtig ist sich klarzumachen, dass Müdigkeitseffekte durch den Verzicht auf Currywurst mit Pommes oder eine große Portion Spaghetti Bolognese in der Mittagspause reduziert werden.

Nach dem ruhigeren Fahrwasser zur Mittagszeit darfst du dich in der Folge **zwischen 15:00 bis 19:00 Uhr** auf ein regelrechtes Produktivitätsfeuerwerk freuen. Für etwa vier Stunden kannst du auf körperlicher und geistiger Ebene viel bewegen. Wenn du bei deiner Arbeit ein wichtiges Angebot vorbereiten, eine Präsentation anfertigen, ein Meeting planen oder Projekt voranbringen willst, dann kann das sehr gut in dieser Phase stattfinden. Bist du jemand, der eher körperlich aktiv ist? Dann lege in diese Phase eine Trainingseinheit oder etwas, was du mit körperlicher Schaffenskraft voranbringen willst, weil du in dieser Phase dein Leistungsvermögen abrufen kannst. Ebenso läuft die Verdauung jetzt auf Hochtouren. Darum ist in diesem Zeitraum eine ausreichende Flüssigkeitszufuhr besonders wichtig.

Im Laufe des frühen Abends erreicht die Nährstoffkonzentration im Blut ihren Höhepunkt. Wer in diesem Zeitfenster zwischen 18 und 19 Uhr den Organismus mit zusätzlichem Sauerstoff unterstützt, indem ein Spaziergang oder etwas Bewegung an der frischen Luft stattfindet, profitiert besonders von der optimalen Versorgung mit Nährstoffen.

In der Folge und damit ziemlich genau **gegen 19 Uhr** fordert der Verdauungstrakt zuverlässig seine Ruhezeiten und schaltet um auf Feierabend. Opulente Mahlzeiten, Alkohol, süße Leckereien oder salzige Snacks auf der Couch, stören die Ruhephase empfindlich und sollten daher reduziert oder gar vermieden werden. Ein geforderter Verdauungstrakt kann andernfalls die nächtliche Ruhe negativ beeinflussen, was sich über die Auswirkungen eines vorübergehenden Völlegefühls bis in den nächsten Tag hinein auswirken kann.

Mit diesen Eckpunkten zum Biorhythmus empfehle ich dir, das ein oder andere auszuprobieren. Am besten reflektierst du für dich, was du wann gemacht hast und wie sich das für dich anfühlt. Denn auf diese Weise kannst du schon durch kleine Anpassungen ein erheblich höheres Wohlbefinden gewinnen.

## Kurz zusammengefasst ✅

1. Nebst deiner inneren Uhr beeinflusst du durch dein Verhalten, wie Nahrungsaufnahme, Gedanken und Bewegung, deine Produktivität unmittelbar.
2. Direkt zum Start in den Tag braucht der Organismus Ersatz für die Flüssigkeit, die er über Nacht ausgeschwitzt hat. Das ist einer der wichtigsten Bausteine für eine hohe Energie.
3. Solange der Melatonin- und Cortisolspiegel nicht Tagesniveau erreicht haben, befindet sich der Organismus in einem leistungseingeschränkten Dämmermodus. Das ist vollkommen normal, sollte sich aber im Laufe des Vormittags und abhängig vom Chronotyp regulieren.
4. Mit großer Zuverlässigkeit ereilt fast jeden Menschen ein Mittagstief, das eine ideale Grundlage für einen Powernap, mehr körperliche Aktivität oder sogar beides bietet. In der Folge über den Nachmittag entstehen meist gute Voraussetzungen für körperliche und geistige Leistungsphasen.
5. Die Tätigkeit des Verdauungstrakts wird nach 19 Uhr erheblich gedrosselt. Daher ist es sinnvoll, abends nur noch leichte oder gar keine Kost mehr zu sich zu nehmen. Letzteres ist auch für intermittierendes Fasten von Vorteil.

# 5
# POWERNAP

## „Unwissenheit schützt vor verpassten Chancen nicht."

Früher sprach man vom Mittagsschlaf, heute heißt es bei vielen Menschen Powernap. Auch wenn dir bewusst ist, dass eine erholsame Nachtruhe durch nichts zu ersetzen ist, gibt es Nächte, in denen es weniger gut gelingt, zur Ruhe zu kommen. Möglicherweise halten einen die Kinder wach, ein Großereignis zieht einen in seinen Bann, ein Projekt brauchte noch länger besondere Aufmerksamkeit oder die Zeit mit Freunden wurde am Abend ausgiebig genossen. In allen Fällen ist das Resultat am Folgetag das Gleiche: Du fühlst dich müde, etwas abgeschlagen und mit der Produktivität ist es nicht weit her.

Besonders an diesen Tagen, aber auch sonst kann sich ein Powernap oder ein kleiner Mittagsschlaf lohnen. Die Betonung liegt auf kurz. Denn Ziel ist es, dass du dich danach erfrischter fühlst und nicht gerädert wie ein Schluck Wasser in der Kurve hängst. Das gelingt, wenn du in einer Leichtschlafphase bleibst. So kann sich dein Gehirn erholen und deine Leistungsfähigkeit sowie Konzentration nehmen zu. Ein paar Minuten Mittagsschlaf verbessern die anschließende Leistungsfähigkeit für bis zu drei Stunden (Dutheil et al., 2021; Leong et al., 2022; Milner & Cote, 2009). Darüber hinaus steigen Ausgeglichenheit und Stimmung, was im Umgang mit anderen Menschen im Arbeitsumfeld von Vorteil ist. Wissenschaftliche Tests der NASA (US-Raumfahrtbehörde) offenbaren gar, dass sich die Reaktionsschnelligkeit von Piloten nach einem kurzen Mittagsschlaf um 16 % verbessert. Fällst du stattdessen in eine Tiefschlafphase, fährt dein gesamter Organismus den Betrieb runter: Die Herzfrequenz nimmt ab, die Körpertemperatur und der Blutdruck sinken. Erfahrungsgemäß braucht es danach länger, um wieder auf Trab zu kommen. Wer allerdings auf einen größeren Arbeitsmarathon zusteuert und dafür nicht unmittelbare Produktivität nach dem Aufwachen aus dem Mittagsschlaf braucht, kann durch längere Ruhephasen mit Tiefschlaf am Tag seine Leistungsfähigkeit gar um 6 Stunden erhöhen. Vorsicht sollte bei dieser Form des Mittagsschlafs bei Menschen mit nächtlichen Schlafstörungen walten. So kann der Schlaf-Wach-Rhythmus gestört und damit die Nachtruhe in Mitleidenschaft gezogen werden. Empfehlenswert ist daher für das kurze Schläfchen eine Dauer zwischen 5 und 30 Minuten. Welche Zeit für dich ideal ist, kannst du nur selbst herausfinden, denn die optimale Dauer ist individuell unterschiedlich. Aus meiner Wahrnehmung ist es sinnvoll, einen Timer am Smartphone einzustellen, um nicht den nächsten Termin zu verschlafen oder aus Versehen doch in einen tieferen Schlaf zu verfallen.

Besonders bemerkenswert sind die langfristigen positiven Effekte für die Gesundheit. Wer regelmäßig einen Powernap macht, hat laut Untersuchungen ein um 37 % reduziertes Risiko, von Herz-Kreislauf-Erkrankungen betroffen zu sein. Dafür untersuchten die Forscher 23.000 Studienteilnehmende (Naska et al., 2007).

Ich halte den kurzen Schlaf zum Mittagstief für einen nützlichen Begleiter und ein cleveres Vorgehen. Wer die Gelegenheit findet, dieses Ritual im Berufsleben zu nutzen, fördert die eigene Gesundheit und Produktivität. Ich würde mir wünschen, dass gemeinsame Aktivierungen ebenso wie kurze Naps Bestandteil einer wertschätzenden und gesundheitsförderlichen Firmenkultur sind. Nachfrage seitens der Beschäftigten besteht zumindest. Umfragen mit 10.000 Teilnehmenden zeigen, dass ein Drittel sich regelmäßige Schlafpausen wünscht und ein weiteres Drittel zumindest gelegentlich darauf zurückgreifen würde. Während hierzulande das Schlafen im Büro noch überwiegend verpönt ist, gilt es in Japan als völlig normal, für einen Moment am Schreibtisch zu dösen.

# Kurz zusammengefasst ✅

1. Ein kurzer Mittagsschlaf ist für die Leistungsfähigkeit und Gesundheit sinnvoll, ersetzt jedoch nie ausreichenden Nachtschlaf.
2. Die ideale Länge eines Powernaps ist individuell und liegt zwischen 5 bis 30 Minuten.
3. Es ist wichtig, im Leichtschlaf zu bleiben, um sich danach erfrischter zu fühlen.
4. Angebote für Mittagsschlaf und eine dazu offene Haltung von Unternehmensverantwortlichen sind eine Win-Win-Situation. Neben den persönlichen Effekten für jeden Einzelnen steigt die Belastbarkeit, was zu weniger Fehlern, mehr Ausgeglichenheit und einer höheren Konzentration führt.
5. Der sogenannte biphasische Schlaf, sprich: eine angemessene Nachtruhe und ein kurzer Mittagsschlaf, scheint zum natürlichen Verhalten des Menschen zu zählen.
6. Wer Schwierigkeiten hat, nach einem Nap wieder in die Gänge zu kommen, kann vor der kurzen Ruhephase einen Espresso trinken. Die Wirkung des Koffeins setzt zeitverzögert ein und unterstützt damit den Restart in den Alltag.

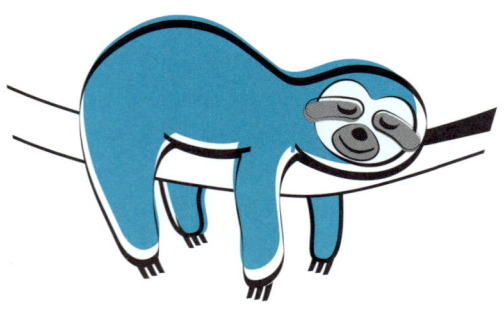

# 6
# KURZ INNEHALTEN

## „Jede noch so kleine Pause ist eine Wertschätzung an sich selbst."

Wenn eine Person beim Sporttreiben an ihre Grenze stößt, wenn das Tempo zu hoch, die Belastung zu groß geworden ist, die Luft knapp wird oder die Muskeln brennen, dann reduziert sie die Intensität oder hält kurz inne, um zu verschnaufen. Zumindest gilt das für Menschen, die Bewegung mit einem gesundheitlichen Interesse verfolgen. Noch deutlicher wird der Zusammenhang, wenn ein Mensch die Luft anhält, so z. B., um zu tauchen. Wenn der Kohlendioxidspiegel im Körper steigt, dann löst das den Atemreflex aus. Sofern die Möglichkeit besteht, taucht man auf und atmet möglichst bald durch.

Was aber, wenn es im Büro, Meeting oder Kundengespräch hoch hergeht? Was, wenn sich die Termine aneinanderreihen? Dann versuchen viele Menschen durchzuziehen und reduzieren sogar ihre geplanten Pausen. In Prinzip ist dieses Verhalten vergleichbar mit der Situation, Luft holen zu müssen, aber das Verlangen einfach zu ignorieren.

Kann dieses Verhalten gesund sein? Natürlich nicht. Aber scheinbar können wir mit unserem Organismus so umgehen. Denn uns bleibt nicht unmittelbar die Luft weg. So entsteht der trügerische Eindruck, dass dieses Verhalten ohne Konsequenzen bleibt. Das ist aber nicht so. Die Quittung gibt es meist später und dann ist auf der Liste in aller Regel einiges zusammengekommen, wofür Rechnung zu tragen ist.

Bewegung und Regeneration sind eine tägliche Aufgabe, die in Unterbrechungen im Alltag stattfinden sollte – so wie es die meisten Menschen verstanden haben, dass Zahnpflege nicht nur wenige Male in der Woche nötig ist, sondern mehrfach täglich. Das Prinzip ist das Gleiche. Wir vermeiden mit der täglichen Regelmäßigkeit, dass eine empfindliche Balance zu weit aus dem Gleichgewicht gerät und damit zu gesundheitlichen Schäden führt.

Die Alltagssituation vieler Menschen in der modernen Gesellschaft ist heute dadurch gekennzeichnet, dass der Körper sitzend wie an den Stuhl gebunden verharrt, während im Gegensatz dazu die Anforderung an das Gehirn auf Hochtouren laufen. Komplexe Abläufe, viele Aspekte gleichzeitig, ständige Informationsflut und eine enorme Ablenkung prasseln auf einen Menschen ein. Wer nicht in der Lage ist, die Informationsflüsse zwischendurch zu stoppen, kann in der heutigen Zeit rund um die Uhr von Nachrichten überflutet werden.

Diese Art der Lebensgestaltung ist wider die menschliche Natur und führt dazu, dass wir die Verbindung zu uns selbst, aber auch zur Gegenwart verlieren. Oft ist zu beobachten, dass Menschen sehr flach atmen. Meist sogar nur in den Hals- und Rachenraum. Eine Atmung, die den gesamten Organismus mit Stresshormonen flutet. Denn dieser kennt die flache Atmung nur in Flucht- oder Angriffssituationen und versetzt daher den Körper in eine hohe Alarmbereitschaft. Selbst wenn die Arbeitsthemen für den Moment gar nicht so anspruchsvoll anmuten, sorgt bereits die sitzende Körperhaltung für eine ungünstige Körperhaltung, um natürlich unter Beteiligung des Zwerchfells zu atmen. Dabei würde diese Atmung sofort einen Ausgleich zur Stressreaktion im Körper auslösen.

Umso wichtiger sind die kurzen Verschnaufpausen im Alltag, in denen wir bewusst atmen und in einen inneren Dialog gehen können:

- Wie geht es mir gerade? Wie fühle ich mich?
- Was brauche ich, um mich besser oder wohler zu fühlen?
- Was kann ich in diesem Moment konkret machen, um mir und meiner Gesundheit etwas Gutes zu tun?

Viel eher kommen wir dabei auf die Idee, uns für einen kurzen Moment vom Schreitisch wegzubewegen, ein Glas Wasser zu trinken, uns einmal kräftig zu räkeln, ans Fenster zu gehen und frische Luft reinzulassen oder eben einfach nur ein paar bewusste Atemzüge zu nehmen.

Wer meint, dafür keine Zeit zu haben, dem fehlt das Verständnis für den angesprochenen Vergleich vom Luftanhalten. Tatsächlich kommt es bei vielen Menschen im Alltag vor, dass sie in Stresssituationen unbemerkt den Atem anhalten, wenn eine E-Mail reinkommt, der Team Chat aufpoppt oder das Telefon klingelt, während parallel an einem anderen Thema gearbeitet wird.

Wer sich über den Tag zwischendurch etwas Zeit für sich und zum Durchatmen nimmt, investiert in die eigene Produktivität und verringert das Risiko, irgendwann durch eine Erkrankung fast ausschließlich Zeit für den Erhalt der Gesundheit aufbringen zu müssen.

Es ist eine sinnvolle Vorgehensweise,

- sich zu bestimmten Zeiten am Tag einen Block in den Terminkalender einzutragen, um direkt das Zeitfenster für den stillen Moment abzuschirmen.
- offen zu kommunizieren, dass es Zeiten gibt, in denen man nicht für andere erreichbar ist, und dafür unter Umständen ein Schild an die geschlossene Türe zu hängen.
- Stoßzeiten mit Unterstützung anderer abzumildern und gemeinsam den Druck auf einzelne Personen zu reduzieren.
- sich im Team abzustimmen, wann ein Kollege oder eine Kollegin für einen übernehmen kann, um sich selbst für einen Moment zurückzuziehen.
- im Team gemeinsam zu kommunizieren, wie wichtig kurze Pausen für die Gesundheit des Einzelnen sind und dass sie aus der Sicht des Unternehmens Priorität haben.

Ob dieses Vorgehen im Berufsalltag gelingt, hängt neben dem Bewusstsein für die immense Bedeutung von der Entscheidung jedes Menschen selbst ab, es auch zu tun.

## > Zur Pausenkultur in Unternehmen

Leider haben wir in Deutschland vielerorts eine lausige Pausen-kultur. Dabei sind die kurzen Unterbrechungen das genaue Ge-genteil von Faulheit, Bequemlichkeit und mangelnder Disziplin, sie sind der Inbegriff davon, dass ein Mensch verstanden hat, dass er nur gesund eine Unterstützung für sein Umfeld ist. Auch kann man auf diese Weise Verantwortung für das eigene Leben tragen und dauerhaft selbstbestimmt handeln. Daher ist es auch die Aufgabe von Unternehmen, einen pausenfreundlichen Rah-men zu etablieren und Voraussetzungen für die Umsetzung im Alltag zu schaffen.

In der Begleitung zahlreicher Unternehmenskunden herrscht zunächst große Überraschung, wenn sie erfahren, dass das 3×3-Konzept auch Impulse zur Regeneration enthält. Spätestens mit den ersten Erfahrungen folgt Begeisterung, denn das Konzept vermag auf unnachahmliche Weise die Belastungen des Alltags beinahe spielerisch aufzuwiegen. So können Unternehmen und ihre Mitarbeitenden dreimal am Tag für drei Minuten auf kurze Aktivierungen und gezielte Entspannungen zurückzugreifen. Damit wird nicht nur dem Bewegungsmangel effektiv begegnet, sondern auch der Stresslevel spürbar re-duziert. Wem welche Art von Regeneration guttut, ist ebenso individuell wie situationsabhängig. Daher kann mithilfe von Einzelzugängen auch stets persönlich ausgewählt werden, was für den Moment am besten passt und unterstützend wirkt.

Da ich ein großer Fan davon bin, dich direkt in Aktion zu versetzen, lade ich dich ein, die folgenden entspannenden und regenerationsfördernden Impulse der 3×3-Formel® in deinen Alltag zu integrieren (s. QR-Codes, S. 34). Scanne einfach den Code oder gib die URL im Browser ein und du wirst zu dem entsprechenden Regenerationsimpuls aus der 3×3-For-mel® geleitet. Du kannst das Video dann auf Youtube aufrufen und di-rekt in deinen Alltag einbinden. So kannst du einen ersten Eindruck gewinnen, welches dein vornehmlich genutzter Sinneskanal für Entspannung ist. Ich werde dir in zwei separaten Kapiteln noch näherbringen, welche Entspannungsform für dich am geeignetsten sein kann, sodass deine individuelle Form der Regeneration Teil bestimmter aktiver Alltagshandlungen werden kann.

## > Drei Regenerationsimpulse, die im 3×3-Konzept zum Bereich Seele zählen:

1. Eine einfache Atemübung, bei der du mit der natürlichen **Bauchatmung** dein Zwerchfell gezielt aktivierst und damit wesentlichen Einfluss auf deine Erholung nehmen kannst. Dabei geht es darum, beim Ein- und Ausatmen bewusst die Bauchdecke zu heben und zu senken.

2. **Binaurale Klänge** gelten in der Forschung als gute Möglichkeit, spezifische Frequenzbereiche des Gehirns anzusteuern, die in Verbindung mit entweder einer höheren Konzentration oder tieferen Entspannung stehen. Da niedrige Frequenzbereiche nicht hörbar sind, werden dem rechten und linken Ohr unterschiedliche, hörbare Frequenzbereiche geboten. Das Gehirn erkennt die Differenz und es kann durch diese Frequenz zur gewünschten Stimulation kommen. Nicht jeder Frequenzbereich ist dabei gleichermaßen geeignet. Die Forschung stößt auf immer neue Erkenntnisse. So legen Veröffentlichungen nahe, dass es positive Effekte auf Schlaf, Erinnerungsvermögen, Entspannung, Konzentration und Stimmung gibt. Die ausgewählte Sequenz richtet sich auf entspannende Effekte (Abeln et al., 2014; Colzato et al., 2017; Garcia-Argibay et al., 2019a, 2019b; Lane et al., 1998; Reedijk et al., 2015; Schamber et al., 2015).

3. Mithilfe einer kleinen **Gedankenreise** versetzen wir den Körper in eine angenehme und entspannende Situation. Je stärker die Identifikation mit Ort und Sprecher ist, desto angenehmer und ausgeprägter können die Effekte sein. Manchmal reicht es für eine geübte Person schon aus, sich für einen Moment in Gedanken an einen schönen Ort zu begeben, um zur Ruhe zu kommen. In dem Beispiel begleite ich dich gern.

Gedankenreise    Binaurale Klänge    Bauchatmung

## Kurz zusammengefasst ✅

1. Stell dir vor, dass die kurzen Unterbrechungen im Alltag kleine Aufräumaktionen sind, die drohendem Chaos zuvorkommen.
2. Jede bewusste Unterbrechung ist eine einfache und zugleich sehr wirkungsvolle Form der Selbstwertschätzung.
3. Ein gutes Vorgehen ist, gelegentlich in sich selbst hineinzuhören und sich dadurch bewusster zu werden, was einem guttun würde.
4. Die Umsetzung der kurzen Pausen ist sehr einfach. Am besten mal gar nichts mit dem Kopf tun. Das bedeutet, dass das Beantworten von Nachrichten oder Surfen im Internet keine Erholung für das Gehirn darstellen.
5. Je mehr Termine und je höher das Arbeitsaufkommen, desto entscheidender und selbstverständlicher sollte die Pausenkultur werden, die leider in vielen Unternehmen viel zu kurz kommt.

# 7
# SPORT, ERHOLUNG UND INFEKTRISIKO

## „Dieses Kapitel wendet sich insbesondere an ambitionierte Sporttreibende."

Menschen, die regelmäßig und ambitioniert Sport treiben, wissen meist, dass das beste Training erfolglos bleibt, wenn die Erholung nicht stimmt. Wer zu hart trainiert und dem Körper nicht ausreichend Zeit zum Regenerieren gibt, läuft Gefahr, sich zu verletzen oder in ein Übertraining zu kommen. Letzteres bedeutet, dass der Organismus es nicht mehr schafft, auf die Belastungen zu reagieren, und anstelle eines Trainingsfortschritts ein kontinuierlicher Leistungsrückgang erfolgt. Auch das Immunsystem wird durch solche Überlastungen stark strapaziert.

## 7.1 TRAINING UND ERHOLUNG

Seit Langem gilt im Sport, dass Training und Erholung nur in Kombination zum Erfolg führen. Je höher die Ansprüche und Ziele von Sporttreibenden sind, desto umfangreicher fällt oft das Training aus. Wer versteht, Pausen einhalten zu müssen, hat dennoch den Wunsch, die Erholung zu optimieren, um schneller und besser zu regenerieren. Auf den Sport bezogen bedeutet Regeneration, dass der Organismus die Belastungen und möglichen Mikrotraumen repariert und danach leistungsfähiger wird, weil der Zustand über das Vortrainingsniveau hinausgeht. Das Auffüllen der Energiespeicher zählt zu den wichtigen Erholungsprozessen von Sporttreibenden.

Der zweite wichtige Grundsatz ist, je intensiver trainiert wird, desto umfangreicher ist der Regenerationsbedarf. Deshalb wird in vielen Sportarten, in denen täglich trainiert wird, sehr genau auf die Intensität geachtet. Um nicht ins Übertraining zu kommen, können mehr Pausen im Training gemacht und moderate Einheiten absolviert werden oder die technisch-taktische Ausbildung im Fokus stehen. Schwimmer und Läufer z. B. sind auf hohe Trainingsumfänge vorbereitet und können daher täglich Trainingspensen absolvieren, die für einen Ottonormalverbraucher innerhalb von Minuten abgebrochen werden müssten oder mindestens heftigen Muskelkater verursachen würden.

Apropos Muskelkater, dieser ist kein aussagekräftiges Kriterium für einen wirkungsvollen Trainingsreiz. Wer allerdings nach einer Einheit Muskelkater hat, sollte besser pausieren oder sich regenerativ bewegen. Das bedeutet, mit sehr niedrigen Intensitäten, z. B. Mobilisationsübungen, lockeren Bewegungen oder beim Schwimmen nur mit der Kompression des Wasserdrucks aktiv zu sein und so den Körper von der Schwerkraft zu entlasten.

Auf einen Muskelkater „drauf" zu trainieren, ist auf jeden Fall kontraproduktiv, birgt ein Verletzungsrisiko und dürfte die Regenerationsdauer nur noch verlängern.

Wie im Kapitel „Diagnostik" beschrieben (s. S. 165 ff.), werden im Leistungssport außerdem Kreatinkinase-Werte gemessen, um den Grad der Muskelschäden zu bestimmen. Sie sind eine normale Reaktion auf anstrengende Sporteinheiten und kommen durch kleinste Muskelverletzungen in den Blutkreislauf, sollten aber Grenzbereiche nicht überschreiten. Ein Trainerstab kann anhand dieser Werte innerhalb der Mannschaft tagesaktuell das Trainingspensum anpassen. Weitere Messgrößen zur Bestimmung der Regeneration schauen wir uns im Kapitel „Erholung messen" an (s. S. 153 ff.).

Die Erholung nach dem Sport ist eine individuelle Angelegenheit und hängt von Intensität, Umfang, Häufigkeit, Umwelteinflüssen, Schaltqualität, Trainingszustand, Alter, Immunstatus und der Ernährung ab. Auf die meisten der aufgezählten Faktoren kann man persönlich Einfluss nehmen. So auch auf die Ernährung.

Zunächst sollte einleuchtend sein, dass Nahrung den Organismus stärken und die Körperfunktionen fördern oder als Stressor stören kann.

Das geschieht z. B., wenn die Nahrung von minderer Qualität ist, keine Vitamine, Mineral-, Nähr- und Ballaststoffe enthält, aber viel Zucker, möglicherweise gehärtete Fette und chemische Stoffe (Haltbarmacher, Geschmackverstärker usw.). Vieles davon belastet dann die Verdauung, macht im Körper Entzündungen, liefert nicht die notwendigen Baustoffe oder stört zumindest die Regeneration. Es gibt drei große Bereiche in Bezug auf die Ernährung, die vor allem ambitioniert Sporttreibende nach umfangreichen oder intensiven Belastungen beachten sollten.

## 7.1.1 FLÜSSIGKEITSVERSORGUNG SICHERSTELLEN

Beim Sport greift der Organismus mittels Schwitzen auf ein ausgeklügeltes Kühlungssystem zurück. Durch die Transpiration kann die Temperatur effektiv reguliert werden. Dadurch verliert der Organismus aber Flüssigkeit und Mineralstoffe (gut zu erkennen an den weißen Schweißrändern auf der getrockneten Kleidung). Insbesondere beim Sport bedeutet ein Flüssigkeitsmangel für den Körper puren Stress. Die Fließeigenschaften des Blutes können ebenso wie die Funktion des Kreislaufs und der Organe bei Flüssigkeitsmangel beeinträchtigt sein. Allein eine Reduktion des Wasserhaushalts von 2–3 % Körpergewicht mindert die Leistungsfähigkeit um etwa 10 % (Sawka et al., 2007). Die Folge ist zunächst ein Leistungsabfall, und bei weiterer Verschlechterung drohen gar gesundheitsgefährdende Ausfälle. Unter körperlich intensiver Belastung kann der Flüssigkeitsverbrauch auf 1–3 1/2 Liter pro Stunde ansteigen. Wissenschaftliche Untersuchungen legen daher nahe, bei Belastungen von über 90 Minuten Dauer alle 10 bis 20 Minuten 150–200 Milliliter zu trinken (Heseker, 2016). Am besten kohlenhydrat- oder salzhaltige Getränke (isoton oder leicht hypoton), da diese am schnellsten vom Körper aufgenommen werden und das weitere Trinkverhalten unterstützen. Gerade für lange Belastungen ist das von hoher Bedeutung.

Plötzliche Anstiege in der Herzfrequenz bei gleichbleibender Belastungsintensität können ein Indiz für einen Flüssigkeitsmangel sein. Aber auch eine Überversorgung mit Flüssigkeit beim Sport ist nicht sinnvoll. Vor allem das Trinken von Wasser ohne Mineralstoffe birgt das Risiko, nicht vom Organismus aufgenommen zu werden und damit weder den

Flüssigkeitshaushalt auszugleichen noch die ausgeschwitzten Mineralstoffe zuzuführen. Insbesondere Natrium wird beim Schwitzen abgegeben und muss zugeführt werden. Das Wasser sollte also auf jeden Fall ausreichend Elektrolyte und Nährstoffe enthalten, was ohne teure isotonische Getränke und zuckerhaltige Elektrolytmischungen funktioniert, indem ein gutes Wasser mit viel Nährstoffen konsumiert wird. Am einfachsten lässt sich der Flüssigkeitsverlust ermitteln, indem man sich vor und nach dem Sport ohne Kleidung und bei entleerter Blase wiegt. Die Gewichtsdifferenz sollte nach dem Sport mit dem Faktor 1,5 durch Flüssigkeit ausgeglichen werden.

Schon vor dem Sport muss eine ausreichende Versorgung mit Flüssigkeit sichergestellt sein. Ein bestehender Mangel lässt sich nicht ohne negative Konsequenzen für die Performance regulieren.

## 7.1.2 ENERGIESPEICHER AUFFÜLLEN

Sportliche Belastungen haben die Eigenschaft, die Energiebereitstellung im Körper zu erhöhen. Durch die Muskelarbeit und die Ausgleichsprozesse drumherum verbraucht der Körper einfach mehr Energie. Dies hängt mit der Thermoregulation, dem Sauerstofftransport und Laktatverschiebungen zusammen. Insbesondere bei höheren Intensitäten greift der Organismus auf schnellere Energiebereitstellungswege zurück und nutzt dafür vermehrt den Citratzyklus. Mit anderen Worten: Der Organismus verstoffwechselt Kohlenhydrate (Glykose), um den universellen Kraftstoff Adenosintriphosphat (kurz ATP) für die Muskeln bereitzustellen.

Natürlich beschränkt sich der Organismus nicht nur auf eine einzige Energiequelle, aber der Anteil der Verstoffwechselung von Glykogen nimmt bei höheren Intensitäten prozentual zu. Daneben sind es vor allem Fette, die bei umfangreicheren Belastungen die wichtigste Energiequelle darstellen. Ihre Bereitstellung ist allerdings träger, verläuft langsamer und wird daher bei intensiven Belastungen anteilig kleiner.

Da die Glykogenspeicher im Vergleich zu den Fettspeichern (selbst bei Profisportlern) kleiner ausfallen, hat die Energiebereitstellung mittels Glykogen bei längeren Belastungen Kapazitätsgrenzen, sofern nicht parallel zum Sport „Energie" in Form von Kohlenhydraten zugeführt wird. Logische Konsequenz: Bei großen Sportumfängen empfiehlt sich schon während der Belastung die Aufnahme von 30–60 g Kohlenhydrate pro Stunde. Am einfachsten gelingt dies über Snacks wie Bananen sowie kalorienhaltige (Sport-)Getränke.

Die Glykogenspeicher in Leber und Muskeln umfassen, abhängig von den persönlichen Voraussetzungen, ungefähr 500 g. Dies entspricht etwa 2.000 Kilokalorien oder 8.368 Kilojoule. Die etwa 100–150 g Glykogen in der Leber dienen vornehmlich dazu, den Blutzuckerspiegel konstant zu halten. Abhängig von der Muskelmasse, lassen sich die Speicher in der Muskulatur mit dem Trainingszustand vergrößern. Dementsprechend groß können die Unterschiede zwischen untrainierten (ca. 300 g) und trainierten Personen (ca. 600 g) ausfallen. Das heißt für den sportlichen Umfang vieler Menschen, dass die Glykogenspeicher für die meisten Besuche im Fitnessstudio, die Joggingrunde, das Volleyballspiel oder den Freizeitkick ausreichen, aber eben nicht für überdurchschnittliche große Pensen, wie Marathon, Triathlon oder andere mehrstündige körperlich anstrengende Aktivitäten, die auch beim Wandern erreicht werden können.

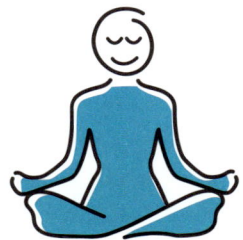

Kohlenhydrate, die bei sportlicher Aktivität in leicht verfügbarer Form aufgenommen werden, gelangen direkt über den Darm ins Blut und in die arbeitende Muskulatur. Das gelingt vielen Sporttreibenden über die simple Zufuhr von kohlenhydratreichen Getränken während der Belastung. Hier liefert eine Saftschorle schon entsprechende kurzkettige Kohlenhydrate in Form von Zucker. Diese sind schnell verfügbar und können einfach zur Energiebereitstellung herangezogen werden. Die aufgenommenen Kohlenhydrate können allerdings nur für die momentane Aktivität herangezogen werden. Ein Auffüllen der Speicher in Muskeln oder

Leber ist während der Belastung nicht möglich. Im ersten Schritt gilt es also, die Leistungsfähigkeit für größere Belastungen aufrechtzuerhalten. Erst im zweiten Schritt geht es darum, die entleerten Speicher wieder aufzufüllen. Dieser ist gerade für ambitioniert Sporttreibende besonders wichtig. Statt nach der Belastung kurzfristig große Mengen Nudeln, Reis oder Kartoffeln zu vertilgen, gilt es in den folgenden 4–6 Stunden, 1–1,5 g Kohlenhydrate pro Kilogramm Körpergewicht alle 2 Stunden zu sich zu nehmen. Sprich: Die ersten Stunden sind für die Auffüllung der Glykogenspeicher besonders günstig und der Körper profitiert von mehreren Mahlzeiten mit einem zeitlichen Abstand von etwa 2 Stunden. Wohlgemerkt sprechen wir hier eher von Wettkampfsportarten mit hohem Belastungsumfang und Menschen, die den Sport leistungs- und wettkampforientiert betreiben. Empfehlenswert ist, die ersten Kohlenhydrate noch mit dem Trinken zuzuführen. Der Umstieg auf feste Nahrung sollte dann ca. 60 Minuten nach der Belastung erfolgen. Dabei ist die zeitnahe Zufuhr im Anschluss an den Sport wichtig, da die Glykogensyntheserate bei gerade einmal 5 % liegt. Mit anderen Worten: Nur etwa 1 von 20 g der verzehrten Kohlenhydrate wird zu Glykogen umgewandelt und kann dann in die Speicher transportiert werden.

So haben ambitioniert Sporttreibende gleich auf zwei Faktoren zu achten: zum einen die günstigen Bedingungen nach der Sporteinheit/dem Wettkampf zu nutzen, um besser die zugeführten Kohlenhydrate aufnehmen zu können, und zum anderen möglichst früh die Regeneration einzuleiten, weil es einfach eine ganze Zeit lang dauert, bis die Glykogenspeicher wieder vollständig für die nächste Belastung aufgefüllt sind.

Unter dem Gesichtspunkt einer schnellen Erholung bietet es sich an, die belastungsinduziert gesteigerte Muskelglykogen- und Proteinsynthese zu nutzen. Das bedeutet, dass die Aufnahmefähigkeit des Körpers für die zugeführte Energie nach der Belastung begünstigt ist. Zusätzlich zu Kohlenhydraten sollte etwas Eiweiß (ca. 8 g) aufgenommen werden. Studien belegen nämlich, dass dies vor allem bei kurzen Regenerationsdauern leistungsoptimierend wirkt (Raschka & Ruf, 2022). Es betrifft z. B. Profisportler:innen, die eine Serie von Wettkämpfen zu bestreiten haben, wie es bei der Tour de France, Wettbewerben im Biathlon oder anderen Turnierwettkämpfen der Fall ist.

In den 24 Stunden nach dem Sportereignis bieten sich Kohlenhydrate mit hohem glykämischen Index an, der den Einfluss eines Nahrungsmittels oder Getränks beim Verzehr auf den Blutzuckerspiegel beschreibt. Werden Nahrungsmittel mit hohem glykämischen Index konsumiert, sorgen sie für einen schnelleren Blutzuckeranstieg und sind daher von den meisten Menschen mit einem bewegungsarmen Alltag eher zu meiden, da sie die Bauchspeicherdrüse durch starke Insulinausschüttungen belasten, schneller wieder hungrig machen, sich negativ auf die Konzentration und Stimmung auswirken und für den Verdauungsapparat weniger zuträglich sein können. Selbst für Profisportler:innen mit eher seltenen Gewichtsproblemen gilt, neben kurzfristig verfügbaren Energiequellen trotzdem auf die Zufuhr komplexer Kohlenhydrate zu achten. Diese zeichnen sich durch einen höheren Anteil an Mineralien, Vitaminen und Ballaststoffen aus. Große Mengen Süßigkeiten oder Fastfood sind für ambitionierte Athleten:innen keine sinnvolle Energiequelle, da ihre Bestandteile und Zusammensetzung die Regeneration beeinträchtigen.

## Merke ✏️

Es geht nie nur darum, Energie reinzuschaufeln, sondern auf Qualität und Zusammensetzung zu achten, um die bestmöglichen Ergebnisse zu erzielen. Im Profisport entscheidet sich der Ausgang eines Wettkampfs durch die extreme Leistungsdichte zwischen den Sportler:innen oft in solchen Details.

Letztlich ist das schnelle Auffüllen der Glykogenspeicher ein entscheidendes Kriterium für die Wiederherstellung der vollständigen Leistungsfähigkeit. Das gilt vor allem, wenn bereits nach kurzer Regenerationszeit die nächste sportliche Herausforderung wartet. Bei vollständiger Enleerung der Glykogenspeicher infolge hoher Belastungsumfänge oder mehrerer Sportereignisse hintereinander kann die komplette Befüllung der Glykogendepots allerdings erst nach 4–7 Tagen abgeschlossen sein. Insbesondere für sportliche Großereignisse mit einer Serie an Wettkämpfen ist das eine Herausforderung.

# 7.1.3 MUSKELREGENERATION UND -AUFBAU UNTERSTÜTZEN

Sportinduzierte Mikrotraumen in der Muskulatur sind Teil des Belastung-Regeneration-Zyklus und daher im angemessenen Rahmen unbedenklich. Der Organismus benötigt lediglich etwas Zeit und die richtigen Reparaturbausteine. Für die beschädigten Strukturen auf Muskelebene sind dies Proteine oder in den Einzelbausteinen Aminosäuren. Eiweiße spielen überall im Organismus eine lebensnotwendige Rolle. So auch im Immun- und Hormonsystem und als Teil jeder Zelle. Durch regelmäßigen und intensiven Sport steigt der Bedarf an Eiweiß, um die Muskulatur zu regenerieren. Läufer:innen mit großen Belastungsumfängen haben den größten Mehrbedarf. Grundsätzlich sagt man, dass der Bedarf eines Erwachsenen bei etwa 0,8 g pro Kilogramm Körpergewicht liegt, wenn dieser keinen Sport treibt. Bei sportlich aktiven Menschen geht man eher von etwa 1,2 g pro Kilogramm Körpergewicht aus. Bei extremen Belastungen kann der Bedarf nochmal um etwa das Zweifache höher liegen. Allerdings trifft das nur auf sehr volumen- und intensitätsreichen Sport zu. Im Gegensatz zu Fetten und Kohlenhydraten hat der Körper für Eiweiß keine Speicher. Im Falle eines massiven Mangels muss er daher in letzter Konsequenz eigene Strukturen abbauen, um das Überleben zu sichern. Für Sporttreibende gilt daher, im Sinne einer guten Regeneration auf die Proteinzufuhr zu achten. Drei Aspekte sind dafür wichtig zu wissen.

## PROTEINQUELLEN

Eiweiße können aus tierischer und pflanzlicher Nahrung aufgenommen werden und in den meisten Fällen auch in dieser Form ausreichend zugeführt werden. Ausnahmen gibt es beim Timing, also der zeitlichen Verfügbarkeit (s. nächsten Abschnitt).

Tierische Eiweiße können vom Organismus besser aufgenommen werden. Man spricht von einer höheren Bioverfügbarkeit, weil die verzehrte Eiweißmenge zu einem größeren Anteil für den Organismus verfügbar wird. Allerdings kann der übermäßige Konsum von tierischen Eiweißen gesundheitsbelastend sein und auf Dauer Gedächtnisschwund und bestimmte Krebsarten begünstigen. Letzteres trifft insbesondere auf zu viel rotes Fleisch zu. Gute Eiweißlieferanten aus tierischen Quellen sind unter

anderem Milchprodukte in Form von Joghurt, Quark und Käse, Eier, Ge-
flügelfleisch und Fisch. Der hohe Konsum tierischer Produkte hat auch
die Haltungsbedingungen verändert. Massentierhaltung ist für Tiere
unwürdig, belastet unser Klima und erhöht das Risiko von Krankheiten.
Mindestens ein verantwortungsvoller Umgang sollte demnach bei jedem
Menschen geboten sein.

In Bezug auf die Gesundheit können also pflanzliche Eiweißquellen
überlegen sein. Pflanzliche Nahrung verfügt außerdem über wichtige
Vitamine und sekundäre Pflanzenstoffe, die Entzündungen entgegenwirken und damit zentrale Eigenschaften für eine erfolgreiche Regeneration besitzen. Die Kombination bestimmter Pflanzeneiweiße kann
außerdem die Bioverfügbarkeit verbessern. So können Getreide mit
Hülsenfrüchten, Nüsse mit Samen, Bohnen mit Reis, Getreide mit Erb-
sen, Tofu mit Quinoa und Linsen mit Mandeln kombiniert werden. Die
proteinreichsten Quellen pflanzlichen Ursprungs sind Soja (34 g), Hanf-
samen (32 g), Kürbiskerne (30 g), Mandeln (29,1 g), Sonnenblumenkerne (27 g), Erdnüsse (25 g), Leinsamen (24,4 g), Pistazien (21,8 g),
Cashewkerne (21 g), Kidneybohnen (21 g), Weizenkleie (17,4 g), Natur-
tofu (16,7 g), Amaranth (14,5 g), Quinoa (14 g), Edamame (13 g), Haferflocken (13 g), Couscous (12 g), Hirse (11 g) und Buchweizen (9,8 g). Die
Angaben in Klammern beziehen sich auf den Eiweißanteil je 100 g des
jeweiligen Lebensmittels. Allerdings sollten Menschen, die ausschließlich auf Pflanzenkost zurückgreifen, vorsichtig im Umgang mit Soja
sein, da es bei übermäßigem Konsum Einfluss auf das Hormonsystem
hat. Außerdem sollten Vitamin B12 und manchmal Eisen substituiert
werden, um einem gefährlichen Mangel vorzubeugen.

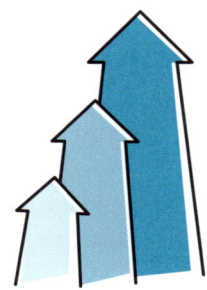

## Merke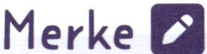

Konsumenten sollten sich immer vor Augen führen, dass Inhaltsstoffe aus der Nahrung in den eigenen Körperkreislauf gelangen. Dies gilt für Medikamente und Hormone bei tierischen Nahrungsmitteln ebenso wie für Pflanzenschutz- und Düngemittel bei pflanzlichen Produkten. Darüber hinaus können noch zahlreiche weitere Nachteile bei der Verarbeitung von Nahrungsmitteln entstehen.

## TIMING

Die Aufnahmekapazität für Proteine ist nach dem Training im Zeitfenster von bis zu zwei Stunden besonders günstig. Man spricht vom „anabolen Fenster". Der Organismus benötigt die einzelnen Eiweißbausteine für die Regeneration. Davon sind einige essenziell und müssen von außen zugeführt werden. Fehlen bestimmte Aminosäuren, unterbricht der Körper den Aufbauprozess und beginnt nach einiger Zeit wieder mit dem Rückbau, sofern die benötigten Eiweißbausteine bis dahin nicht zur Verfügung stehen.

Wer sich schon einmal mit dem Verdauungsvorgang beschäftigt hat, weiß, dass die durch Nahrung aufgenommenen Nährstoffe erst einige Zeit durch den Verdauungstrakt wandern, bevor ihre wertvollen Inhaltstoffe im Organismus verfügbar sind. Für Leistungssportler vergeht kostbare Zeit und unter Umständen stehen nicht rechtzeitig die erforderlichen Aminosäuren zur Verfügung. Daher greifen Sportler:innen nicht selten auf die Einzelbausteine von Eiweiß zurück, also die mehrfach angesprochenen Aminosäuren. Sie können in Form von Ampullen, Kapseln oder Tabletten deutlich schneller aufgenommen werden. Was die zeitliche Relevanz der Verfügbarkeit angeht, bieten sie Vorteile. Schließlich macht es weder Sinn im Training proteinreich zu essen, noch lässt sich eine umfangreiche und frische Zubereitung parallel gewährleisten.

## AMINOSÄUREN

Zwei Aminosäuren sind besonders bewährt, ihre Wirkung und Einnahme darüber hinaus wissenschaftlich belegt: **BCAA** (branched-chain amino acids) sind verzweigtkettige Aminosäuren. Sie begünstigen die Muskelregeneration und können sogar einem Muskelkater entgegenwirken. Die in BCAAs enthaltene Aminosäure Leucin gilt als zentraler Aktivator der Muskelproteinsynthese. Ihr natürliches Vorkommen in tierischen Quellen liegt bei bis zu 8 % und fällt bei pflanzlichen Proteinquellen noch schlechter aus. **L-Glutamin** fällt als Aminosäure eine Schlüsselfunktion bei der Proteinsynthese zu. Auch diese Aminosäure begünstigt die Muskelregeneration.

Keine der beiden genannten Aminosäuren führt allerdings zu einer Leistungssteigerung. Allein durch die verbesserte Regeneration kann das Training positiv beeinflusst werden.

**Eiweiß-Shakes** können schneller als ein Steak verstoffwechselt und in Form von Molken- (Whey-), Soja-, Lupinen-, Erbsen- oder Reisprotein angerührt werden. Hier ist es eine Frage des Geschmacks, welche Variante man zu sich nehmen möchte.

Wer auf Aminosäuren zurückgreift, sollte auf gute Qualität achten. Bei der Menge gilt es, die Grenzen und die anderen Faktoren einer guten Erholung zu beachten. Der Wunsch nach einem beschleunigten Muskelaufbau und schnellen sichtbaren Effekten widerspricht dem physiologischen Prozess, der neben smartem Training und Erholung einfach Geduld erfordert.

## EINZELMENGE

Viel hilft viel – das wurde bereits in vielen Bereichen rund um den Sport revidiert. Auch bei den Eiweißportionen wird im Hobbysport oft übertrieben. Für die Portionen pro Mahlzeit gibt es klare Grenzen. Werden diese überschritten, kann der Körper das überflüssige Protein nicht aufnehmen und scheidet es aus. Dabei können deutlich zu hohe Mengen an Eiweiß die ausscheidenden Organe wie die Niere belasten. Menschen mit einer eingeschränkten Nierenfunktion sollten sich unbedingt von Experten beraten lassen.

Gemeinhin werden Proteinportionen von etwa 30 g empfohlen. Mehr kann der Magen-Darm-Trakt pro Mahlzeit nicht aufnehmen. Abhängig von der Qualität der Proteinquelle und der Aufnahmefähigkeit im Magen-Darm-Trakt empfiehlt sich, die Menge auf 40 g zu erhöhen. Auf diese Weise steigt die Chance, dass am Ende wirklich 30 g Eiweiß bioverfügbar sind und ihre Wirkung im Organismus entfalten können. Darüber hinaus hat sich der Anteil von etwa 10 g essenzieller Aminosäuren in der Eiweißportion direkt nach dem Training als begünstigend für die Muskelproteinsynthese herausgestellt.

Es sei nochmal hervorgehoben, dass es keinen Sinn macht, sich auf einzelne Aminosäuren aufgrund ihrer besonders guten Eigenschaften einzuschießen. Die wichtigste Rolle spielt eine ausgewogene und vollwertige Ernährung. Ausschließlich tierische Nahrungsmittel zu verzehren, birgt erhebliche Gesundheitsrisiken, die oft erst nach längerer Zeit sichtbar werden können. Die allgemeine Aussage, tierische Eiweißquellen seien besser, ist zu pauschal. Beide Quellen bieten vielmehr ihre speziellen Vorteile. In vielen Fällen ist im Breitensport zu beobachten, dass mit dem Konsum von Eiweißen übertrieben wird und die Zufuhr aus Nahrungsergänzungsmitteln überzogen ist. Meist sind die Effekte einer belasteten Verdauung (u. a. Blähungen, Völlegefühl) leistungsbeeinträchtigender als die beabsichtigten Vorteile. Ein Großteil des Bedarfs kann hierzulande bei einer vollwertigen Ernährung definitiv aus der Nahrung selbst gewonnen werden. Die Ernährung sollte immer wieder auf die Trainingsziele angepasst werden, sowohl ihre Zusammensetzung als auch die Gesamtmenge an zugeführter Energie.

## 7.2 SPORT UND INFEKTRISIKO

Wie verhält es sich mit einem erhöhten Infektrisiko nach dem Sport?

Intensive sportliche Betätigung ist immer eine Herausforderung für das Immunsystem. Denn neben den grundsätzlichen Aufgaben zur Verteidigung des Organismus vor Eindringlingen wird das Immunsystem nach hohen körperlichen Belastungen auch mit „Aufräumarbeiten" betraut. Zellreste und andere Stoffe müssen von denselben Immunzellen abtransportiert werden, die für Abwehr von Infektionserregern verantwortlich sind. Es kann deshalb zeitweise zu einer Überforderung kommen. In einem dreistündigen bis mehrtägigen Zeitfenster nach einer anspruchsvollen Belastung entsteht daher der sogenannte „Open-Window-Effekt". Das Zeitfenster ist eng an die Intensität und die Dauer der Belastung geknüpft.

In Interviews mit Athleten ist nach Wettkämpften oft zu beobachten, dass diese trotz normaler Temperaturen Decken oder dicke Jacken tragen, um das Risiko zu minimieren. Besonders wirkungsvoll zur Stärkung des Immunsystems erweist sich die Aufnahme von Kohlenhydraten direkt nach der körperlichen Belastung. Hier reichen bereits kleine Mengen, um die Widerstandkräfte des Immunsystems zu vergrößern. In der Folge sind Vitamine und Mineralstoffe in Form von Nahrung und speziellen Präparaten eine gute Möglichkeit, den Organismus vor Infekten zu schützen.

Eine größere Gefahr besteht für Ausdauersporttreibende, das Risiko für Kraft- und Spielsportarten ist geringer (Heath et al., 1991). Das Phänomen betrifft darüber hinaus vornehmlich den Leistungssport. Meist handelt es sich um Erkältungsinfekte der oberen Atemwege. Bei einer hohen Wettkampfdichte haben schon viele Sportler:innen den Open-Window-Effekt schmerzlich kennengelernt und mussten ihre Teilnahme an Sportereignissen vorzeitig beenden.

Grundsätzlich gilt, dass die meisten Freizeitsportler durch ihre körperliche Aktivität mit einem widerstandsfähigeren Immunsystem belohnt werden. Menschen, die hingegen auf Sport verzichten, haben ein höheres Infektrisiko. Hervorzuheben ist allerdings nochmal, dass für die vorübergehende Schwächung des Immunsystems entscheidend ist, ob sich eine Person beim Sport besonders intensiv fordert oder gar verausgabt. Eine Studie mit über 2.000 Marathonteilnehmenden in Los Angeles zeigte eine 6-fach erhöhte Infektrate nach der intensiven Belastung (Nieman et al., 1990).

Moderates Training und regelmäßige Bewegung verbessern die regenerative Kapazität, da es zu einer Ökonomisierung im Körper kommt. So verbessern sich Energiebereitstellung, Sauerstoffversorgung, Herzaktivität, Durchblutung und Muskelarbeit. Mit diesen Verbesserungen ist der Organismus in der Lage, sich schneller von sportlichen Aktivitäten zu erholen, und gewinnt insgesamt an Erholungspotenzial. Außerdem werden durch angemessene Bewegung die Puffersysteme für Stress gestärkt, sodass Stressoren über die körperliche Aktivität hinaus besser kompensiert werden können. Um diese Effekte zu erreichen, gilt es, häufige Extrembelastungen und erschöpfende Anstrengungen zu vermeiden und stattdessen gerne moderate Belastungen mit kurzzeitig intensiven Anstrengungen zu kombinieren.

Bei hohen Trainings- und Wettkampfumfängen ist davon auszugehen, dass der Schlafbedarf zunimmt. Diese Phase der Erholung kann demnach bei Leistungssportlern umfangreicher ausfallen und spiegelt die erhöhten Anforderungen an den Organismus und insbesondere das Immunsystem wider.

## Kurz zusammengefasst ✅

1. Der Regenerationsbedarf steht in direktem Zusammenhang mit genetischen Voraussetzungen, Trainingslevel, -umfang und -intensität. Pauschal lässt sich sagen, dass mit höheren Intensitäten die Erholungszeit zunimmt.

2. Kleinstverletzungen durch körperliche Aktivität sind normal und stellen einen wichtigen Beitrag zur Leistungssteigerung dar. Dabei sollten diese Mikrotraumen durch Überlastung nicht zu extrem oder zu hoch frequentiert auftreten.

3. Während umfangreicher sportlicher Aktivitäten, von vornehmlich über 90 Minuten Dauer, ist es erforderlich, ausreichend Flüssigkeit und Nahrung zuzuführen, um leistungsfähig zu bleiben.

4. Direkt nach intensiven sportlichen Belastungen bieten sich günstige Aufnahmebedingungen für Kohlenhydrate und Proteine, die helfen, zum einen die Energiespeicher wieder zu füllen und zum anderen den entstandenen Verschleiß im Körper zu regenerieren.

5. Nach sehr umfangreichen und intensiven körperlichen Anstrengungen besteht für Sporttreibende ein erhöhtes Infektrisiko. Abhängig vom Belastungsausmaß gilt es, den Organismus für einige Stunden bis Tage gut zu schützen, um nicht krank zu werden.

6. Regenerationsmaßnahmen richten sich immer nach den persönlichen Trainingszielen. Menschen, die abnehmen wollen, sollten zurückhaltend gegenüber dem Mehrbedarf an Kohlenhydraten und Eiweiß sein, andernfalls kann sogar der gegenteilige Effekt erreicht werden. Der Verbrauch aus gelegentlichen Einheiten im Studio oder Sportcenter ist ebenso wie beim Laufen für einige Kilometer nur geringfügig erhöht. Deutlich größer fallen die allgemeinen gesundheitlichen Vorteile aus.

5. Der wichtigste Beitrag zur Regeneration kommt nicht aus Pillen, Ampullen und Shakes, sondern aus einer ausgewogenen Ernährung und vernünftigem Regenerationsverhalten.

# 8
# ACHTSAMKEIT

„Was hilft dir der Blick in die Zukunft,
wenn du die Gegenwart nicht genießen kannst.
Denn wenn die Zukunft Gegenwart wird,
lässt du sie vielleicht nur ungesehen vorüberziehen."

Viele Menschen neigen dazu, sich in Gedanken zu zerfleischen, sie grübeln, hinterfragen, bereuen … ein großer Teil des alltäglichen Gedankensalats ist negativ geprägt. Das hat Einfluss auf das Wohlgefühl, stresst und kann gar Leistungsfähigkeit und Gesundheit belasten.

Das Allheilmittel? Achtsamkeit – beobachten, nicht werten und akzeptieren. Aber geht das wirklich so einfach?

Seinen Ursprung hat Achtsamkeit in Religionen wie dem Buddhismus, bevor sie in den 90er-Jahren in der westlichen Gesellschaft ein Thema wurde.

Die Erwartungen und der Bedarf in einer dauergestressten und zeitdruckgeplagten Gesellschaft sind enorm. Da wirken Ausblicke auf positive Veränderungen der Hirnstrukturen und -funktionen, gesteigertes Konzentrationsvermögen, besseres Erinnerungsvermögen, positivere Stimmung und sogar Verjüngung des Gehirns vielversprechend. Die Angebote achtsamkeitsfördernder Trainings und Apps sprossen aus dem Boden wie Pilze. Aber Vorsicht, denn zum einen sind die Effekte des Achtsamkeitstraining vermutlich oft überzogen, zumindest in einem kurzfristigen Zeithorizont, und zum anderen bieten die elektronischen Helferlein nicht immer eine optimale Wirkung.

Zwar gibt es wissenschaftliche Studien, die eine große Palette positiver Effekte belegen, aber viele Untersuchungen haben methodische Mängel. So fehlten beispielsweise Kontrollgruppen. Auch ist der Begriff

„Achtsamkeit" noch gar nicht ausreichend wissenschaftlich definiert, und es existieren keine Methoden, um nachzuweisen, dass ein Mensch sich in einem achtsamen Zustand befindet. 2021 konnte im Rahmen einer Übersichtsarbeit (Metastudie) zum Thema „Achtsamkeit" nachgewiesen werden, dass es kleine Effekte gibt (Im et al., 2021). Achtsamkeitsmeditationen führten demnach zu einer leichten Verbesserung der exekutiven Funktionen. Das bedeutet, dass Menschen besser in der Lage waren, ihr Verhalten zu beobachten und zu kontrollieren, was für die Erreichung von Zielen von Vorteil ist.

Eine im selben Jahr veröffentlichte Analyse berücksichtigte 136 Studien mit über 11.000 Probanden. Die Autoren kommen zu dem Ergebnis, dass Interventionsprogramme auf der Basis von Achtsamkeitsübungen bei Angst, Stress und negativer Stimmung wirken (Galante et al., 2021). Auf das Gedächtnis konnten hingegen keine leistungssteigernden Effekte nachgewiesen werden (was nicht heißt, dass es sie nicht geben kann!). Die enorme Herausforderung der Forscherteams besteht darin, die vorhandenen bildgebenden Verfahren bei der hohen Komplexität der gehirnverarbeitenden Prozesse zielführend einzusetzen.

Zuletzt haben sich zahlreiche Experten, wie unter anderem der Wissenschaftler Willem Kuyken von der Oxford University, dahingehend geäußert, dass Achtsamkeit vermutlich vergleichbare Wirkungen entfaltet wie andere Methoden. Die Effekte könnten bei Menschen mit Depressionen sogar ähnliche Wirkmechanismen haben wie eine medikamentöse Behandlung oder kognitive Verhaltenstherapien. Diese Erkenntnisse können als positive Nachricht verstanden werden, da sie das Behandlungsspektrum erweitern. Beispielsweise können andere Angebote gemacht werden, wenn Therapieplätze beschränkt sind, oder es kann verstärkt auf persönliche Vorlieben eingegangen werden. Außerdem erhält auch der „gesunde Mensch" Möglichkeiten, präventiv zu üben, denn Forscher wie Nicholas Van Dam, Psychologe der University of Melbourne (Australien) weisen darauf hin, dass manche Effekte erst nach jahrelanger Praxis entstehen können. Das bedeutet jedoch nicht, dass nicht auch kurzfristig deutliche Erleichterungen im Umgang mit Stress durch mediative Übungen entstehen können.

Die Studienlage legt aktuell nahe, dass Achtsamkeit und andere Meditationsarten Teile des limbischen Systems, des präfrontalen Cortex und der Amygdala aktivieren. Spezifischer ausgedrückt ist es der anteriore cinguläre Cortex, kurz ACC. Dieses Areal verbindet im Gehirn den emotionsverarbeitenden präfrontalen Cortex mit dem limbischen System und kontrolliert die Aufmerksamkeit. Das liegt auf der Hand, da es bei Achtsamkeit und Meditation ja um die gezielte Aktivierung beziehungsweise Deaktivierung von Aufmerksamkeit geht.

Außerdem ist das Hirnareal Insula zu nennen, dem bei der Körperwahrnehmung eine Schlüsselrolle zukommt. Hier können Achtsamkeit und Meditation helfen, durch bewusste Übungen die Verbindung über den Kopf zum Körper zu verbessern. Sie sind im übertragenen Sinne eine Art Türöffner zum Körper.

Besonders hervorheben ist, dass mittels funktioneller Magnetresonanztomografie, die physiologische Funktionen im Gehirn sichtbar und dadurch die zugrundliegenden Prozesse besser nachvollziehbar machen kann, gezeigt werden konnte, dass Achtsamkeit chronische Schmerzen reduzieren kann (Fox et al., 2016; Zeidan et al., 2019). Die University of California in San Diego verwendete in einer Doppelblind-Studie ein aussagekräftiges Versuchsdesign mit einem Placebo-Medikament und einer Kontrollgruppe. Probanden der Kontrollgruppe führten lediglich Atemübungen durch. Bereits ein 60- bis 80-minütiges Achtsamkeitstraining vor der Untersuchung führte bei mehreren hundert Probanden zu einer durchschnittlichen Schmerzreduktion von 45 %. Das Spannende ist, dass Achtsamkeit dabei eine andere Wirkung entfaltet als Placebo, Gebet, Hypnose oder Medikamente, die allesamt die Freisetzung körpereigener Opioide unterstützen und damit Schmerzsignale im Rückenmark dämpfen. Dies konnte belegt werden, indem der Opioid-Mechanismus blockiert wurde. Es liegt daher die Vermutung nahe, dass Achtsamkeit im höheren Maße auf die Emotionen des Schmerzes wirkt und weniger auf der sensorischen Ebene. Anders ausgedrückt können Betroffene die Schmerzen noch wahrnehmen, diese werden aber als gedämpft und weniger belastend erlebt, was auch von klinischen Studien unterstützt wird. Die Häufigkeit der auftretenden Schmerzen wird durch regelmäßige Achtsamkeitsübungen nicht beeinflusst. Weiter konnte gezeigt werden, dass Angstzustände und Depressionen durch Achtsamkeit reduziert werden können, was auf eine Verringerung der Verbindung zwischen präfrontalem Cortex und Amygdala zurückzuführen ist (Adler-Neal et al., 2019; Zeidan et al., 2011, 2014). Die Amygdala ist bei der Verarbeitung von emotionalen Reaktionen auf Bedrohungen von Bedeutung und wird mit der Entstehung von Angstgefühlen in Verbindung gebracht. Der präfrontale Kortex (kurz PFC) liegt auf der Stirnseite des Gehirns. Hier werden diverse sensorische Informationen verarbeitet und Reaktionen kreiert sowie Emotionen gesteuert. Vereinfacht ausgedrückt lenkt dieses Areal also das Sozialverhalten eines Menschen.

Ich gehe auf diese wissenschaftlichen Erkenntnisse ein, da anhaltende Schmerzen ebenso wie Ängste und Depressionen sich äußerst negativ auf die Lebensqualität und Erholungsfähigkeit auswirken. Konventionelle Therapien mit Schmerzmitteln und Psychopharmaka sind darüber hinaus mit Nebenwirkungen verbunden und führen oft dazu, dass ihre dämpfende Wirkung auf das zentrale Nervensystem diverse Tätigkeiten eingeschränkt.

Achtsamkeit ist ein vielversprechender Ansatz, aber kein Zaubermittel. Effekte können kurzeitig auftreten, brauchen aber für echte Nachhaltigkeit oft mehrjähriges Training. Ebenso wichtig ist, dass Praktizierende der Methode offen gegenüberstehen und eine gute Anleitung erhalten, die vermutlich besser in einer persönlichen Begleitung auf der Basis eines Vertrauensverhältnisses funktioniert. Zumindest gilt das für die Startphase.

Beide letztgenannten Aspekte können dabei helfen, mögliche negative Seiten von Achtsamkeit festzustellen und darauf angemessen zu reagieren. Denn die meisten Studien konzentrieren sich auf die positiven Effekte und übergehen dabei manchmal, dass in den Studien ein geringer Anteil der Probanden aber auch unter unangenehmen Symptomen leidet. Eine 2020 veröffentlichte Untersuchung auf der Basis von 83 Meditationsstudien zeigte, dass 8 % der Probanden unerwünschte Nebeneffekte erlebten, von denen am häufigsten Ängste, depressive Verstimmungen, äußerst selten auch Psychosen oder Selbstmordgedanken auftraten (Farias et al., 2020). Es gehört zu einer guten Aufklärung dazu, darauf hinzuweisen, dass positive Effekte nicht garantiert sind und bei anhaltenden negativen Beobachtungen professionelle Unterstützung gesucht werden sollte.

Nicht jeder Mensch erlebt bei der Erforschung des eigenen Geistes nur Glücksgefühle, unangenehme Effekte scheinen aber seltener aufzutreten.

## > Hinweise zur Achtsamkeitsübung

Da Achtsamkeit ein nützliches Vorgehen ist, möchte ich dir ein paar Ideen an die Hand geben, wie du sie umsetzen kannst.

### Achtsamer essen:

Nahrungsaufnahme ist für viele Menschen im Alltag schnelle Energiezufuhr oder kurzfristiger Stressausgleich. Dabei ließe sich in einer vernünftigen Pause das Essen regelrecht zelebrieren und daraus zusätzliche Energie schöpfen. Beginne damit, dir Nahrung auszuwählen, die deinem Körper guttut. Auch die Zubereitung kann achtsamer machen. Zieh dich zum Essen einen Moment zurück, ohne Handy, E-Mails und am besten einen Moment ohne Gespräche. Konzentriere dich hingegen auf den Geschmack deines Essens und die andere Sensorik wie Bissempfinden, Würze und Geruch. Kaue jeden Bissen 30-mal oder öfter und sei für deine Mahlzeit ganz in Gedanken bei dir und deiner Speise.

### Bewusst handeln:

Wenn etwa die Hälfte unseres Alltags automatisiert und damit überwiegend unbewusst abläuft, ist das Ressourceneinsparung für den Kopf. Gleichzeitig führen genau diese Tätigkeiten, die oft genug der Gesundheit schaden können, weit weg von Achtsamkeit. Statt Dinge beiläufig zu erledigen, sollten wir uns immer wieder mal auf die alltäglichen Dinge konzentrieren. Wann hast du dir zuletzt diese Fragen gestellt: Wie fühle ich mich heute Morgen beim Aufstehen? Was tue ich hier gerade am Schreibtisch? Was braucht mein Körper gerade, um ausgeglichen zu bleiben? Sich bewusst auf Tätigkeiten des Alltags zu konzentrieren, hat den Vorteil wahrzunehmen, wenn sie eigentlich nicht mehr zu einem passen und einen von den eigenen Zielen entfernen. In erster Linie hilft es aber, einfach mehr im Hier und Jetzt zu sein.

### Achtsam zuhören:

„Wie geht's dir?" Diese Frage wird fast bei jeder Begegnung im Alltag gestellt. Was antwortest du? Vielleicht „Alles in Ordnung.

Und dir?" Noch wichtiger, stimmt diese Antwort? Natürlich sollst du nicht jedem Kunden oder Teamkollegen deinen privaten Ärger schildern, aber zu Vertrauenspersonen und uns selbst gilt es, ehrlich zu sagen, was uns bewegt. Mit oberflächlichen Floskeln zum Befinden anderer Menschen zeigt man nicht Empathie, sondern wohl eher Desinteresse. Beantworte dir doch mal, ob die Frage nach dem Wohlbefinden reine Etikette ist oder ob du wirklich interessiert bist.

Achtsamer zuzuhören, bedeutet, die Zeit aufzubringen, etwas vom Gegenüber zu erfahren und an ihm interessiert zu sein. Es geht nicht darum, einen guten Einstieg zu finden, um dann über sich selbst und die eigenen Belange zu sprechen. Für ein achtsames Zuhören hilft es, die Gesichtszüge und Körperhaltung des Gesprächspartners wahrzunehmen, auf die Stimme zu achten und interessiert nachzufragen. Auch die eigene Gestik untermauert, ob du interessiert an dem Gespräch teilnimmst und dein Gegenüber wahrnimmst. Wie möchtest du, dass Menschen sich im Gespräch mit dir verhalten?

*Achtsamer spazieren gehen:*

Gehen in der Natur ist ein Regenerationswunder. Aber beim Spazierengehen gibt es enorme Unterschiede. Es ist ein Unterschied, ob du dich in der Pause schnell zum Bäcker um die Ecke hetzt oder deine Umgebung wahrnimmst. Nutze deine Chancen, beim Gehen zur Ruhe zu kommen, z. B., indem du Gerüche und Geräusche in der Umgebung wahrnimmst. Auf Details um dich herum zu achten, hilft dir, mehr in die aktuelle Situation zu kommen und nicht über den nächsten Termin oder den späteren Einkauf zu grübeln. Du kannst dich zudem damit beschäftigen, wie du dich gerade fühlst und was das Spazierengehen mit dir macht. Übrigens kannst du achtsam Auto fahren, indem du frühzeitiger auf das Bremsen deines Vordermanns reagierst, einen anderen Verkehrsteilnehmer rücksichtsvoll vorlässt und auf die kleinen Ärgernisse im Berufsverkehr gelassener reagierst.

### Achtsame Haltung:

Der Tag schreitet voran und mittlerweile sitzt du nicht mehr in angemessener Haltung am Schreibtisch, sondern bist vollständig zusammengesackt. Du weißt, dass es jetzt höchste Zeit ist, in ein gutes Körpergefühl zurückzukehren. Bereits der Fokus auf dich hilft dir, wieder stärker in die Selbstwahrnehmung zu kommen. Achtsame Haltung bedeutet wahrzunehmen, dass der Körper auf die dauerhaft angespannte und unphysiologische Körperhaltung reagiert. Meist mit Unbehagen wie Verspannung oder Schmerzen. Auch Konzentrationsschwierigkeiten und Müdigkeit können Signale sein. Diese Botschaften des Körpers wahrzunehmen, bedeutet achtsamer zu sein. Als Reaktion kannst du dir selbst dann durch eine Veränderung deines Verhaltens Abhilfe schaffen.

### Achtsam innehalten:

Wie oft kommt es vor, dass du gar nichts tust? Ich meine wirklich gar nichts und nicht einfach nur Tätigkeiten auszuüben, die du als unproduktiv einstufst, wie z. B. Social Media, Rauchen, Snacken oder Fernsehen. Die wenigsten Menschen verschaffen sich im Alltag Inselmomente, in denen sie wirklich gar nichts tun. Diese sind allerdings für das Gehirn ein echter Segen, denn es bekommt auf diese Weise wichtige Erholungspausen. Natürlich ist das in der modernen Welt schwieriger geworden, weil wir überall erreichbar sind und Anzahl und Frequenz an Informationen erheblich zugenommen haben. Daher ist es eine Frage des Willens und der Einstellung, sich kurze Auszeiten zu nehmen, in denen dann Raum für Achtsamkeit entsteht. Es sind die immer gleichen Fragen nach dem Empfinden, die den inneren Dialog anregen oder einfach nur eine bewusste Wahrnehmung des Umfelds ermöglichen, ohne dabei die einzelnen Beobachtungen zu bewerten und in Schubladen zu stecken.

### Achtsame Körperschau:

Hand aufs Herz: Wie oft schenkst du deinem Körper im Alltag Aufmerksamkeit, oder, anders formuliert, wie häufig ignorierst du seine Bedürfnisse? Ich meine damit nicht körperliche Aktivität durch die regelmäßige Laufrunde oder das Fitnesstraining, sondern die Wahrnehmung wesentlicher Körpersignale. Die meisten Menschen nehmen wahr, wenn ihr Körper Hunger meldet oder wenn sie

Bauchschmerzen haben, aber abseits dieser lauten Signale gibt es eine Fülle weiterer Botschaften, die in einer guten Verbindung nach innen beobachtet werden können und damit das Körpergefühl verbessern. Findest du das lästig? Ruft das in dir das Gefühl eines Hypochonders hervor? Denkst du eher an Disziplin, dich nicht ablenken lassen zu wollen? Dann hast du bisher eine andere Sichtweise auf diese inneren Dialoge, die im Grunde nur die Signale und Botschaften des Gehirns und restlichen Organismus ausführen! Denn in der Körpermitte ruht ein mächtiges Geflecht an Nervenenden, das enterische Nervensystem. Ihm zuzuhören kann dabei helfen, bessere Entscheidungen zu fällen, früher auf eine Situation reagieren zu können und die eigene Leistungsfähigkeit zu erhalten. Du siehst also, dass die schlichte Wahrnehmung von Körpersignalen ein guter Weg ist, achtsamer zu werden und die eigenen Ressourcen zu fördern. Einen guten Einstieg bieten auch diese Fragen: Spürst du gerade deinen Herzschlag? Wo spürst du den Kontakt zum Boden oder Sitz? Welchen Teil des Körpers fühlst du intensiver?

*Stille Atembeobachtung:*
Wieso nicht einen Moment bewussten Atmens dafür nutzen, achtsamer zu werden? Das geschieht dann, wenn ein Mensch den Atem bewusst lenkt. Parallel dazu könntest du beobachten, wie die frische Luft in deinen Körper kommt. Wie die einströmende Luft kälter als die ausströmende ist. Wo du den Luftstrom am deutlichsten spürst – in der Nase, im Rachen oder im Brustkorb. Du könntest die Länge deiner Atemzüge beobachten und die Veränderungen deines Körpers auf deine bewusste Form der Atmung. Du wirst erkennen, dass dieses Vorgehen ungemein entspannend ist. Außerdem hilft dir die Beobachtung des Atmens, andere Ablenkungen auszublenden.

*Umgebung bewusst wahrnehmen:*
Wir alle kennen Situationen, in denen unsere Umgebung jede Menge Anlässe für Störungen liefert. Also versuchen wir, alles auszublenden und uns auf die jeweilige Tätigkeit zu konzentrieren. Umgekehrt können wir aber auch die eingeschränkte Sicht und den starren Blick auf einzelne Dinge aufgeben, indem wir mehr von unserer Umgebung wahrnehmen. Statt des Tunnelblicks weiten wir den Horizont der Wahrnehmung und kommen dadurch mit der Umgebung für den jeweiligen Moment stärker

in Kontakt. Denn genau die Situation, die du gerade erlebst, ist mit dem nächsten Atemzug unwiederbringlich vorbei – so wie dieser Satz, den ich gerade mit einem noch größeren Bewusstsein bei strahlendem Sonnenschein unter Abwechslung von Vogelgezwitscher und vorbeifahrenden Autos verfasst habe. Was passiert gerade um dich herum?

*Achtsamer Fokus:*

Im ersten Moment mag das widersprüchlich klingen. Deshalb erkläre ich, was gemeint ist. Viele Menschen schließen während einer Achtsamkeitsübung die Augen und wollen damit Ablenkungen ausblenden. Dann können allerdings die umherfliegenden Gedanken für Turbulenzen sorgen. Hast du es mal mit offenen Augen versucht? Wenn du die Augen aufhältst, kannst du versuchen, den Blick auf einen Bereich zu richten und in die Breite deines Sichtfeldes zu schauen. Du fokussierst also nicht ein einzelnes Objekt, sondern nimmst auch die Peripherie wahr. Statt auf Details zu schauen, kannst du z. B. Farben, Formen oder Strukturen wahrnehmen. Stell dir einen leicht verschwommenen Blick vor, der dir die Aufgabe nimmt, alles genau zu analysieren. Ein achtsamer Fokus ermöglicht es, mit offenen Augen die Umgebung wahrzunehmen, sich aber von den vielen Details zu entlasten und in ein anderes Bewusstsein zu gelangen.

# Kurz zusammengefasst ✅

1. Achtsamkeit kann, wie andere Meditationstechniken, Stresszustände mindern und die exekutiven Funktionen positiv beeinflussen.
2. Besonders bei Menschen mit chronischen Schmerzen, Angst und Depressionen kann mithilfe von Achtsamkeitstraining eine Verbesserung der Lebensqualität erreicht werden. Es bietet damit eine gute Alternative zu konventionellen Behandlungen.
3. Achtsamkeit ist aber kein Allheilmittel und kann bei einigen Menschen auch unangenehme Reaktionen hervorrufen. Daher gilt, dass die Methode nicht für jeden Menschen geeignet sein muss und Alternativen genutzt werden können wie z. B. Wandern in der Natur.

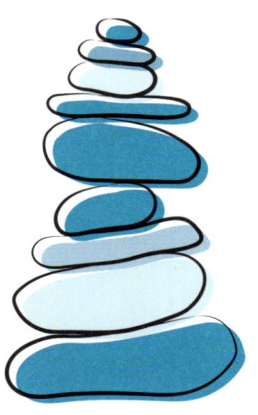

# 9
# STRESS

„Wir haben gar kein Stressproblem,
wir haben ein Regenerationsproblem."

Wer von Stress hört, denkt meist direkt an Drucksituationen, Zeitmangel, Deadlines, ein hohes Arbeitsaufkommen und eine Belastung für die Gesundheit. Mit dieser Ansicht allein aber wird man dem Stress nicht gerecht. Stress bedeutet zunächst nur, dass durch innere oder äußere Einflüsse etwas aus dem Gleichgewicht gerät. Damit sind auch der aufregende Krimi, der Sportkurs im Studio, der warme Sommertag oder das Familienfest Stress. Mal ehrlich, klingt das alles so schlimm?

Es gilt daher, die Art von Stress zu unterscheiden, seine Wirkungsdauer, inwiefern sich ein Mensch dieser Herausforderung gewachsen fühlt, wie gut die Erholung und wie stark der soziale Halt ist. Darüber hinaus ist noch im hohen Maße die eigene Einstellung entscheidend, ob Stress der Gesundheit schadet.

Vermutlich ist einer der wirksamsten Schritte zur Abmilderung negativer Stressfolgen, die eigene Einstellung ihm gegenüber zu verändern. Die vielfach beschriebene Resilienz und Selbstwirksamkeit zielen genau darauf ab. Unter Resilienz wird die psychische Widerstandskraft und Fähigkeit, schwierige Lebensereignisse zu meistern, verstanden. Selbstwirksamkeit bezeichnet die innere Geisteshaltung und Überzeugung, sich in schwierigen Lebenslagen zu behaupten.

Wie es konkret aussehen kann, in Stressmomenten und seinen körperlichen Reaktionen, wie Schwitzen, Herzklopfen, trockener Mund, Unruhe und Konzentrationsschwierigkeiten, angemessen reagieren zu können, zeigen wissenschaftliche Studien (Jamieson et al., 2012; A. Keller et al., 2012). Zunächst belegen die Untersuchungen, dass Menschen, die dauerhaft hohen Stress haben, gesundheitlich darunter leiden. Allerdings änderte sich dies, auch in Bezug auf ein vorzeitiges Ableben als stärkstem Indikator für Stressauswirkungen, wenn Menschen der Überzeugung waren, dass Stress ihrer Gesundheit nicht schaden würde! Konkret zeigte die Studie der Forschungsgruppe um Keller, dass dauerhaft hoher Stress das Mortalitätsrisiko um 43 % erhöht, wenn Betroffene den Stress für schädlich halten. Aber das Risiko bei Menschen mit hohem Stresslevel im Vergleich zu denen, die keinen oder kaum Stress hatten, war nicht erhöht, wenn sie Stress nicht als Gesundheitsbelastung einschätzten.

Wenn wir diese Erkenntnisse anwenden, bedeutet das für die USA, dass rund 20.000 Menschen jedes Jahr nicht an den Folgen von Stress, sondern an dem Glauben, er würde ihrer Gesundheit schaden, sterben.

Stress ist für viele Menschen negativ besetzt. Die Reaktionen des Körpers werden als Bestätigung der Belastung gesehen und können so die Rückkopplungsschleifen auf die Psyche verstärken. Eben hier liegt die Chance, den Blickwinkel zu verändern. Die Reaktionen des Körpers auf Stress treten auch in schönen Momenten oder freiwillig gewählten Situationen auf, wie z. B. beim Sport oder der Geburt des eigenen Kindes. Dies verdeutlicht schon die Unterschiede zwischen positivem und negativem Stress, was sich in einer unterschiedlichen Aktivierung des vegetativen Nervensystems zeigt. Gleichzeitig unterstreicht das einmal mehr, dass die Stresswahrnehmung entscheidend beeinflusst werden kann. Die Untersuchungen von Jamieson und seinen Kollegen förderten in beeindruckender Weise zutage, dass Versuchspersonen, die stressbedingte Reaktionen ihres Organismus als Optimierung des Körpers auf die anstehende Herausforderung einstuften, eine gesundheitszuträgliche Stressantwort im Organismus produzierten. Dies zeigte sich unter anderem darin, dass sich die Herzgefäße nicht verengten, obwohl alle anderen Prozesse identisch abliefen. Eben dieser Aspekt unterscheidet aber zwischen einem erhöhten Gesundheitsrisiko für das Herz, das mit 50 Jahren in einem Herzinfarkt resultieren könnte, und einer hohen Gesundheit und Lebensqualität fernab des 50. Lebensjahres.

Außerdem schüttet der Organismus bei Stress Oxytocin aus, das nicht nur wacher und scharfsinniger macht, sondern auch an Rezeptoren im Herz eine heilende Wirkung entfaltet. Der Körper reagiert selbst auf stressinduzierte Belastungen und repariert, sofern er dafür Zeit und die richtige Aufmerksamkeit erhält. Damit können Stress und die Reaktionen des Körpers selbst zur Heilung werden, was schon für viele Menschen, die in Stress immer nur etwas Negatives sehen, eine 180-Grad-Wendung sein dürfte. Das Oxytocin hat einen weiteren entscheidenden Effekt, für das es bei vielen Menschen weitaus bekannter ist. Es wird als Kuschelhormon bezeichnet und fördert die Verbindung zwischen Menschen. Seine Ausschüttung in Stresssituationen hat also einen weiteren wesentlichen Effekt für die erfolgreiche Bewältigung der anstehenden Herausforderung: Hilfe zu suchen und anzunehmen. Wir haben diesen eingebauten Mechanismus als Schutzfunktion vor Überlastungen mitbekommen und sollten ihn als wichtige Unterstützung nutzen. Forschende gehen sogar so weit, dass sie der stressbedingten Ausschüttung von Oxytocin den Effekt zusprechen, Menschen wieder stärker zu verbinden. Leider geschieht das noch viel zu selten, denn manche Menschen empfinden es als Schwäche, um Hilfe zu bitten. Es ist das genaue Gegenteil. Es zeugt von Stärke und Mut. Wer sich damit schwertut, dem sei gesagt, dass Helfen auch für Helfende einen enormen gesundheitlichen Mehrwert hat. Poulin und Kollegen zeigten, dass Menschen nach schweren Schicksalsschlägen ein um 30 % höheres Risiko haben, früher zu sterben, wenn sie kein soziales Umfeld haben, das sie auffängt (Poulin et al., 2013). Sofern aber Unterstützung mit und durch Familie, Freunde, Kollegen oder Nachbarn erfolgte, führten selbst einschneidende Lebensereignisse zu keinem höheren Mortalitätsrisiko. Auch die helfende Person wird mit gesundheitsförderlichen Reaktionen des Organismus belohnt. Vielleicht ist genau das der Moment, wo ein Miteinander und soziales Engagement eine weitere herzliche Seite bekommen. Stell dir für einen Moment vor, wie deine Spende für eine Hilfsorganisation anderen Menschen in einer schier ausweglosen Lage eine rettende Hand reicht. Ich glaube, dass du in diesem Moment fühlen kannst, dass in dir etwas passiert. Und ich meine das aus tiefer Überzeugung und lebe es selbst so. Am besten unterbrichst du genau in diesem Moment das Lesen dieses Buches und spendest etwas an eine Organisation, hilfst damit Menschen, die deine Unterstützung unbedingt brauchen und erlebst dabei selbst einen Moment von Glück und Selbstfürsorge. Mit nur einer einzigen Handlung bereicherst du das Leben anderer Menschen und dein eigenes auf ganz besondere Art und Weise.

Der Mensch ist es seit jeher gewohnt, mit Stress umzugehen und vermutlich sogar höherem als der moderne Zeitgenosse. Zumindest in unseren Breitengraden ist es nicht mehr an der Tagesordnung, vor einem Säbelzahntiger fliehen oder für die Nahrungsbeschaffung auf die mühsame Jagd gehen zu müssen. Allerdings hatten unsere Vorfahren drei entscheidende Vorteile im Umgang mit Stress:

- Stress wirkte oft nur für einen kürzeren Zeitraum. Abends wurde es mit dem Sonnenuntergang dunkel und in der Höhle kehrte Ruhe ein, was zu einem Absinken des Stresslevels führte und die Überleitung zur Erholung darstellte.
- Stress hatte oft zur Folge, dass unsere frühen Vorfahren mit Bewegung reagierten. Entweder mit Angriff oder Flucht. In beiden Fällen und auch heute kann Bewegung eine gute Stressreaktion sein und die negativen Effekte ausgleichen.
- Stress war selten das Problem eines Einzelnen. Funktionierende Gemeinschaften (Stämme) hatten gemeinsam die Aufgabe, sich zu schützen und zu ernähren. Soziale Verbindungen spielen in der Balance von Stress eine sehr wichtige Rolle.

Anhand dieser drei maßgeblichen Faktoren entsteht schon ein guter Eindruck, wie sich das Verhalten bei Stress in der modernen Gesellschaft verändert hat. Auch die auslösenden Faktoren sind komplett anders. Da die Reaktionen des Organismus aber noch die gleichen sind, führen die „neuen Stressoren" der modernen Zivilisation zu einer fast permanenten Störung des Gleichgewichts, ausgelöst durch das klingende Telefon, das Aufblinken des Smartphones, die eingehenden E-Mails, das nahende Teammeeting, hupende Verkehrsteilnehmer sowie wartende Kunden oder ungeduldige Vorgesetzte.

Dennoch bietet jeder Stressor dem menschlichen Organismus, dem Körper und dem Verstand erst einmal die Chance zu wachsen, eine Lösung zu finden und die Situation wieder zu beherrschen. Das gilt für die verschiedenen Arten von Stress, also beim Sport, im Streit, in der Sommerhitze, auf der Arbeit und in der Familie. Die Lösungen können vielfältig sein, müssen nicht immer allein gefunden oder nur durch eine große Anstrengung bewältigt werden.

Für unsere meisten täglichen Anstrengungen und Stressoren gilt sogar, dass sie einfach überbewertet sind. Oder ist es wirklich so schlimm, dass die Ampel auf dem Weg rot geworden ist, nur weil der Vorausfahrende einen Moment unachtsam war? Ist es wirklich so tragisch, dass an diesem Tag das Wetter regnerisch ist? Und wird es dein Leben wirklich auf lange Zeit belasten, dass sich der Kollege heute krankgemeldet hat? Der zeitliche Horizont für das Ausmaß der zu erwartenden Auswirkungen ist ein äußerst heilsames Instrument, Gelassenheit zu üben. Es lohnt sich nicht, zwei Minuten mit Ärger oder Unmut zu verbringen, wenn ein Problem einen nicht noch in 5 Jahren beschäftigt. Und ich würde mit Überzeugung behaupten, dass dies auf keine der eben aufgezählten Situationen zutrifft. Dennoch begleiten einen die Reaktionen, sprich: der Ärger, oft noch über Stunden und trüben die Stimmung. Man kann diesen überflüssigen Ärger fast als Nestbeschmutzung bezeichnen, denn die Konsequenzen des ausgelösten Frustes trägt der Betroffene vor allem persönlich.

Allerdings fühlen sich die meisten Menschen genau wegen diesen „Kleinigkeiten" im Alltag gestresst oder sorgen sich über etwas, das entweder noch nicht eingetreten ist oder möglicherweise sogar nie eintreten wird. Es sind einfach „nur" Befürchtungen, böse Vorahnungen und „gut gemeinte Ratschläge" anderer, die uns auf das Schlimmste vorbereiten. Und wie um Himmels willen soll ein Mensch stressfreier sein, wenn er sich ständig auf das Schlimmste gefasst macht? Eben das unterstreicht die eigentliche Krux. Solche Befürchtungen und tägliche Stresssituationen sind selten das Ereignis eines Moments, einiger Minuten oder Stunden, sondern oft von Monaten oder gar Jahren. Genau durch diesen langen Zeitraum wird Stress gefährlich, denn er chronifiziert sich.

Ich möchte nicht so tun, als sei aller Stress überzogen, aber ich glaube, die meisten Menschen können den eigenen Stress einfach mal ihren Buckel runterrutschen lassen und schauen, ob sie mit ihrer Lebensweise im Organismus nicht selbst für ständigen Stress sorgen (rauchen, schlemmen, rumsitzen, rummeckern, grübeln, vergleichen, Nachrichten konsumieren, mangelnde Selbstwertschätzung u.v.m.).

Mit Blick auf den eigenen Stress hilft es, den Kopf zu heben und im Zweifel mal in einen anderen Teil der Welt zu schauen, wo Menschen gerade Hunger leiden, von Krieg oder einer Umweltkatastrophe betroffen sind. Das macht ein wenig demütiger, auch wenn es keine Lösung für die eigene Stresswahrnehmung ist. Es ist vor allem als Bewusstseinsschärfung zu verstehen, um den Gedankenkreislauf zu durchbrechen. So schafft ein Mensch einen neuen Entscheidungsmoment und kann direkt eine Neuausrichtung des Denkens und Handelns herbeizuführen: weg vom Problem, hin zur Lösung. Die Lösung selbst kann vielfältig sein und sowohl in einer Relativierung der Bedenken oder des Ärgers als auch in der Suche nach Unterstützung durch andere münden.

Ich finde es trotzdem wichtig zu beobachten und wahrzunehmen, dass etwas belastet. Aus meinen Coachings mit Führungskräften weiß ich, dass die ersten Reaktionen des Organismus auf Stress nicht als negativ empfunden werden. Das liegt auf der Hand, denn der Körper mixt einen Cocktail an Stresshormonen, die wacher und leistungsfähiger machen können. Dieser Cocktail ist aber nicht als Reiseproviant für Wochen oder Monate vorgesehen, sondern nur für kurze Zeitfenster, denn unter den Bedingungen der erhöhten Wachsamkeit und Leistungsbereitschaft wird dem Organismus viel abverlangt: Blutdruck hoch, Herzfrequenz hoch, Muskelspannung hoch, Sauerstoff hoch, Blutzuckerspiegel hoch und Augen auf. Da das alles vornehmlich über den Sympathikus gesteuert wird, führt es im Umkehrschluss dazu, dass der regenerationsfördernde Parasympathikus gedrosselt werden muss. So kann der innere Arzt, der Parasympathikus, unter den gegebenen Bedingungen nicht seine schützende Wirkung entfalten. Er konkurriert um die Ressourcen im Körper und fällt der ständigen Alarmbereitschaft zum Opfer.

Wer aber „high" vom Stresscocktail ist, von dem Gefühl, unersetzbar zu sein und alles meistern zu können, realisiert das möglicherweise lange Zeit nicht, und manchmal werden erst nach Jahren gesundheitliche Beeinträchtigungen als Tribut der stetigen Überlastung sichtbar.

Was über Jahre und durch zahlreiche Stressoren ausgelöst wurde, lässt sich nicht innerhalb von Tagen und durch die Einnahme von Medikamenten zurückdrehen. Dabei waren sie vorher schon da, die Signale, die ignoriert und verdrängt wurden. Daher nochmal die klare Aussage, dass es wichtig ist, im inneren Dialog zu sehen, was zu viel und was zu tun ist, um die eigenen Ressourcen zu stärken. Es ist das Gefühl der dauerhaften Überforderung, des immer „Hinterherhechelns", des

Nicht-schaffen-Könnens, das Menschen auf lange Sicht stark belastet und zu Erschöpfung führen kann.

Der Weg aus einem tiefen Erschöpfungszustand ist oft langwierig und mit Herausforderungen verbunden. Daher sind der ehrlich reflektierende Umgang und die Wahrnehmung dauerhaft belastender Faktoren, die im Widerspruch zu den eigenen Bedürfnissen und Werten stehen, entscheidend, um neue und möglicherweise andere Wege einschlagen zu können. Zumindest gilt es, ein Vorgehen zu finden, das den persönlichen Vorstellungen entspricht. Das trifft fürs Privat- und Berufsleben zu.

## Kurz zusammengefasst ✅

1. Ob Stress schädlich ist oder nicht, hängt auch im hohen Maße mit der eigenen Einstellung zusammen.
2. Stress ist Bestandteil jeder Weiterentwicklung, eine vorübergehende Freisetzung von leistungsförderlichen Ressourcen für eine anstehende Herausforderung und sogar ein unterbewusst wirkender Appell für ein lösungsorientiertes Miteinander.
3. Das bedeutet nicht, dass ein stressreiches Leben noch intensiver geführt werden soll. Es bedarf definitiv ausreichender Regeneration und eines fairen Umgangs mit sich selbst.
4. Stress selbst sorgt im Organismus für Reaktionen, die induzierte Belastungen ausgleichen und Menschen einander näherbringen können.
5. Sowohl Hilfesuchende als auch Helfende profitieren von dem Miteinander und fördern die Gesundheit. Gemeinsam sind wir stark, bekommt so eine ungeahnt weitreichende Bedeutung.
6. Die Pausen und Erholungsmomente in herausfordernden Lebenslagen müssen eine Routine des Alltags sein und sollten sich nicht auf gelegentliche Wellnessanwendungen am Wochenende und etwas Jahresurlaub beschränken. Zahlreiche Tipps, wie das im Alltag funktionieren kann, bekommst du in diesem Buch.

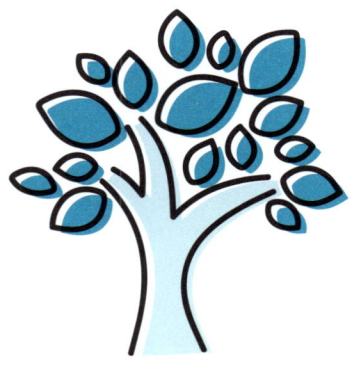

# 10
# GUTE GEWOHNHEITEN
# IN STRESSPHASEN

**„Jeder Moment, den wir beide gemeinsam
für deine Gesundheit verbringen,
kann zu einem Geschenk für dein Leben werden."**

Es herrscht wieder einmal Sturm und Drang, womit ich nicht die Epoche der Literatur oder die wilden Lebensjahre meine, sondern eine heiße Projektphase. Im Business heißen solche Phasen häufig Sprints und beschreiben in einem Wort, wie sich das für Betroffene anfühlt. Ein Sprint fordert einem beim Sport einiges ab und deshalb schnappen Sprinter nach dem Lauf erstmal nach Luft. Ein kurzer Sprint ist noch gut zu kompensieren, aber wenn die Distanzen länger als 100 Meter werden, wird es deutlich anspruchsvoller, wie Mittelstreckenläufer aus ihrer Praxis berichten können.

Zurück zum Berufsleben, wo eine anspruchsvolle Projektphase fordernd ist. Meist kommt in diesen Zeiten einiges zusammen, das der Gesundheit zusetzt. Weniger Schlaf, längere Zeit im Büro und damit weniger Zeit mit der Familie und Freunden, weniger Bewegung und dafür viel mehr „schnelles Essen", um Zeit zu sparen. Für die Gesundheit ist das eine schlechte Kombi, aber auch fürs Energielevel! Genau das aber wird in dieser Phase besonders gebraucht, um durchzuhalten und gute Ergebnisse zu erzielen. Da können bestimmte Gewohnheiten helfen oder aber die Situation zusätzlich belasten.

Gewohnheiten sind Verhaltensmuster, die als eine Art Automatisierung beinahe 50 % unserer Alltagshandlungen ausmachen. Das bedeutet, dass sie größtenteils außerhalb unserer Wahrnehmung ablaufen. Ein Beispiel: Beim gelegentlichen Eisessen mit meiner Liebsten bestelle ich für meine Frau die Eiskugeln im Becher. Aufgrund einer Glutenintoleranz (Zöliakie) darf sie kein Gluten essen. Die Eiswaffel ist also tabu. Ich achte bei der Bestellung akribisch darauf, dass es zu keinem Kontakt mit Gluten kommt und bestelle bewusst ohne Waffel. In der Eisdiele ist es aber üblich, dass ein Becher immer eine Waffel als Topping bekommt, sodass ich in der Regel oft zum Schluss nochmal hektisch darauf hinweisen muss, die gegriffene Waffel nicht in den Becher zu stecken. Das ist ein Beispiel für Gewohnheiten. Hunderte Eisbecher, die täglich mit Waffel rausgehen, dominieren im Unterbewusstsein des Eisverkäufers dessen Handeln. Der Griff zur Waffel ist automatisiert, selbst wenn vorher der wichtige Hinweis kam, tendiert der Körper mit einer hohen Wahrscheinlichkeit dazu, den tausendfach einstudierten Ablauf zu wiederholen.

Warum schreibe ich das hier? Genau diese Gewohnheiten können von Vorteil oder Nachteil sein – und zwar im Alltag aller Menschen.

Gute Gewohnheiten unterstützen den Organismus und fördern die Gesundheit, schlechte hingegen belasten ihn und können auf die Dauer die Entstehung von Krankheiten begünstigen. In Stressphasen schränkt sich die Wahrnehmung ein und es entsteht im übertragenden Sinne eine Art Tunnelblick. Wer jetzt gute Gewohnheiten, sprich: gesundheitsförderliche Automatismen, etabliert hat, der greift auch in diesen herausfordernden Zeiten zuverlässiger auf sie zurück und profitiert so von einer höheren Energie. Zudem kann die Person die sonstigen Gesundheitsbelastungen ein Stück weit kompensieren. Denn in Stressphasen bestimmen Gewohnheiten noch dominanter als ohnehin schon das Verhalten eines Menschen.

Wer häufig frisches Gemüse und Obst isst und sich das im Alltag fest angewöhnt hat, macht dies zuverlässiger in einer intensiven Lebensphase. Wer als feste Tagesroutine meditiert, der wird sich in aller Regel auch in herausfordernden Zeiten nicht davon trennen. Wer sich zwischendurch im Alltag bewegt und regelmäßig auf Entspannung und Aktivierung setzt, dem ist das auch unter widrigeren Bedingungen in Fleisch und Blut übergegangen.

Für andere Menschen besteht große Gefahr, dass ihre schlechten Gewohnheitsmuster noch stärker durchkommen und damit ein enormes

Potenzial zur Energiegewinnung verloren geht. Mit anderen Worten: Die Qualität der eigenen Schaffenskraft leidet in diesen Zeiten weiter, und am Ende einer anspruchsvollen Projektphase könnten die Akkus tief entladen sein. Das wiederum bedeutet, dass viel mehr Zeit investiert werden muss, um Ausgleich zu schaffen. Infekte drohen und möglicherweise sind sogar Symptome aus der Belastung entstanden, die so schnell nicht wieder weggehen. Das können Hautreaktionen, häufige Kopfschmerzen, verstopfte Nebenhöhlen sein, anhaltende Müdigkeit, Gewichtszunahme, Rückenschmerzen und vieles andere.

## Kurz zusammengefasst ✅

1. Gewohnheiten sind wie ein Autopilot im Alltag. Sie bestimmen beinahe 50 % des Handelns, ohne dass ein Mensch darüber nachdenken muss.

2. Es gibt gesundheitsförderliche und -schädliche Gewohnheiten. Es lohnt sich, möglichst viele der für die Gesundheit zuträglichen Gewohnheiten zu bilden, um sich auf den Autopiloten in Bezug auf die Gesundheit verlassen zu können.

3. In anspruchsvollen Lebensphasen dominieren Gewohnheiten noch stärker das Handeln von Menschen. Wer jetzt viele gute Gewohnheiten hat, kann davon ausgehen, dass die energiezehrende Zeit besser kompensiert werden kann.

4. Wer in einer heißen Projektphase oder in einem Businesssprint gesundheitsförderliche Gewohnheiten lebt, profitiert von einer höheren Energie und damit Produktivität. Außerdem können negative Folgen für die Gesundheit abgefedert werden.

5. Wichtig bleibt aber, dass intensive Lebensphasen am besten von überschaubarer Dauer sind und danach Zeit und Aufmerksamkeit geschaffen werden, um die Akkus wieder komplett aufzufüllen.

# 11
# ERFOLGSPAUSE

„Den größten Schritt zu mehr Gesundheit
macht ein Mensch, wenn er beginnt,
liebevoller mit sich umzugehen."

Paukenschlag zum Einstieg: Es ist völlig utopisch, nach Höchst- und Bestleistungen zu streben, ohne entsprechende Pausen und Erholungszeiten einzuhalten. Am laufenden Band und ohne Verschnaufphasen besondere Ergebnisse zu produzieren, ist ein Widerspruch in sich.

Zwar glaubt ein Großteil der Menschen in Führungspositionen, dass Prozesse und Strategien die wichtigsten Erfolgsfaktoren sind, aber in Wirklichkeit sind es Energie und Strahlkraft, die sich in einem wertschätzenden Miteinander und in einer gesunden Unternehmenskultur äußern. Leider schaffen es viele Menschen nicht einmal, diesen wertschätzenden Umgang in ihrem eigenen Kosmos zu leben. Anspruchsvolle Leistungen und der Wunsch nach Fortschritt setzen voraus, dass mit einer hohen Energie und Leidenschaft vorangegangen wird. In diesem Zusammenhang braucht es ein gewisses Stresslevel, um einen optimalen Spannungszustand zu erreichen und die geforderte Leistung abrufen zu können. Dieses Stresslevel ist unmittelbar abhängig von den persönlichen Voraussetzungen, weil jeder Mensch über eine individuelle Reizschwelle verfügt. Zu viel und zu lange unter großer Anspannung zu stehen, sorgt ebenso wie fehlende Spannung für ungünstige Voraussetzungen im konzentrierten Wirken auf körperlicher und geistiger Ebene.

## Tipp ⓘ

Führungskräfte sollten über sich selbst hinaus darauf achtgeben, dass ihre Teams Pausenzeiten einhalten und dafür mit gutem Beispiel vorangehen. Denn ein Mensch mit Personalverantwortung muss sich klarmachen, dass mangelnde Ressourcenschonung nicht ohne negative Folgen bleibt.

Erfolg ist immer eine Art Dauerlauf und kein Sprint. Eben für diesen erfolgreichen Langlauf braucht ein Mensch was? Richtig: Durchhaltevermögen, Motivation, Energie und Gesundheit. Was büßt ein Mensch ein, wenn er sich dauerhaft überfordert und unzureichend regeneriert? Genau, alle vorgenannten Bausteine und damit die Grundlage für jeden Erfolg!

Vermutlich ist ein großes Problem der modernen Gesellschaft zu akzeptieren, dass nicht alles schnell und wie auf Knopfdruck gelingen kann. Entwicklungen im Zeitalter der Digitalisierung und die enorme Marktmacht der globalen Tech-Riesen machen es für den Ottonormalverbraucher scheinbar möglich, innerhalb von Sekundenbruchteilen spielend leicht komplexe Kauf- und Logistikprozesse abzuwickeln mit dem Ergebnis, dass Bestellungen noch am selben, spätestens aber am Folgetag ankommen. Das frühere Verständnis von zeitlichen Abläufen hat sich bei vielen Menschen verschoben. Es entsteht ein Gefühl, sich dem neuen Tempo anpassen zu müssen und mitgehen zu wollen. Da scheinen natürliche Rhythmen und Regenerationszeiträume überholt. Eine Einsparung beim Thema Erholung unterstreicht die Bereitschaft, die häufig angepriesene Extrameile gehen zu wollen, um schneller erfolgreich zu sein.

Der Verzicht auf Erholung gleicht dem Sägen an dem Ast, auf dem die betreffende Person selbst sitzt. Denn wer an der Gesundheitspflege im Allgemeinen und an der Regeneration im Speziellen spart, schneidet sich gleich zweifach ins eigene Fleisch:

- Unzureichende Erholung reduziert die Energie, Schaffenskraft und Produktivität. Die zusätzliche Zeit kann gar nicht effizient genutzt werden. Im Grunde existiert sie nicht als Zeit des Vorankommens, weil die Ressourcen dafür nicht aufgebracht werden können. Sie gleicht dem Fahren und Beschleunigungsversuch eines Autos mit angezogener Handbremse und bedeutet: unzureichende Ergebnisse bei gleichzeitig hohem Verschleiß und großer Anstrengung.
- Mangelnde Regeneration führt außerdem mittelfristig zu einer herabgesetzten Körperabwehr, was meist in häufigeren Infekten resultiert. Diese wiederum brauchen meist sehr viel mehr Zeit als das vernünftige Maß an Erholung ohne Infekt. Sofern kein kompletter Ausfall während der Krankheit droht, reduziert sich mindestens die Produktivität durch eine herabgesetzte Leistungsfähigkeit und höhere Fehleranfälligkeit. Langfristig bedeutet mangelnde Regeneration aber sogar, ein enormes gesundheitliches Risiko einzugehen, an dessen Ende gar die Aufgabe der beruflichen und privaten Ziele stehen kann.

## Merke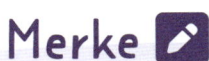

**Es ist der größte Irrsinn, an der Zeit für die Gesundheit zu sparen und gleichzeitig eine hohe Produktivität und Leistungsfähigkeit erzielen zu wollen.**

Die vermeintliche Zeitersparnis bei der Erholung stellt mittelfristig im gleichen Maße eine Reduktion der Produktivität dar. Positiv formuliert heißt das, dass eine angemessene Regeneration im gleichen Maße die Energieressourcen fördert, die unmittelbar die Qualität der Ergebnisse bestimmt und im gleichen Zuge die Lebensqualität erhöht.

Mir ist es ein wesentliches Anliegen, dass dieses Verständnis nachvollziehbar wird und der Wahnsinn des falschverstandenen Ehrgeizes und Fleißes ein Ende hat. Das sollte jeder Mensch für sich persönlich verstehen sowie Führungskräfte für sich und ihre Teams im Besonderen.

## > Angemessene Erholung ist eine Notwendigkeit

Das folgende Beispiel soll helfen zu verstehen, welchen Einfluss Erholung für das Wirken und Arbeiten hat und welchen Wunsch du an das Regenerationsniveau deiner Mitmenschen hast: Bei dir steht ein Eingriff im Krankenhaus an. Es geht um eine Operation, die zwar als Routineeingriff vom behandelnden Arzt bezeichnet wird, aber du weißt, dass von jeder OP ein Risiko ausgeht, und eine Kleinigkeit stellt der Eingriff auch nicht direkt dar. Zu allem Überfluss muss der Arzt, der am nächsten Tag deine OP durchführt, in Vertretung für einen Kollegen dessen Bereitschaftsdienst leisten. Neben seinem normalen Dienst bedeutet das, sich nachts für Notfälle bereitzuhalten und unter ungünstigen Umständen einen ganz normalen Dienst zusätzlich absolvieren zu müssen. Statt sich zu erholen und ausgeruht die Arbeit des Tagdienstes zu leisten, muss in nicht erholtem Zustand gearbeitet werden.

Würdest du dich von einem Arzt operieren lassen wollen, der vorher einen Bereitschaftsdienst hatte und sich durch Notfälle hat nicht ausruhen können? Möchtest du das Risiko eingehen, dass bei dem Routineeingriff etwas schiefgeht, weil die Konzentration des Operateurs herabgesetzt und dadurch die Fehleranfälligkeit höher ist? Kein Mensch würde sich freiwillig von einem anderen Menschen operieren lassen, wenn er wüsste, dass dieser übermüdet oder überarbeitet ist. Die traurige Wahrheit ist aber leider, dass der unausgeruhte Zustand der medizinischen Fachkräfte beim vorherrschenden Personalmangel in Kliniken an der Tagesordnung ist.

Selbst Maschinen müssen regelmäßig gewartet werden und werden dafür außer Betrieb genommen. Für Menschen ist diese „Wartungsform" als tägliches Engagement ebenso wichtig, um gesund und leistungsfähig zu bleiben. Sie setzt sich aus den Bereichen „vollwertige Ernährung", „angemessene Bewegung", „bereichernde Gedankenhygiene" und „ausgewogene Regeneration" zusammen.

# Kurz zusammengefasst ✅

1. Ohne Erholung kann auf Dauer keine hohe Leistungsfähigkeit erreicht werden.
2. Regeneration ist das Fundament für eine hohe Produktivität und langfristig gute Gesundheitsverfassung.
3. Die zeitliche Investition in angemessene Erholung kommt im gleichen Maße der Qualität der Arbeitsergebnisse und des allgemeinen Auftretens zugute.
4. Führungskräfte sollten im eigenen Interesse für sich und ihre Teams Pausenzeiten einhalten und entsprechende Regeln aufstellen.
5. Die meisten Ziele sind nicht in einem kurzen intensiven Sprint zu erreichen, sondern es ist ein Dauerlauf mit gelegentlichen Tempoverschärfungen. Statt also möglichst schnell vorankommen zu wollen, liegt der eigentliche Schwerpunkt darauf, ausreichend lange frisch und kraftvoll zu bleiben.

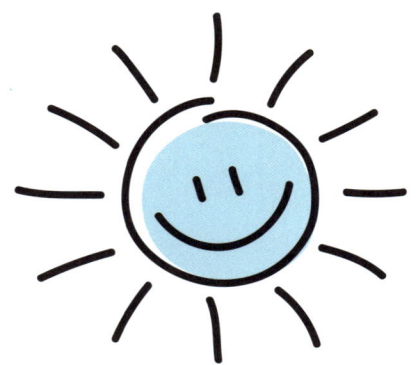

# 12
# (WEG)LÄCHELN

**„Vielleicht ist die wichtigste Zutat für ein glückliches Leben, an einer guten Einstellung zu arbeiten."**

Goodbye Flow, willkommen Frust. Auch wenn die andere Reihenfolge auf größere Zuneigung stoßen dürfte, kennen wir alle die Momente im Alltag, die uns die Stimmung vermiesen. Wie heißt es so schön? Shit happens!

Unabhängig von Auslöser und Qualität des Ärgers ist dann das Stimmungstief vorprogrammiert. Wenn man wenigstens für die Ursache verantwortlich wäre, dann gäbe es keine Unstimmigkeiten in der Schuldfrage, aber für manche Ereignisse kann man ja wirklich nichts. Für alle anderen Momente gilt das einfache Prinzip, sich nicht hinter den Umständen zu verstecken, Verantwortung zu übernehmen und aus möglichen Fehlern zu lernen. Das trifft im Übrigen auf viel mehr Situationen zu, als sich die meisten Menschen eingestehen mögen. Die Entscheidung des Umgangs liegt für alle Situationen immer bei einem selbst.

Was wäre, wenn du in einem blöden Moment einfach mal lachen würdest? Ist dieser Gedanke für dich schwere Kost? Natürlich gibt es schlimme und einschneidende Erlebnisse, in denen ein Lachen unangebracht ist, aber für viele kleine Ärgernisse und Frustmomente im Alltag ist es ein sehr probates Mittel, negative Folgen der eigenen Reaktion in ein Energieplus zu verwandeln, denn meist sind die Konsequenzen unseres Verhaltens auf die „kleine Misere" viel schädlicher für unser Energielevel als die Situation selbst. Mal drüber nachgedacht?

Aber warum überhaupt lächeln, wenn es doch paradox für das Geschehen ist? Um die Negativabfolge und Frust-Kettenreaktion zu unterbrechen und einen energiereichen Gegenpol zu schaffen. Lachen macht gesund und glücklich. Wer lacht, empfindet weder Wut noch Trauer, denn die zugrundeliegenden Prozesse im Körper sind gegensätzlich. Statt also der Negativität Raum zu geben und damit über Stunden im Frusttaumel durch den Tag zu wanken, schaffst du einfach ein positives Stimmungsbild, indem du dir sprichwörtlich die rosarote Brille aufsetzt.

Lachen stimuliert das Immunsystem, lindert Spannungszustände, reduziert Ängste, mindert Schmerzen, fördert Heilungsprozesse und das alles nur durch den ersten Schritt der Aktivierung von (Lach-)Muskeln im Gesicht, gefolgt von der Ausschüttung jeder Menge Glücksbotenstoffe. Diese wirken im gesamten Organismus und vor allem im Gehirn. Es ist, als ob die drohenden Gewitterwolken weggepustet werden und dahinter wieder Platz für Sonnenschein ist.

Wem herzhaftes Lachen in diesem Moment im Halse stecken bleibt, kann trotzdem profitieren. Denn es reicht bereits ein künstlich aufgesetztes Grinsen, das nach 30–60 Sekunden ähnliche Effekte hervorruft wie das natürliche Lächeln oder Lachen. So bescheiden sich der erste Moment anfühlen und der Weg in den Ärger vorbestimmt sein mag, reicht eine einzige Entscheidung, ein paar Muskeln im Gesicht anzuspannen, um zunächst ein weniger authentisches Lächeln zu erzeugen. Die üblichen Feedbackschleifen werden unterbrochen, das Gehirn registriert, dass etwas anders ist. Scheinbar sind Erlebtes und Empfundenes nicht kongruent. Jetzt heißt es durchzuhalten, denn noch einmal wird im Gehirn abgewogen, ob diese Reaktion zu den bisher gemachten Erfahrungen passt oder ein Aufbrausen sinnvoller erscheint. Wer jetzt für die nächsten Sekunden durchhält, verändert im übertragenden Sinne die Vorzeichen. Aus Minus wird Plus, zumindest in der Stimmungsgleichung, und das Gehirn beginnt, sich an die Reaktion des Körpers anzupassen, indem die chemischen Stimmungsmacher ausgeschüttet werden. Geschafft, denn mindestens für den ersten Moment ist der große Ärger abgewendet und es entsteht ausreichend Raum für lösungsorientierte Entscheidungen.

Wer sich ein Herz fasst und diese Methode anwendet, erspart sich viel Frust und das ist erstmal das Wichtigste, denn in der Regel reicht es schon, die entstandene Situation wieder neu ordnen zu können. Da bringen einen der zusätzliche Ärger, Kummer oder Frust keinen einzigen Schritt weiter.

# Kurz zusammengefasst ✅

1. Lachen ist gesund. Es stimuliert das Immunsystem und sorgt für Glücksgefühle.
2. Zwar kann nicht jedes Ereignis Freude auslösen, doch die kleinen Ärgernisse im Alltag sind fürs Lachen prädestiniert, um Negativschleifen auf Gefühlsebene, die viel Energie kosten können, einfach zu unterbrechen.
3. Wer sowieso Verantwortung für eine ärgerliche Situation übernehmen muss, der sollte sich wenigstens mit positiven Gefühlen beschenken und den aufkommenden Ärger einfach weglächeln.
4. Selbst ein künstliches Lächeln erfüllt schon nach den ersten 30 Sekunden die wichtige Aufgabe zur Produktion von Glücksgefühlen.

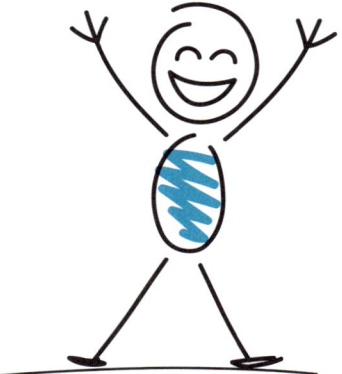

Übrigens ist die Siegerpose ein toller Impuls, deinen Stresslevel zu senken und positive Energie freizusetzen. Scanne den QR-Code und nutze den 3×3-Impuls, um diese Körperpose mit einem weiteren Aspekt positiver Gedanken zu kombinieren.

*Gesund erholen — Erfolg nachempfinden*

# 13
# ATME

**„Atmen ist weit mehr als nur Luft zu holen.
Die Art der Atmung bestimmt die Qualität des Lebens."**

Nichts kann unser Leben schneller beenden, als keine Luft mehr zu bekommen. Selbst auf Trinken und Essen können Menschen einige Tage verzichten, aber ohne Luft kann unser Leben innerhalb von Minuten zu Ende gehen! Umso wichtiger, dem Thema des Atmens Aufmerksamkeit zu schenken, das immerhin gut 20.000-mal pro Tag stattfindet.

Kannst du dich an ein paar Atemzüge des heutigen Tages erinnern? Viele Menschen können das nicht. Das ist nicht einmal verwunderlich, denn unser Organismus kann diese Vitalfunktion ohne bewusstes Zutun ausüben, was mindestens zur Nachtruhe von großer Bedeutung ist. Auch über den Tag ist es nachvollziehbar, dass du nicht ständig deine Aufmerksamkeit auf die Atmung richtest. Aber genau das birgt ein Risiko. Denn wenn du dich nicht auf deinen Atem konzentrierst, kann er schnell unnatürlich ausgeführt werden und damit bereits vorherrschende Stresssymptome verstärken. Aber was bedeutet das?

In sitzender Körperhaltung, die in einer modernen Gesellschaft 8–13 Stunden und bei Kindern und Jugendlichen über 85 % der Wachzeiten ausmacht, wird die Atmung häufig im Hals- und Rachenraum ausgeübt. Das liegt daran, dass im Sitzen die Körperhaltung weniger Raum zur Atmung liefert und das Zwerchfell schlechter arbeiten kann. Diese kurze und flache Atmung, die der Mensch aus dem Flucht- und Angriffsmodus kennt, fördert Stresshormone wie Adrenalin, Noradrenalin und Cortisol, die du aber für eine ausgeglichene Büroarbeit mit klarem Kopf nicht benötigst. Die meist ausbleibende Bewegung ermöglicht es dir nicht, die Stresshormone abzubauen, und so ist es wenig verwunderlich, dass du am Ende eines Tages nur schlecht Ruhe finden kannst.

## Merke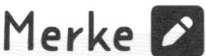

Der Einfluss der Atmung ist weitreichend. Mit ihr werden neuro-muskuloskeletale Reaktionen hervorgerufen und sie beeinflusst das autonome und zentrale Nervensystem. Damit hat die Atmung Einfluss auf das biomechanische, biochemische, psychologische und physiologische System, mit anderen Worten: auf nahezu alle relevanten Bereiche des Organismus und mit weitreichender Wirkung!

Zunächst gilt es hervorzuheben, dass die **Nasenatmung** das Mittel der Wahl ist, wenn nicht gerade intensiv Sport getrieben wird. Durch die Nase zu atmen, sorgt für eine wirkungsvolle Entspannungsreaktion. Während sich Herzfrequenz und Blutdruck reduzieren, verbessern sich Blutfluss zum Verdauungssystem und Tiefschlafphasen. Abgesehen davon filtert die Nase unsere Atemluft und erwärmt sie, sofern es kalt ist.

Die **Mundatmung** hingegen triggert Stress und fördert eine Fehlhaltung zwischen Hals und Brustkorb, was zu Nacken- und Schulterverspannungen führen kann. Sogar der pH-Wert des Blutes kann ansteigen, was Angst- und Schmerzzustände begünstigt. Zudem spielt der pH-Wert beim Säure-Basen-Haushalt eine entscheidende Rolle (s. Kapitel „Übersäuerung", S. 145 ff.).

Als natürliche **Bauchatmung** bezeichnet man die Atmung unter Einsatz des Zwerchfells, daher als Zwerchfellatmung bekannt. Dieser flache Muskel trennt Brust- und Bauchraum voneinander. Atmung ist grundsätzlich reine Physik, denn die Volumen- und Druckveränderungen sorgen letztlich für das Ein- und Ausströmen der Umgebungsluft. Dennoch ist die Qualität der Zwerchfellatmung entscheidend. Sie bietet eine effizientere Atmung und hat zudem großen Einfluss auf die Stabilisierung des gesamten Rumpfes. Stimmt die Balance in diesem Bereich nicht, ist die Atmung nicht nur gestört, sondern meist noch mit Rückenschmerzen verbunden. Verspannungen im Bereich der Schultern und des Nackens sind ebenso zu beobachten wie Fehlhaltungen im Oberkörper- und Brustbereich. Auch die Beweglichkeit der Brustwirbelsäule nimmt ab, was sich unter anderem im eingeschränkten Rotationsverhalten des Oberkörpers zeigt. Da meist versucht wird, dies durch die Region der Lendenwirbelsäule auszugleichen, kommt es in diesem Segment des Bewegungsapparats oft durch unnatürliche Bewegungen zu Schmerzen. Du siehst, wie weitreichend der Einfluss der Atmung auf deinen gesamten Haltungs- und Bewegungsapparat ist.

Wer regelmäßig auf seine Atmung achtet und eine gute Atemtechnik übt, wird in Situationen, wo nicht darauf geachtet wird, meist gesünder atmen. Darüber hinaus gibt es einige Indizien, die dir nahelegen können, dich mehr mit deiner Atmung zu beschäftigen. Anhand der folgenden Fragen gewinnst du dafür die nötigen Erkenntnisse. Solltest du mehrere Fragen mit „ja" beantworten, dann bitte ich dich, dich regelmäßig und am besten täglich mit deiner Lieblingsatemtechnik aus der nachfolgenden Auswahl zu beschäftigen.

- Atmest du im Alltag manchmal durch den Mund?
- Atmest du während des Schlafens durch den Mund? (Dies kannst du entweder herausfinden, indem du deinen Partner oder deine Partnerin fragst oder wenn du morgens mit trockenem Mund aufwachst.)
- Schnarchst du, wenn du schläfst, oder hältst du im Schlaf die Luft an?
- Atmest du in Ruhe schwer?
- Ist deine Atmung beim Ausruhen hörbar?
- Bewegt sich beim Atmen deine Brust mehr als dein Bauch?
- Musst du regelmäßig im Alltag seufzen? (Regelmäßiges Seufzen ist ein Indiz chronischen Überatmens.)
- Kommt es im Alltag vor, dass du den Eindruck einer nasalen Überlastung, Verengung der Atemwege, Erschöpfung, Schwindelanfälle oder Benommenheit hast?

Du kannst außerdem auf den **BOLT-Test** (Body-Oxygen-Level-Test) zurückgreifen. Bei der Anwendung geht es **nicht** darum herauszufinden, wie lange du maximal die Luft anhalten kannst, sprich: wie lange du eine Kohlendioxidanreicherung und einen Sauerstoffmangel tolerieren kannst. Der Test überprüft, wie lange du es als komfortabel empfindest, deine Atmung zu unterbrechen. Die ersten Anzeichen des Bedürfnisses, deine Atmung fortzusetzen, sind demnach maßgeblich und führen zum Ende des Tests. Atmest du nach dem Test auffällig schnell und hast das Bedürfnis, vermehrt Luft zu holen, ist das ein Zeichen dafür, dass du bereits zu lange die Luft angehalten hast. Dieses Grundverständnis ist von zentraler Bedeutung, um zu aussagekräftigen Ergebnissen zu kommen. Vor dem Test solltest du am besten etwa 10 Minuten ausgeruht haben und keiner körperlichen Aktivität nachgegangen sein.

## > Atemübung mittels BOLT-Test

1. Atme normal durch die Nase ein und wieder normal durch die Nase aus.
2. Halte dir die Nase mit Daumen- und Zeigefinger zu, um zu verhindern, dass unbemerkt Luft ein- oder ausströmen kann.
3. Messe die Sekunden, die vergehen, bevor du die ersten Anzeichen eines Atemreflexes und Luftholens beobachtest. Dies kann das Bedürfnis sein zu schlucken oder das Gefühl, dass sich deine Atemwege verengen. Es könnten auch erste unwillkürliche Anspannungen der Atemmuskeln in Brust oder Bauch sein, die dir signalisieren, deine Atmung fortzusetzen.
4. Mit den ersten Anzeichen setzt du deine Atmung fort und notierst dir die Zeit. Deine Atmung sollte jetzt ruhig und gleichmäßig sein, sonst hast du die Luft bereits zu lange angehalten.
5. Du kannst deine Atmung normal fortsetzen.

Der anzustrebende Zielwert des BOLT-Tests liegt bei 40 Sekunden, den allerdings die wenigsten Menschen direkt unter komfortablen Bedingungen erreichen. Selbst viele Profisportler kommen meist auf vergleichsweise niedrige BOLT-Werte. Ein erster guter Richtwert für sportlich aktive und gesunde Menschen liegt bei etwa 20 Sekunden. Selbst wenn dies nicht auf Anhieb erreicht werden kann, bleibt hervorzuheben, dass regelmäßige Atemübungen die Fähigkeit und damit die Ergebnisse des Tests verbessern. Übrigens werden Werte deutlich unterhalb von 20 Sekunden oft in Zusammenhang mit blockierten Atemwegen (z. B. Nase), unterbrochenem Schlaf, Schnarchen, allgemeiner Müdigkeit sowie verminderter Belastbarkeit und Kurzatmigkeit während körperlicher Aktivität beobachtet. Die Ergebnisse aus Untersuchungen zum BOLT-Test zeigen, dass jeder Verlängerung um 5 Sekunden in einem höheren Wohlbefinden und gesteigerten Energielevel sowie einer reduzierten Kurzatmigkeit während körperlicher Belastung resultiert. Neben anderen Entspannungsmethoden, gezielten Bewegungsformen und Meditationen haben sich einige Atemtechniken als wirkungsvoll und praktikabel herausgestellt. Sie sollten je nach Vorliebe und Ziel zweimal täglich für einen kurzen Moment (z. B. 2–3 Minuten) praktiziert werden.

## > Atemtechniken zur Entspannung und Erholung

*Langsames Ausatmen:* Um zur Ruhe zu kommen, kannst du länger aus- als einatmen. Eine bewährte Herangehensweise ist die 4–7–8-Atmung. Atme 4 Sekunden ein, halte für 7 Sekunden den Atem an und atme dann langsam, am besten mit einem Summen für 8 Sekunden aus.

*Gleichlanges Ein- und Ausatmen:* Kohärentes Atmen bedeutet, dass du die Ein- und Ausatmung gleich lang, aber insgesamt etwas langsamer und tiefer als in der Regel im Alltag praktizierst. So verbesserst du die Aktivität des Vagusnervs und damit die Entspannung deines Körpers. Es geht nicht darum, das maximale Volumen auszuschöpfen, sondern sich mehr Zeit für die jeweiligen Atemzüge zu nehmen. Am besten für etwa 5 Sekunden einatmen und dann für 5 Sekunden ausatmen.

*Dreieck-Atmung:* Bei den Navy-Seals existiert eine Atemtechnik, die in Stresssituationen für einen klaren Kopf und Beruhigung sorgen soll. Hierfür wird jeder Atemzyklus in drei zeitgleiche Phasen gegliedert, wie bei einem Dreieck. Atme dafür 4 Sekunden lang ein, halte für 4 Sekunden inne und atme dann für 4 Sekunden aus. Die Atemtechnik wird meist für 5 Minuten durchgeführt.

*Quadrat-Atmung:* Du kannst auch jeden Atemzyklus in 4 zeitgleiche Phasen untergliedern, wie bei einem Quadrat mit vier gleichlangen Seiten. Atme dafür 4 Sekunden lang ein, halte für 4 Sekunden inne, atme dann für 4 Sekunden aus und halte wieder vor der nächsten Einatmung für 4 Sekunden inne.

*Kurzer Atemwiderstand:* Dafür versucht man, gegen die geschlossenen Mund- und Nasenöffnung auszuatmen (Valsava-Manöver). Man spricht von einer andauernden Ausatmung ge-

**Breathe...**

85

gen die verschlossene Glottis. Der „Versuch" des Ausatmens erfolgt auf eine tiefe Einatmung bei sanftem Druck und über die Dauer von etwa 10 Sekunden. Der entstehende Druck auf den Atemwegen aktiviert den Parasympathikus. Viele Menschen kennen die Methode zum Ausgleich des Mittelohrdrucks beim Tauchen oder Fliegen. Auch wird der Valsalva-Versuch von manchen Menschen gegen Schluckauf oder Herzrasen eingesetzt.

*Bauchatmung:* Zentraler Zugang und Schlüssel für eine gesunde Atmung ist, die natürliche Form der Bauchatmung zu nutzen. Dabei hebt und senkt sich die Bauchdecke sichtbar beim Atmen. Dies ermöglicht dir, eine effiziente Atmung und eine bessere Ansteuerung deines Parasympathikus zu erreichen, um den es im folgenden Kapitel gehen wird. Er spielt für deine Gesundheit und Regeneration eine äußerst wichtige Rolle.

Du kannst deiner Atmung mehr Aufmerksamkeit in deinem Alltag schenken – spätestens jetzt, wo dir bewusst geworden ist, dass du mit ihr am schnellsten Einfluss auf deinen Stresslevel nehmen kannst.

## Kurz zusammengefasst ✅

1. Die Nasenatmung ist immer der Mundatmung vorzuziehen.
2. Sitzen behindert die natürliche Form des Atmens und verleitet zu einer stressinduzierenden flachen Hals-Rachenraum-Atmung, die negative Folgen auf die Körperhaltung hat.
3. Wichtig sind längere Atemzüge, sprich: eine langsamere und dafür tiefere Atmung mit einer Einatmung von etwa 5 Sekunden und einer Ausatmung von etwa 5 Sekunden (kohärente Atmung).
4. Diese Atemzüge heben und senken sichtbar deine Bauchdecke und finden daher am besten im Stehen oder Liegen statt.
5. Der positive Effekt einer natürlichen Bauchatmung entsteht innerhalb weniger Minuten und darf gerne 2- oder 3-mal am Tag ganz bewusst genutzt werden. Meditationsübungen und Yoga berücksichtigen ebenfalls diese gesunde Form der Atmung.

# 14
# BEWUSST BREMSEN

*„Es ist eine Frage des richtigen Umgangs mit der Bremse, die unseren inneren Arzt zu Fürsorge und Ressourcenerhaltung veranlasst."*

Nicht nur im Motorsport spielen für ein erfolgreiches Rennen Beschleunigung und Bremsen eine zentrale Rolle. Auch für unseren Organismus und im Besonderen für unser vegetatives Nervensystem sind Gas und Bremse zentrale Eckpfeiler.

Unter Stress reguliert das vegetative Nervensystem alle Systeme im Körper auf Leistung hoch. Der Blutdruck steigt, die Herzfrequenz beschleunigt und die Gefäße verengen sich, dafür werden Bronchien und Pupillen erweitert. Zudem steigt der Blutzuckerspiegel an und die Muskelspannung wird erhöht. Dagegen wird die Verdauung nach unten reguliert, wie dauerhaft gestresste Menschen an sich selbst beobachten können. Wir sind auf Leistung vorbereitet und all das wird durch den Sympathikus hervorgerufen – unser Gaspedal.

Wer ständig nur Gas gibt und alle Systeme am Limit im Hochleistungsmodus hält, verbraucht viel Energie und verschleißt dabei. Deshalb verfügt der Körper über ein Bremspedal und versetzt den Organismus damit in einen entspannten und regenerativen Modus, wofür der Parasympathikus verantwortlich ist, bekannt als Vagusnerv.

In einem Alltag, in dem Menschen häufig unter Strom stehen und natürliche Feinde sowie Nahrungsbeschaffung durch Jagd so gut wie keine Rolle mehr spielen, werden Stressoren aus anderen Quellen gespeist. Paradoxerweise haben die Stressbelastungen ohne Fressfeinde und Nahrungsmittelnot in den Industrieländern trotzdem zugenommen. An die Stelle des Säbelzahntigers sind stressstimulierende Reize wie E-Mails,

Messengerdienste, Social Media, Nachrichten, Abgabefristen, Smartphones sowie andere elektronische Geräte und viele weitere Reize getreten. Auch wenn keiner dieser Stressoren im eigentlichen Sinne lebensbedrohlich ist, reagiert unser Organismus mit erhöhter Alarmbereitschaft auf viele dieser Trigger. Leider auch in einer höheren Frequenz und über längere Zeiträume und für viele Menschen bis heute ohne vernünftige Strategien im Umgang mit diesen Reizen.

Der Parasympathikus spielt damit eine wichtige Rolle für unsere Gesundheit, vor allem, weil sein natürlicher Rhythmus oft gestört wird. Er ist wie ein innerer Arzt im hohen Maße für die eigene Gesundheit und Regeneration verantwortlich. Wer keine gute Bremse mehr hat, läuft Gefahr, auszubrennen und für viele Krankheiten empfänglich zu sein.

Der Parasympathikus sorgt z. B. dafür, dass du nach einem Streit wieder runterkommst, nach dem Sport die Erholung einsetzt, er unterstützt die Zellregeneration, fördert die Ruhe im Schlaf und hilft bei einer optimalen Verdauung. Überrascht, welche wichtigen Aufgaben alle vom Parasympathikus dirigiert werden? Umso wichtiger ist es, ihn in seinen Aufgaben zu unterstützen.

Unmittelbar Einfluss nehmen auf deine innere Bremse kannst du über deine Atmung (s. Kapitel „Atme", S. 81 ff.). Für das Verständnis des Zusammenspiels von Gas und Bremse bei der Atmung ist es wichtig zu wissen, dass bei jeder Einatmung der Sympathikus und bei der Ausatmung der Parasympathikus aktiv werden. Dieses Zusammenspiel lässt sich in der Herzfrequenz erkennen und wird als respiratorische Arrhythmie bezeichnet. Mit einer kohärenten Atmung, bei der Ein- und Ausatmung jeweils 5 Sekunden dauern, kann die bremsende und heilende Wirkung des Parasympathikus verstärkt entfaltet werden ebenso wie bei längerer Ausatmung. Es geht dabei nicht um maximal tiefe Atemzüge. Grundsätzlich ist die Einatmung durch die Nase empfehlenswert, um ihre vielfältigen Filter- und Aufbereitungseigenschaften für die Atemluft zu nutzen. Fünf oder sechs Atemzüge können schon sehr viel bewirken.

Noch ein Trick, um einen bestimmten Teil des Vagusnervs mit einer einfachen Übung zu stimulieren und sofort für eine Entlastung zu sorgen:
- Lege dich am besten ausgestreckt auf den Rücken und verschränke deine Handflächen am Hinterkopf.

- Lege den Kopf gerade ausgerichtet spürbar in deine Handinnenflächen.
- Jetzt drehst du deine Augen zunächst für 30–60 Sekunden nach rechts, ohne den Kopf zu bewegen. Du musst die Augen nicht zum Anschlag drehen und kannst dabei die Augen schließen, wenn dir das angenehmer ist.
- Im Anschluss drehst du die Augen nach links und bleibst auch in dieser Blickrichtung für ca. 30–60 Sekunden. Das war's schon.

Möglicherweise kannst du den Effekt der Übung direkt in einer körperlichen Reaktion beobachten, indem du seufzt, schluckst oder gähnst. Die Stimulation des vorderen Vagusasts könnte sich nach der Übung in einer leichteren Atmung oder besseren Beweglichkeit des Kopfes äußern. Es handelt sich hierbei um die Grundübung von Stanley Rosenberg, einem Therapeuten und Autor (Rosenberg, 2022). Da die Übung kumulativ wirkt, was bedeutet, dass sich die Effekte aufbauen, empfiehlt sich eine regelmäßige Anwendung, z. B. abends vorm Schlafengehen im Bett.

## Kurz zusammengefasst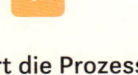

1. Unser vegetatives Nervensystem steuert die Prozesse im gesamten Organismus. Dabei ist der Sympathikus der Beschleuniger und der Parasympathikus die Bremse.
2. Eine hohe parasympathische Aktivität ist wichtig für unsere Regeneration. Durch den modernen Alltag wird diese aber häufig unzureichend aktiviert.
3. Gleichmäßige und längere Atemzüge (5 Sekunden ein und 5 Sekunden aus) oder eine verlängerte Ausatmung (4 Sekunden einatmen, 7 Sekunden innehalten und 8 Sekunden ausatmen) fördern körpereigene Reparaturmechanismen.
4. Heutige Stressoren sind zwar nicht unmittelbar lebensbedrohlich, lösen aber ähnliche Stressreaktionen aus wie Bedrohungen im Steinzeitalter und treten häufiger im Alltag auf.
5. Im Umgang mit modernen Stressoren helfen nur Bewusstsein und Strategien, diese immer wieder vorübergehend zu verbannen (z. B. durch den Flugmodus beim Smartphone).

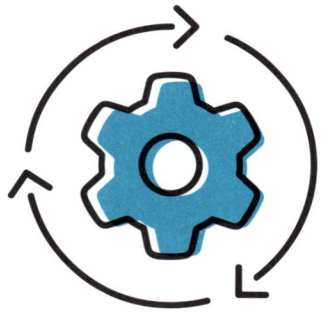

# 15
# RUHEOASE NATUR

„Wenn wir schon ein Drittel unseres Lebens schlafend verbringen, dann sollten wir wenigstens den Rest unseres Lebens nicht verträumen, sondern leben."

Wenn Menschen an Wellness und Erholung denken, dann entstehen oft Bilder von luxuriösen Spa-Anlagen, Wellnessanwendungen, Entspannungsbädern und Saunalandschaften. Natürlich haben diese eine erholsame Wirkung auf Körper und Geist, aber es geht weitaus einfacher, kostengünstiger und für jeden zugänglich, nämlich draußen in der Natur (Hansen et al., 2017; van den Bosch & Ode Sang, 2017).

Eine Studie von Forschern der Universität Michigan aus dem Jahr 2019 belegt, dass innerhalb von Minuten Stresshormone im Körper reduziert werden, wenn sich Menschen in der Natur aufhalten (Hunter et al., 2019). Den größten Effekt kristallisierten die Wissenschaftler für einen Zeitraum von 20–30 Minuten heraus. Auch wenn die Entspannung danach noch wächst, nimmt deren Geschwindigkeit deutlich ab. Gemessen wurde der Cortisolspiegel im Speichel, der als Gradmesser für Stress gilt. Zwar ist eine Abnahme des Cortisolspiegels nicht als alleiniger Parameter für Entspannung aussagekräftig, aber die Interventionsstudie über den Zeitraum von 8 Wochen lässt durchaus zuverlässige Schlussfolgerungen zu.

Um sich in der Natur möglichst erfolgreich entspannen zu können, geht Qualität über Quantität. So gilt es einige Begleitfaktoren zu beachten:
- Intensive körperliche Belastungen stören die Entspannung.
- Spazierengehen und Wandern begünstigen die aufkommende Ruhe und regen das Gehirn zum kreativen Denken an.
- Gespräche, ob am Telefon oder im direkten Austausch von Angesicht zu Angesicht, können den Grad der Entspannung herabsetzen.

Lieber schweigend in der Natur aufhalten und die Umgebungs-
geräusche genießen, dann kannst du auch gerne in Begleitung sein.

- Bei Tageslicht rausgehen.
- Keine Ablenkung durch Bücher, Podcasts, Messengerdienste oder
  soziale Medien.

Das Forscherteam kommt außerdem zu der Erkenntnis, dass es für Menschen entscheidend ist, dass ihnen der Aufenthaltsort draußen ein Gefühl
von Natur vermittelt. Somit müssen Menschen, die in Städten leben oder
sich zur Arbeitszeit im Büro in einer Innenstadt aufhalten, nicht zwingend
in die Wildnis aufbrechen, sondern erreichen die positiven Effekte schon
beim Gang in den nahegelegenen Park, den naturnahen Innenhof oder die
grüne Dachterrasse. Für alle Personen im Homeoffice kann die kurze Ver-
schnaufpause im Garten oder Park als wirksame Entspannungsoase dienen.

Interessant sind die Ergebnisse einer japanischen Forschergruppe,
die den Einfluss von Waldspaziergängen auf die Physiologie von Menschen analysierte. Ihre Ergebnisse zeigen eine Absenkung von Blutdruck und Herzfrequenz (J. Lee et al., 2014; Song et al., 2015) sowie eine
geminderte Adrenalinausschüttung (Li et al., 2011).

Frische Luft, Ruhe und ätherische Düfte stärken die körpereigenen Ab-
wehrkräfte. Zusätzlich wird das Wohlfühlhormon DHEA (Dehydroepian-
drosteron) vermehrt gebildet, was mit den in der Luft befindlichen Terpe-
nen zusammenhängt. Diese Botenstoffe der Bäume begünstigen die
Vermehrung von Killerzellen im Blut, die eine zentrale Rolle für ein
schlagkräftiges Immunsystem spielen (Li et al., 2007, 2009). DHEA ist
ein Steroidhormon und wird vom Körper selbst gebildet. Es begünstigt
unter anderem den Muskelaufbau, die Fettverbrennung, fördert die geistige Frische und schützt vor unterschiedlichen Krankheiten. Da im Alter
weniger davon gebildet wird, ist DHEA in der Anti-Aging-Medizin beliebt.

Als besonderes I-Tüpfelchen fanden die Forscher heraus, dass diese
Effekte über den Zeitraum von einer Woche anhalten (Li et al., 2008). In
Japan gilt Shirin-yoku (übersetzt: Waldbaden) als anerkannte Methode
zur Stressbewältigung.

Eine dänische Studie auf der Basis einer Stichprobe von mehr als 900.000
Menschen fand, dass Kinder, die im Grünen aufwachsen und viel draußen

spielen, im späteren Leben ein um bis zu 55 % geringeres Risiko für psychische Erkrankungen haben (Engemann et al., 2019). Zusätzlich profitieren sie durch das freie Spielen und ein vielseitiges Naturerleben von einer höheren Kreativität, entwickeln seltener Allergien und sind überwiegend normalgewichtig.

Für alle, denen es selbst mit viel Fantasie nicht gelingt, in der nahegelegenen Umgebung Natur zu erleben, weil möglicherweise einfach zu wenig Naturraum zur Verfügung steht, stellt eine schwedische Studie aus dem Jahr 1984 eine versöhnliche Alternative in Aussicht, die der Autor mit zwei Kollegen im Jahr 1993 untermauern konnte. Bei 160 operierten Herzpatient:innen wurden Gemälde als Blick aus einem Fenster in die Natur auf eine Baumlandschaft („simulated windows views") als Untersuchungsvariante eingesetzt (Ulrich, 1984; Ulrich et al., 1993). Demnach wirken Bilder oder Videos von Naturszenen ebenfalls entspannend. Die zugrundliegende Untersuchung konnte bereits beim Anblick von Bäumen eine Reduktion von Stresshormonen belegen. Mittlerweile wurden diese Erkenntnisse für verschiedene Lebensräume und insbesondere solche, in denen Menschen medizinisch versorgt werden, vielfach bestätigt (Elf et al., 2020; Heerwagen et al., 1995; Ulrich, 1991, 1999). Ergebnisse der Farbpsychologie untermauern, dass allein die Farbe Grün einen positiven Effekt auf das Wohlbefinden haben kann. Untersuchungen in Krankhäusern zeigen, dass Patienten, die ins Grüne blicken, weniger Schmerzmittel benötigen und schneller genesen. In der Farblehre steht die Farbe Grün für Natur, Leben und Harmonie. Ihr Einfluss auf die Psyche wird als beruhigend und stabilisierend beschrieben.

Die enormen Vorteile der Natur für die Gesundheit des Menschen legen nahe, wie wichtig es ist, die Ökosysteme zu schützen. Darüber hinaus geht es bei der Gestaltung von Naturflächen in Städten um weit mehr als optische Highlights, nämlich um Erhalt der Artenvielfalt, den Menschen eingeschlossen. Naturschutz ist dabei ein Beitrag jedes einzelnen Menschen. Wer also zwei Fliegen mit einer Klappe schlagen will (wenig naturfreundliche Redewendung), der sollte die Brötchen beim nahegelegenen Bäcker am besten an der frischen Luft zu Fuß oder mit dem Rad holen. Das schont die Umwelt und verschafft alle entspannenden sowie gesundheitsförderlichen Effekte beim Aufenthalt unter freiem Himmel. Das Buch „Healing Spaces: The Science of Place and Well-Being" von Esther M. Sternberg vermittelt eindrucksvoll den Einfluss der Umgebung auf Gesundheit und Lebensqualität (Sternberg, 2009).

## Kurz zusammengefasst ✅

1. Schon 20–30 Minuten an einem für den eigenen Geschmack naturnahen Ort senken maßgeblich die Stresshormone und fördern die Entspannung.
2. Für den größtmöglichen Nutzen gilt es, Ablenkungen zu vermeiden, sprich: keine Gespräche, kein Buch, keine technischen Geräte sowie kein intensiver Sport. Stattdessen einfach die Natur bei Tageslicht auf sich wirken lassen und schweigend genießen.
3. Insbesondere Waldspaziergänge sind eine wahre Immunstimulation. Sämtliche physiologische Stressparameter werden reduziert, während zeitgleich eine Aufbaukur für den Organismus abläuft.
4. Für Kinder ist das Spielen in der Natur für eine langfristig gesunde Entwicklung auf körperlicher, geistiger und seelischer Ebene wichtig.
5. Es ist Aufgabe jedes Menschen, sich für den Schutz der Natur einzusetzen. Der Rückgang von natürlichen Lebensräumen und der Artenvielfalt fügt den Menschen erheblichen Schaden zu.

# 16
# AKTIVE
# ENTSPANNUNGSBEWEGUNG

**„Wenn in der Ruhe die Kraft liegt, dann findet sie ihre Energiequelle in aktiver Entspannung."**

Obwohl viele Menschen in der Hektik des Alltags Sport und Bewegung häufig als zusätzliche Belastung ansehen und aufgrund des Zeitmangels verdrängen, liegt in der richtigen Bewegung das Gegenteil von Anstrengung und Ermüdung. Wer das Grundprinzip von Bewegung versteht, weiß, dass diese, regelmäßig und vernünftig eingesetzt, die Basis für eine hohe Leistungsfähigkeit darstellt. Selbst wenn die Akkus mal leer sind und das Energielevel niedrig ist, kann mit einigen Formen der Bewegung unmittelbar regeneriert werden.

Bevor wir auf die einzelnen Bewegungsarten eingehen, vergegenwärtigen wir uns nochmal, dass Erholungsbedarf unterschiedliche Gründe haben kann und dass diese im hohen Maße von der persönlichen Wahrnehmung der Stressoren abhängig sind: Sie können eine körperliche Ermüdung ausmachen, weil zu wenig geschlafen oder der Körper stark gefordert wurde. Ebenso können soziale Faktoren eine Rolle spielen, wenn z. B. bei einer Tagung dauerhaft Leute um einen herum sind oder ein Meeting-Marathon stattgefunden hat. Darüber hinaus können geistige Formen der Belastung aufgetreten sein, weil im Rahmen einer Konzeptionierung ganz neue Ideen entwickelt wurden, ein komplexer Sachverhalt eine Lösung brauchte oder weil andere Themen einen geistig stark gefordert haben.

Es dürfte auf der Hand liegen, dass die jeweiligen Anforderungen ein unterschiedliches Vorgehen zur Erholung brauchen oder persönliche

Vorlieben eine Rolle spielen. Daher ordne ich die folgenden Verfahren keinem speziellen Bereich zu, weil die individuellen Reaktionen auf die Methoden sowie die persönlichen Bedürfnisse nach der Erholungsform sehr unterschiedlich ausfallen können.

## 16.1 GEHEN

Schritt für Schritt voranzuschreiten, wird meist nicht als besondere Bewegungskunst wahrgenommen, sondern eher als Selbstverständlichkeit. Vor allem selbstverständlich sollte es sein, dass sich Menschen dieser heilsamen Art der Fortbewegung im Alltag bedienen. Das Gehirn verarbeitet dabei unzählige Daten, die erst durch eine saubere Auswertung dafür sorgen, dass ein Mensch sicher und aufrecht vorankommt.

Gehen hat die Besonderheit, dass währenddessen neuronale Prozesse begünstigt werden, die unterschiedliche Formen der Gedankenverarbeitung ermöglichen, und zwar zeitgleich. Normalerweise können die Prozesse nur einzeln ablaufen, nicht aber beim Gehen. Auf diese Weise kann eine besondere Kreativität und ein außerordentliches Lösungsbewusstsein entstehen.

Darüber hinaus sorgt die verstärkte Aktivität im motorischen Kortex für Ruhe in Grübelarealen des Gehirns, die bei erhöhtem Stress aktiver sind. Es ist also eine Form der bewegten Denkpause – weg von anstrengenden Themen, hin zu lösungsorientierten, kreativitätsfördernden und allgemein entspannenden Aspekten.

So gesehen liefert das Gehen zum einen Pause von belastenden Gedanken und zum anderen einen Lösungsfortschritt in sich selbst. Gehen macht Körper und Geist gesund und sollte jedem Menschen mit erhöhtem Regenerationsbedarf ein täglicher Begleiter sein – wie du bereits aus dem Kapitel „Ruheoase Natur" (S. 91 ff.) weißt, am besten unter freiem Himmel.

## 16.2 ZYKLISCHE BEWEGUNGEN

Immer wieder berichten Menschen von einem Flow-Zustand während ihrer Bewegungsaktivitäten. Diese Menschen fühlen sich beflügelt, weil der Körper Glücksgefühle produziert. Natürlich macht Bewegung oder

Sport auf diese Weise viel mehr Spaß. Aber nicht jeder kann solche freudigen Momente erleben und das könnte laut Neurowissenschaftlern damit zusammenhängen, dass Menschen dafür loslassen sollten. In einem Flow sind Menschen aktiv, versinken mental in ihrem Handeln, blenden Zeit und Umgebung aus und erwecken den Eindruck, ihre Aufgaben gingen ihnen mühelos von der Hand.

Flow wird als fokussierter Bewusstseinszustand kompletter Hingabe bezeichnet, der auf einem optimalen Einsatz der eigenen Fähigkeiten beruht. Genau in diesen Momenten reduziert das Frontalhirn seine Aktivität. Es liegt nahe, dass körperliche Aktivität dazu beitragen kann. Vor allem, wenn die Bewegungsform mit einem Wohlgefühl und in der Regel ohne hohe körperliche Anstrengung verbunden ist. Eine gleichförmige Abfolge von Bewegungen, die sich immer wiederholen, fördert den stimulierenden Effekt auf das Gehirn. Wie eine Art Endlosschleife begünstigt dies einen reduzierten Bewusstseinszustand bestimmter Areale. Solche Bewegungen können beim Gehen, Joggen, Schwimmen, Tanzen oder Yoga besser erreicht werden als in Spielsportarten oder beim Krafttraining, wo Bewegungsabläufe viel stärker an ein wechselndes Spielgeschehen oder neue Belastungsanforderungen angepasst werden müssen.

Wer also im Gehirn für entspannende Bewegung sorgen möchte, kann dies durch zyklische Formen mit lockerer oder moderater Belastung erleben und unterstützt sich dabei ganz automatisch beim Ausblenden störender Gedanken. Damit ist Flow das genaue Gegenteil von Achtsamkeit. Während bei Achtsamkeit der Fokus auf das Hier und Jetzt liegt, lösen sich Menschen im Flow in der vertiefenden Beschäftigung aus den umgebenden Rahmenbedingungen. Menschen, die diese Flow-Momente erleben, haben ein höheres Wohlbefinden und eine gesteigerte Lebensqualität (J. Keller et al., 2011).

# 16.3   TRAINING OHNE ANSTRENGUNG

Wenn wir schon beim Thema Bewegung sind ... Sportler:innen nutzen nach anstrengenden Wettkämpfen oder Trainingstagen sogenannte Erholungseinheiten. Dabei handelt es sich um eine rein regenerative Bewegung, bei der bewusst auf Trainingsreize verzichtet wird. Ihr Fokus liegt darauf, die Erholung zu fördern, indem z. B. die Durchblutung angeregt wird.

Unter bestimmten Bedingungen greifen Trainierende in solchen Fällen gezielt auf andere Bewegungsformen zurück, sodass Läufer:innen z. B. aufs Radfahren umsteigen. Sehr beliebt ist auch Schwimmen unter Erholungsgesichtspunkten.

## 16.4 SCHWIMMEN

Nicht dass Schwimmen nicht anstrengend wäre, ganz im Gegenteil. Für die meisten Menschen ist es sogar deutlich anspruchsvoller als zu laufen, weil es seltener zu den Aktivitäten des Alltags zählt. So sind die muskulären Reize hoch, wenn Schwimmende versuchen, zügig durchs Wasser zu pflügen.

Dabei hat Schwimmen per se zwei besondere regenerationsfördernde Vorteile – und zwar nicht nur für zuvor sportlich Aktive: Zum einen liegt das an der völligen Entlastung der Körperstrukturen von der Schwerkraft, da das Körpergewicht vom Wasser getragen wird, und zum anderen wirkt die Kompression des Wassers wie eine Art Druckmassage, was hilft, die Muskulatur besser von den Nachwirkungen einer Belastung zu regenerieren.

Ein besonderer Effekt für Menschen mit eher seltenen Wasseraufenthalten liegt darin, die Intensität des Schwimmens stark zu drosseln. Auch wenn dies den Eindruck erweckt, im Wasser zu dümpeln, hilft es, muskuläre und kardiovaskuläre Reize deutlich weniger intensiv zu gestalten. Daher eignet sich Schwimmen sehr gut als aktive Form der Erholung.

## 16.5 FASZIENMASSAGE

Dem Bindegewebe wird durch Stress, Bewegungsmangel und falsche Ernährung im Alltag stark zugesetzt (s. Kapitel „Übersäuerung", S. 145 ff.). Natürlich kann die Massage der Faszien dies nicht vollständig kompensieren, aber es ist ein hilfreicher Beitrag über sportliche Regenerationsmethoden hinaus.

Den meisten Menschen ist Faszienmassage in Form von Übungen auf Kunststoffrollen bekannt, wo mittels Rollbewegungen das darunterliegende Bindegewebe stimuliert und massiert wird. Als Ausgleich zu langsitzenden Tätigkeiten ist die Methode sehr gut geeignet und sollte durch verschiedene Bewegungsreize in bestimmten Körpersegmenten ergänzt werden, um die Flexibilität und den natürlichen Bewegungsumfang zu erhalten. Dauerhafte Fehlhaltungen verursachen leider strukturelle Anpassungen, die alltägliche Bewegungen einschränken und zu einer höheren Verletzungsanfälligkeit führen. So können oft schon bei den einfachsten und alltäglichsten Bewegungen Schmerzen und Verspannungen auftreten.

Umgesetzt werden die Faszienmassagen primär mit dem Ziel, die Regeneration im Gewebe zu fördern und die Beweglichkeit zu verbessern. Bei richtiger Anwendung können diese Effekte erzielt werden, aber sollten zum Erhalt der Gewebequalität durch gelegentliche schnellkräftige Bewegungen ergänzt werden (s. Kapitel „Morgenroutine", S. 202 f.).

Beim Massieren mittels Rollen oder Bällen wird hingegen bewusst langsam gerollt. Oft können diese Rollbewegungen eine Art „Bugwelle" vor sich herschieben und damit Gewebeflüssigkeiten in den Faszien verschieben. Wichtig ist, die Intensität so anzupassen, dass es nicht zu starken Schmerzen und regelrechten Abwehrreaktionen kommt. So sollten ein stark belasteter Muskel oder Entzündungen mit Vorsicht behandelt werden, da durch zu hohen Druck die Regeneration gestört werden kann und damit die Erholungszeit verlängert wird.

# 16.6 A-E-METHODE

Bei der A-E-Methode folgt auf Anspannung eine Entspannung. Diese Kombination eignet sich besonders gut, um über kinästhetische Reize eine verbesserte Entspannungsreaktion hervorzurufen.

Die vorher angespannte Muskulatur wird durch die bewusste Reduktion des Muskeltonus entspannt. Vielen wird dieses Vorgehen als **progressive Muskelentspannung** nach Jacobsen (PME) bekannt sein. Es ist wissenschaftlich fundiert und eine einfach zu erlernende Methode. Besonders hervorzuheben ist der Wechsel aus Sympathikus und Parasympathikus, das heißt, auf jede Anspannung und Erregung des Sympathikus folgt die Entspannung und damit eine Zunahme der parasympathischen Aktivität.

Der Spannungswechsel soll auch das Körpergefühl verbessern und die Wahrnehmung von Spannungszuständen im Körper fördern.

In der ursprünglichen Version von Jacobsen werden in einer Abfolge 30 Muskelgruppen nacheinander durchlaufen. Es ist aber gar nicht erforderlich, eine komplette und so umfangreiche Sequenz zu durchlaufen, bereits einzelne Übungen verbessern das Entspannungsempfinden. Wichtig ist, sich einen Moment Ruhe zu nehmen. Allerdings können Erholungseffekte erst nach einer gewissen Dauer wirksam werden. Ein paar einfache Übungen können direkt im Alltag durchgeführt werden:

- An- und Entspannung der **Armmuskeln,** bei der auf einen kräftigen Faustschluss für etwa drei tiefe Atemzüge die Öffnung der Hand folgt. Wer mag, kann die Oberarmmuskeln dazunehmen, indem die Arme gewinkelt unter Spannung gebracht werden und mit der Entspannung die Arme locker an der Körperseite baumeln oder in den Schoß gelegt werden.

- Eine weitere geeignete Muskelpartie für den Alltag sind die **Schultern.** Diese kannst du einfach nach oben zu den Ohren ziehen und für drei ruhige Atemzüge unter Spannung halten, bevor du sie langsam und locker nach unten sinken lässt.

- Das **Gesäß** kannst du im Sitzen auf dem Stuhl oder beim Warten an der Kasse im Supermarkt an- und entspannen. Kneife den Po einfach für drei tiefe Atemzüge zusammen und entspanne dann die Muskeln wieder. Am besten kannst du diese Übung im Liegen durchführen, da in dieser Position die größte Entspannung der Muskeln möglich ist.

- Auch die **Oberschenkel** kannst du nach dem gleichen Prinzip kräftig anspannen und danach wieder entspannen. Selbst die kombinierte An- und Entspannung von Gesäß- und Oberschenkelmuskulatur ist gut möglich.

Versuche, nach jeder Muskelgruppe für einen Moment innezuhalten und die Veränderungen zu spüren. So kannst du die verstärkte Durchblutung wahrnehmen und die jeweilige Körperpartie bewusster spüren. Das hilft, die Eigenwahrnehmung des Körpers zu fördern.

## 16.7 AUTOGENES TRAINING

Als eine besondere Form der Selbsthypnose wurde autogenes Training in den 1930er-Jahren durch den Psychiater Johannes Heinrich Schultz bekannt. Mittels bestimmter Hypnosetechniken, die seine Patienten selbst einsetzen konnten, erreichten sie tranceähnliche Zustände.

Wer die Methode erfolgreich einsetzt, begünstigt Puls, Durchblutung und Atmung. Auf diese Weise können Muskelverspannungen, Verdauungsbeschwerden, Kopfschmerzen und Konzentrationsstörungen reduziert werden. Gleichzeitig gewinnt der Anwender an Leistungsfähigkeit und Gelassenheit. Auch bei Schlafstörungen und Einschlafproblemen hat sich autogenes Training bewährt, weil es Betroffenen helfen kann, zur Ruhe zu kommen, und eine Distanz zu den Stressfaktoren des Alltags entstehen lässt, die meist am Einschlafen hindern.

Die zwei folgenden Varianten des autogenen Trainings sind beispielhaft für die Methode und eignen sich gut für Neulinge. Du kannst sie direkt ausprobieren und nutzen. Für alle Übungen gilt, dass du dir idealerweise einen ruhigen Ort suchst und dir 10 Minuten Zeit für dich nimmst. Am besten funktionieren die Übungen zu Beginn im Liegen, aber auch eine bequeme Sitzhaltung kann eine gute Alternative sein. Am Ende jeder Übung erfolgt die sogenannte „Rücknahme", dafür spannst du deine Muskeln an und öffnest deine Augen, um wieder in die Aktivität zurückzukehren.

## 16.7.1 SCHWEREÜBUNG

Schließe deine Augen. Konzentriere dich zunächst auf einen deiner Arme. Sprich dann den Satz: „Mein rechter bzw. linker Arm ist ganz schwer." Wiederhole den Satz einige Male und beobachte dabei, wie sich das Gefühl von Entspannung in deinem Körper ausbreitet. Dann wechselst du auf die andere Seite und wiederholst den Satz in angepasster Form. Nach beiden Armen kannst du mit den Beinen weitermachen. Beginne wieder mit einem beliebigen Bein und passe den Satz an: „Mein rechtes bzw. linkes Bein ist ganz schwer." Wiederhole hier den Satz für die jeweilige Seite mehrmals und nehme die aufkommende Entspannung bewusst wahr. Zum Abschluss der Übung spannst du Beine und Arme an und öffnest deine Augen.

## 16.7.2 WÄRMEÜBUNG

In Anlehnung an die vorherige Übung bleiben wir bei Armen und Beinen. Du nimmst zu Beginn wieder eine bequeme, wenn möglich, liegende Körperhaltung ein und schließt deine Augen. Beginne mit einer Armseite und sprich den Satz: „Mein rechter bzw. linker Arm ist ganz warm." Wiederhole den Satz mehrfach, bevor du auf die andere Armseite wechselst. Danach kannst du den Satz anpasst für jedes Bein sprechen. Achte immer darauf, dass du die Veränderungen im Spannungszustand bewusst wahrnimmst und zur Ruhe kommst. Den Abschluss der Übung gestaltest du wieder mit der Anspannung deiner Muskeln und dem Öffnen deiner Augen.

## 16.8 ATMUNG

Als besonders wirksame Methode der Entspannung und Regenerationsförderung wurde dem vermeintlich so selbstverständlichen Luftholen das Kapitel „Atme" gewidmet (s. S. 81 ff.). Dort sind unterschiedliche Methoden zur Aktivierung und Beruhigung vorgestellt, die du direkt in deinen Alltag integrieren kannst. Hier sei nochmal hervorgehoben, dass es keine Vitalfunktion gibt, die uns Menschen innerhalb kürzerer Zeit zu mehr Wohlbefinden verhelfen kann. Umgekehrt stellt sie bei falschem Einsatz eine Belastung dar und das negative Empfinden für die Situation wird verstärkt.

# Kurz zusammengefasst ✅

1. Es gibt vielfältige Möglichkeiten, in einem körperlich aktiven Zustand zur Ruhe zu kommen. Die wichtigsten Kriterien sind dabei, dass die Aktivität körperlich nicht überfordert und der Kontext der Bewegung zur Ruhe kommen lässt.

2. Die persönlichen Vorlieben für aktive Entspannung sind unterschiedlich. Eigene Erfahrungen mit den verschiedenen Möglichkeiten helfen, einen optimalen Zugang für sich persönlich zu finden.

3. Manche Menschen bevorzugen passive Erholungsmethoden. Das ist vollkommen in Ordnung. Dennoch sollten aktive Formen ergänzend genutzt werden, da sie einen von der Unterstützung anderer Menschen oder benötigtem Equipment unabhängig machen. Darüber hinaus begünstigen aktive Erholungsformen die passive Form des Regenerierens.

4. Wichtigster Aspekt für jede Entspannung ist, sich Zeit zu nehmen und sich auf den ruhigen Moment einzulassen. Wer das gar nicht kann, könnte schon Anzeichen für eine Rastlosigkeit haben. Mithilfe von Experten kann diese Fähigkeit des Abschaltens wieder trainiert werden.

5. Jede Form der Erholung ist eine gute, wenn sie einem selbst Ruhe verschafft und dabei anderen Menschen nicht schadet oder sie stört.

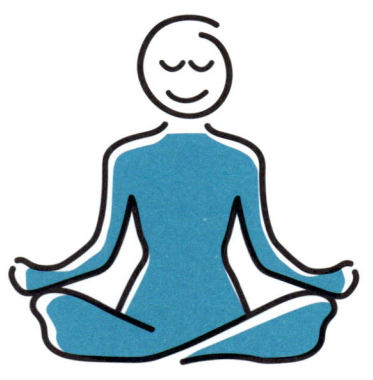

# 17
# PASSIVE REGENERATIONS-METHODEN – ERHOLUNG ABHOLEN

*„Wer nicht abschalten kann,
scheut den Kontakt mit sich selbst."*

Nach den verschiedenen Formen der aktiven Erholung, die ihren Vorteil in der unabhängigen Umsetzung haben, geht es jetzt um verschiedene Techniken zur passiven Regeneration.

Die Mehrheit der folgenden Methoden wird im Profisport zur beschleunigten Regeneration nach sportlicher Höchstleistung eingesetzt. Das bedeutet jedoch nicht, dass nur Profisportler:innen von ihnen profitieren oder dass ihre Wirkung ausschließlich körperliche Komponenten für die Erholung fördert. Nehmen wir als Beispiel die Methode von Wim Hof. In diesem Fall werden Eisbäder mit Atemtechniken kombiniert. Der Trainer lässt dabei keinen Zweifel an den grundsätzlichen gesundheitlichen Vorteilen der Methode und ihrer positiven Wirkung auf die Psyche. An diesem Beispiel lässt sich aufzeigen, dass Kombinationen aus passiven und aktiven Methoden möglich sind.

Hier stelle ich allerdings ausschließlich verschiedene Methoden isoliert vor. Dem Schlafen (Nacht- und Mittagschlaf) als Erholungsmethode sind eigene Kapitel gewidmet (s. S. 7 ff. und 25 ff.). Zudem hat die nachfolgende Aufstellung keinen Anspruch auf Vollständigkeit. Einzelne Methoden werden in der Forschung kontrovers diskutiert, weshalb ich die Aussagen überwiegend durch Übersichtsarbeiten und nicht nur durch einzelne Studienergebnisse untermauert habe. Maßgeblich für den Erfolg jeder

Erholungstechnik ist darüber hinaus die Qualität ihrer Anwendung, d. h., dass Unterschiede in Abhängigkeit von Personen, Behandlungsform und Materialien vorkommen. Auch konnte häufig beobachtet werden, dass Menschen auf eine Methodik ansprechen und andere nicht, obwohl es scheinbar keine Unterschiede in der Art der Durchführung gibt. Über die wissenschaftlichen Erkenntnisse hinaus macht dies die eigene Beobachtung und Einschätzung der Effekte für dich persönlich umso wichtiger.

Bevor wir in einzelne passive Regenerationstechniken einsteigen, kann ich dir die großangelegte Übersichtsarbeit von Cullen und Kollegen (2021) ans Herz legen, die übergreifend zahlreiche Methoden der Erholung nach sportlicher Aktivität auf Grundlage der existierenden Forschung im Hinblick auf Wirksamkeit untersucht hat und damit einen guten Überblick liefert.

## 17.1 KRYO

Kälte- oder Eisbäder kommen hauptsächlich im Leistungssport nach intensiven Wettkämpfen und Trainings zum Einsatz, um die Regeneration zu beschleunigen. Wer diese Art von Kältebad mit kaltem Duschen vergleicht, hat ein falsches Bild von der Intensität. So zeigt die Übersichtsarbeit eines brasilianischen Forscherteams, dass die besten Ergebnisse für eine unmittelbare und anhaltende Regeneration bei Wassertemperaturen von 11–15 °C und einer Dauer von 11–15 Minuten erzielt werden (Machado et al., 2016).

Insbesondere nach starken körperlichen Anstrengungen kann der Temperaturwechsel schmerzhaft sein und führt zu einem schnellen Zusammenziehen der Gefäße (Vasokonstriktion). Bei kleinen Mikrotraumen (feinste Verletzungen) in der Muskulatur werden auf diese Weise lokale Entzündungsreaktionen reduziert und der gesamte Zellstoffwechsel verlangsamt. Auch der Abtransport wird durch die kälteinduzierte Kompression der Gefäße begünstigt. Verlässt die Person das Eisbad, entsteht der gegenteilige Effekt und die Weitstellung der Gefäße begünstigt den Zufluss sauerstoffreichen Bluts über die Kapillaren.

Wissenschaftliche Studien der Loughborough-Universität in Schottland belegen für Pendelläufe, dass die Kryo-Methode die Regeneration der Muskulatur beschleunigt, ihre Funktion fördert und die belastungs-induzierten Schäden an den Muskeln verringert (Bailey et al., 2007). Eine skandinavische Studie kommt zu dem Ergebnis, dass von den entspan-nungsfördernden Wirkungen der Kälteanwendungen Verbesserungen für die Leistungsfähigkeit und das Wohlbefinden bei Athlet:innen aus-gehen können (Ahokas et al., 2019). Darüber hinaus belegt ein systema-tischer Review, dass Kältetherapie das allgemeine Ermüdungsempfin-den nach der Belastung herabsetzt und die neuromuskuläre Regeneration nach unterschiedlichen sportlichen Belastungen verbessert (Diong & Kamper, 2014). Auch kann die Methode Muskelkater reduzieren, indem der durch Flüssigkeit in den Muskelfasern entstandene Gewebedruck re-duziert wird, was wiederum auf die Verengung der Gefäße zurückzufüh-ren ist und den Symptomen des Muskelkaters entgegenwirkt. Aber nicht alle Untersuchungen kommen zu eindeutig regenerationsfördern-den Ergebnissen und einige Studie können im jeweiligen Forschungs-kontext keine oder kaum positive Effekte nachweisen.

Grundsätzlich hängen die Auswirkungen der Kältetherapie im hohen Maße von Art und Frequenz vorangegangener sportlicher Belastungen beziehungsweise einer Belastungsserie ab. Diese können sowohl durch die spezifischen Anforderungen einer Sportart, das Leistungsniveau ei-ner Person, die Häufigkeit auftretender Belastungen sowie deren Dauer deutlich variieren als auch davon abhängig sein, ob eine Person als „Re-sponder oder Non-Responder" auf die Methodik anspricht oder nicht. Die Übersichtsarbeiten von Bleakley und Kollegen, Costello und Kolle-gen sowie Allan und Kollegen liefern einen klaren Stand der aktuellen wissenschaftlichen Forschung (Allan et al., 2022; Bleakley et al., 2012; Costello et al., 2015). Für aussagekräftige Rückschlüsse werden aber noch systematische und qualitative Forschungsarbeiten benötigt.

Neben Eistonnen und anderen Vorrichtungen, in die Athleten bis zum Hals eintauchen können, gibt es Möglichkeiten der lokalen Anwendung der Kryotherapie durch Kältemanschetten oder -hosen.

Darüber hinaus kann der regelmäßige Einsatz der Kryotherapie die Ab-wehrkräfte fördern und Einfluss auf die mentale Stärke haben. Weiter wird die Kryotechnologie heutzutage in der Schönheitsbranche einge-setzt, da der lokale Einsatz von Kälte nach einem bestimmten Schema dazu beitragen kann, Fettzellen zu zerstören. Dieser von den Anwender:innen gewünschte Effekt führt zu einer Modulation des Körpers, wobei die abgebauten Fettzellen ähnlich wie bei chirurgischen Maßnahmen unwiederbringlich weg sind. Allerdings ist die Methode ohne gesunden Lebenswandel und körperliche Aktivität nicht so nachhaltig wie vielleicht erhofft. Denn selbst wenn Fettzellen abgestorben sind, kann der Körper neue bilden/befüllen und wird dies bei übermäßiger Kalorienzufuhr weiter tun, indem die überschüssigen Kalorien eingelagert werden.

## Info ⓘ

Für alle Arten der Kälteanwendung gilt, dass relative und absolute Kontraindikationen zu berücksichtigen sind, die mit der Körperregion und Dauer der Kälteanwendung sowie der Temperatur in Verbindung stehen. Zu den relativen Kontraindikationen zählen unter anderem Thermoregulationsstörungen, offene Wunden, Bluthochdruck und Kälteabneigung. Absolute Kontraindikationen stellen z. B. Nesselfieber, Kälteintoleranz, Nervenschäden, spezifische Durchblutungsstörungen sowie Gefäßerkrankungen dar.

## 17.2 WECHSELBÄDER

Bei dieser Bäderform ist der entscheidende Aspekt, dass ein Wechsel aus kalten und warmen Anwendungen stattfindet, was jeder einfach zuhause umsetzen kann, indem er unter der Dusche die Temperaturen zum Start und zum Ende des Duschens kurz wechselt.

Bei allen Formen der Kälteanwendungen ist hervorzuheben, dass sie einen wichtigen mentalen Baustein haben. Es kostet die meisten Menschen Überwindung, die warme Dusche mit einer kühlen Erfrischung zu beenden. Diese mentalen Effekte können als zusätzlicher wichtiger Erfolgsbaustein und positive Wirkung gewertet werden. Schließlich ist der plötzliche Temperaturwechsel ein Stressor, den die Person mental und physisch kompensieren muss. Gelingt ihr das regelmäßig, wird das

Unbehagen für die kühle Erfrischung abnehmen, was sich unter anderem in einer vermindert schnellen Atmung und geringer Muskelanspannung äußert und damit dazu beiträgt, stressresistenter zu werden.

Wechselduschen und -bäder fördern die Durchblutung. Sie regen den Kreislauf an und stimulieren das Immunsystem. In der modernen Gesellschaft haben Temperaturschwankungen durch gut beheizte Räume und Bekleidung deutlich abgenommen. Einige Experten gehen davon aus, dass dieser Umstand die wichtigen Reize auf das Gefäßsystem, das sich bekanntermaßen bei Kälte regulierend zusammenzieht, massiv reduziert hat. Als Folge fehlen dem Körper die zentralen regulatorischen Vorgänge, um diese Eigenschaft des Gefäßsystems und seine Anpassungsfähigkeit zu trainieren. Wechselduschen können ein guter Trainingsrahmen sein. Ob nach einem Saunaaufguss oder am Ende einer warmen Dusche, die kurze Abkühlung, die manchen ein hohes Maß an Überwindung abverlangt, wirkt positiv auf die Willenskraft und tut der Gesundheit gut. Nach dem Sport ist die Methode allerdings weniger wirkungsvoll, da das warme Wasser dem Effekt der Gefäßverengung entgegensteht und somit den Abtransport von Stoffwechselzwischenprodukten behindert. Zum anderen erfolgt die Abkühlung meist bei zu „hohen" Temperaturen und zu kurzer Dauer. Demnach sind Wechselduschen ein Erfrischungseffekt, Immunkick sowie ein kleines Gefäß- und Mentaltraining.

## 17.3 KOMPRESSION

Den Effekt der Kompression macht man sich seit vielen Jahren hauptsächlich im medizinischen Kontext zunutze. Durch äußeren Druck wird der venöse Rückstrom angeregt und damit sollen Schwellungen nach Verletzungen reduziert, der Abtransport aus entzündetem Gewebe unterstützt und im Allgemeinen das Thromboserisiko unter verschiedenen Bedingungen gesenkt werden.

Im Sport versucht man, damit den Rückfluss von sauerstoffarmem Blut und Stoffwechselzwischenprodukten zu verbessern, um im Umkehrschluss die Muskeln schneller mit sauerstoff- und nährstoffreichem Blut zu versorgen. Allerdings herrscht in der Forschung große Uneinigkeit über die Wirksamkeit der Methode.

Ein Forscherteam der Universität Wuppertal wollte Licht ins Dunkel bringen (D. P. Born et al., 2013). Von insgesamt 423 vorhandenen Studien konnten die Wissenschaftler 31 in die Auswertung einbeziehen, da sie die festgelegten Gütekriterien erfüllten. Die Analyse brachte zum Vorschein, dass Kompressionsbekleidung bei hochintensiven Ausdauer-, Sprint- und Sprungbelastungen sowie bei Kraft- und Schnellkrafteinheiten positive Effekte hat. Dies zeigte sich in einer geringeren Laktatkonzentration nach den intensiven Belastungen. Laktat (Milchsäure) entsteht bei hohen Belastungsintensitäten als Stoffwechselzwischenprodukt und ist ein Aspekt des anaeroben Energiestoffwechsels. Darüber hinaus fielen Muskelschwellung und subjektives Schmerzempfinden der Sportler geringer aus. Kein Einfluss konnte hingegen **während** der Belastung auf Herzfrequenz, Schlagvolumen oder Blutlaktatkonzentrationen nachgewiesen werden. Auch auf das subjektive Belastungsempfinden und die maximale Sauerstoffaufnahme (VO2max) hatte die Kompressionsbekleidung keinen Einfluss.

Da die Anlässe für den Einsatz von Kompressionsbekleidung außerhalb der Medizin sehr vielfältig sind, ist es schwer, wissenschaftlich fundierte Aussagen über den grundsätzlichen Erholungseffekt im alltäglichen Einsatz zu treffen. Aufgrund der zuvor beschriebenen hochintensiven Belastungsreize ist eher davon auszugehen, dass die Effekte, wenn überhaupt, minimal ausfallen. Auf der anderen Seite kannst du dir sicher sein, eine Studie zu finden, die einen Nutzen für erholsamen Schlaf findet. Zu guter Letzt kann der Placeboeffekt und damit eine erwartete oder empfundene Form der Verbesserung tatsächlich eine positive Wirkung hervorrufen. Damit spricht in diesem Kontext nichts dagegen, Kompression für sich zu nutzen, sofern keine Kontraindikationen bestehen.

## 17.4 HYPOXIE- ODER HÖHENTRAINING

Bereits seit den Olympischen Sommerspielen 1968 in Mexiko-Stadt kennt man den positiven Einfluss von Höhentraining auf die sportliche Leistungsfähigkeit und setzt ihn seither systematisch für die Trainingsvorbereitung von Athleten ein. Insbesondere die Erfolge im Ausdauersport bei Langstreckenläufern aus Hochländern wie Kenia und Äthiopien finden einen der entscheidenden Erfolgsbausteine im vorherrschenden Höhenklima. Für Leistungssportler aus dem Flachland ein klarer Nachteil, wenn man so will, weshalb regelmäßig Trainingslager bei über 2.000 Meter Höhe durchgeführt werden. Ohne auf die einzelnen Aspekte des Höhentrainings einzugehen, möchte ich auf eine Methode verweisen, die es Menschen ohne hohe Berge und ständige Reisebereitschaft ermöglicht, die Vorteile des Höhentrainings zu nutzen: intermittierende Hypoxie.

Was ist Hypoxie? In der Höhenluft nimmt die Konzentration von Sauerstoff ab. Bei 2.000 Metern Höhe sind es nur noch etwa 16 % Sauerstoff statt den sonst üblichen etwa 21 %. Die Reduktion der wichtigen Sauerstoffmoleküle veranlasst den Organismus, sich zu ökonomisieren, indem er vermehrt rote Blutkörperchen zum Sauerstofftransport bildet. Dieser Effekt tritt nach einer bis mehreren Wochen Aufenthalt in der Höhe ein. Darüber hinaus verbessert der Körper auf zellulärer Ebene seine Kapazitäten, indem Kraftwerke in den Zellen (Mitochondrien) mit geringer Leistung durch leistungsfähige neue ersetzt werden. Auch auf neurophysiologischer Ebene entstehen Effekte, auf die wegen der Komplexität hier nicht näher eingegangen wird.

Höhentraining geht aber auch ohne Berge. Dafür werden technische Lösungen eingesetzt, bei denen in Kammern die Zusammensetzung der Luft an Höhenlagen angepasst wird. Abgesehen von ganzen Räumen bzw. Kammern können mobile Lösungen eingesetzt werden, bei denen die modifizierte Umgebungsluft über eine Maske im Liegen oder sogar unter körperlicher Betätigung (Ergometer oder Laufband) eingeatmet werden kann. Damit entfallen Reise und Unterbringung in Höhenlagen sowie die unter Umständen schwierigeren Trainingsbedingungen. Denn die Höhenluft macht ein Training erstmal ineffizienter, was auch mit der höheren Herz- und Atemfrequenz zusammenhängt. Naturgemäß

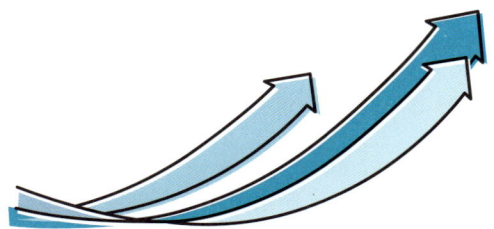

fallen dadurch die Belastungsintensitäten geringer aus oder regenerationsaufwendigere Trainingspensen werden bereits früher erreicht. Eine Variante ist, dass die Trainingseinheiten „im Tal" absolviert werden und „nur" das Schlafen in Höhenlage stattfindet (train low, sleep high).

Wie profitiert der Alltagsmensch? Obwohl das intermittierende Hypoxietraining bereits auf über 20 Jahre Forschung zurückblickt, sind die Übersichtsarbeiten für gesunde Menschen rar gesät. Zudem muss man festhalten, dass die Methode bei bestimmten Krankheiten, wie z. B. soliden Tumoren, kontraproduktiv sein kann. Wir konzentrieren uns aber auf gesunde Menschen und können in diesem Zusammenhang die Übersichtsarbeit von zwei Wissenschaftlern aus dem Jahr 2014 zugrunde legen (Navarrete-Opazo & Mitchell, 2014). Diese zeigt, dass moderate Hypoxieprotokolle mit einer Sauerstoffkonzentration von 9–16 % und überschaubaren Zyklen von 3–15 pro Tag positive Gesundheitseffekte haben. Werden hingegen Hypoxieprotokolle mit Sauerstoffanteilen zwischen 2 und 8 % und 48 bis 2.400 Episoden pro Tag absolviert, resultiert dies meist in negativen (pathogenetischen) Ergebnissen. Geringe Dosen der Hypoxie sind hingegen auch für chronisch Kranke eine einfache, sichere und effektive Behandlungsmethode. Gleichzeitig untermauern die Ergebnisse der Autoren, wie wichtig eine vernünftige Dosis, eine fundierte Anamnese und eine professionelle Anleitung für ein solches Training sind, was insbesondere für Menschen ohne Hintergrundwissen gilt.

Von moderaten Hypoxieanwendungen können gesunde Nicht- oder Hobbysporttreibende profitieren, indem die Anzahl leistungsstarker Mitochondrien zunimmt, eine verbesserte Sauerstoffversorgung der Gewebe und eine bessere Funktion des Immunsystems erreicht werden. Unter Hypoxiebedingungen nimmt die sympathische Aktivität zu, weshalb der Wechsel aus Phasen mit reduziertem und normalem Sauerstoffanteil der Atemluft sich als Stimulation des Nervensystems gut eignet. Die reine Hypoxie hingegen würde die Aktivität des Parasympathikus reduzieren.

## 17.5 UNTER- UND ÜBERDRUCK

An der Deutschen Sporthochschule in Köln forschte ich mehrere Jahre an der Schwerelosigkeit. Ich war nicht nur für die Parabelflüge des Instituts mitverantwortlich, sondern nutzte auch eine Konstruktion mit der Bezeichnung „LBNP" (lower body negative pressure), die schon in den Diensten der Astronauten auf der ISS stand. Vereinfacht ausgedrückt, handelt es sich um eine Röhre, die aus Platzgründen wie eine Art Ziehharmonika zusammengeschoben werden kann und aus feuerfestem Material besteht. Die Konstruktion bietet Platz für eine erwachsene Person, die sich bis zur Hüfte problemlos hineinlegen kann. Am Ende der Röhre wird eine Art „Spezialstaubsauger" angeschlossen, der gemäß den Einstellungen einen Unterdruck in der Röhre aufbaut, diesen konstant halten oder an ein bestimmtes Protokoll mit wechselnden Vorgaben anpassen kann. Der Unterdruck sorgt dafür, dass das Blutvolumen in die unteren Extremitäten gezogen wird.

Solche Verfahren werden in der Medizin eingesetzt, um die periphere arterielle Verschlusskrankheit, das diabetische Fußsyndrom, das postthrombotische Syndrom und sekundäre Lymphödeme zu behandeln sowie grundsätzlich passive Gefäßtrainings durchzuführen. Nach Operationen kann durch den Einsatz von Unterdruck der Heilungsprozess begünstigt werden.

Das Verfahren heißt intermittierende Vakuumtherapie (IVT). Es beschreibt die eingesetzte Technik, denn statt nur Unterdruck zu erzeugen, können je nach Ziel Programme mit einem Wechsel aus Unter- und Überdruck absolviert werden. Zunächst sorgt das Gerät für eine erhöhte Blutzirkulation in den unteren Extremitäten. Ohne Unterdruck oder bei Überdruck werden der venöse Rückfluss sowie der Lymphfluss angeregt. Eine Zunahme der Kapillarisierung und die Reduktion von Schmerzen gilt ebenfalls gemeinhin als belegt. Die verbesserte Durchblutung fördert den Heilungs- und Regenerationsprozess. IVT hat außerhalb der Medizin inzwischen einen festen Platz im (Profi-)Sport und Wellnessbereich, wo Effekte einer intensiven Lymphdrainage das Bindegewebe stärken und den Fettabbau unterstützen. Der Effekt der verbesserten Kapillarisierung auf die Ausdauerleistungsfähigkeit und Kraftentwicklung ist ebenfalls von Bedeutung. Dennoch bleibt IVT vornehmlich eine Therapieform. Die Dauer einer einzelnen Anwendung liegt in der Regel zwischen 30 und 40 Minuten.

# 17.6 SCHRÖPFEN

Bereits vor über 5.000 Jahren wurde Schröpfen als Massagetherapie eingesetzt und ist als Konzept in Ländern wie Indien, Ägypten und China fest verankert. Wie eine Art Saugglocke wird in Gläsern ein Unterdruck erzeugt, der auf der Haut dazu führt, dass sie angesaugt und dadurch angehoben wird. Durch diese Technik entstehen die typischen roten Flecken auf der Haut, die, abhängig von Dauer und Intensivität, noch Tage nach der Therapiesitzung zu sehen sein können.

Im Grunde stimuliert die Methode des Schröpfens das Bindegewebe in einer anderen, aber doch ähnlichen Wirkungsweise wie bei einer Faszienmassage. Durchblutung und Lymphfluss werden angeregt und Verklebungen im Bindegewebe gelöst. Damit können auch Narben und deren Auswirkungen unterstützend behandelt werden.

Schröpfen kann die Regeneration nach körperlicher Belastung fördern und außerdem ein Ausgleich für die Folgen einseitiger Körperhaltungen sowie anhaltenden Sitzens sein. Zudem können die Steigerung des allgemeinen Wohlbefindens sowie die Verbesserung des Energieflusses entlang der Meridiane von geschulten Personen zuverlässig erreicht werden. Selbst die Stimulation bestimmter Organe in direkter und indirekter (reflektorischer) Form zählt zum Repertoire der Therapeuten.

Die Methode kann die Regeneration und Erholung von Menschen positiv beeinflussen. Wichtig ist jedoch, sich nicht nur mit den positiven Eigenschaften des Schröpfens auseinanderzusetzen. Wie alle Verfahren hat auch diese Kontraindikationen und sollte weder bei Blutgerinnungsstörungen, entzündlichen Prozessen oder Wunden noch bei Tumoren, Tuberkulose oder Sonnenbrand eingesetzt werden. Frisch operierte Menschen sollten ebenso Abstand von der Methode nehmen sowie Menschen, die kürzlich von einem Schlaganfall oder Herzinfarkt betroffen waren. Eine Schwangerschaft gilt ebenfalls als Ausschlusskriterium.

# 17.7 BINAURALE KLÄNGE

Jedem ist bewusst, dass die Herzfrequenz, abhängig von der psychischen und physischen Belastung, höher oder niedriger ist. Auch das Gehirn passt seine Frequenz an, was mittels eines Elektroenzephalogramms (EEG) anhand der Gehirnwellen gemessen werden kann. Unter hoher Anspannung und bei sprichwörtlich rasenden Gedanken liegt die Frequenz oft bei etwa 30 Hz, im Tiefschlaf hingegen, wenn wir körperlich und geistig komplett runterfahren, können Frequenzen von wenigen Hertz erreicht werden. Da Gehirnwellen durch psychischen Stress beeinflusst werden, kann als Folge die Leistungsfähigkeit des Gehirns abnehmen. An dieser Stelle können binaurale Klänge wie ein Taktgeber positiv zur Synchronisation der Gehirnwellen beitragen. Dafür werden den Ohren über Kopfhörer unterschiedliche Frequenzen geboten. Da die Frequenz zwischen dem rechten und linken Ohr abweicht, erkennt das Gehirn automatisch die Differenz, die wiederum den Takt der Gehirnwellen stimuliert. In Ruhepausen des Verstandes, bei denen betroffene Personen entspannt sind, treten vorzugsweise Alpha-Wellen auf. Während eines konzentrierten Zustands befindet sich das Gehirn im Bereich der Beta-Wellen. Jeder Bereich hat seine spezifischen Frequenzen, die wir uns im 3×3-Konzept zunutze machen, um Phasen der Fokussierung oder der Entspannung zu unterstützen. Mittlerweile konnte der positive Einfluss auf Stress, Angstzustände und sogar Depressionen nachgewiesen werden (Garcia-Argibay et al., 2019a; Hautus et al., 2021). Ebenso konnten stimmungsaufhellende und konzentrationsfördernde Effekte belegt werden. Eine Studie meiner Kollegen an der Deutschen Sporthochschule in Köln zeigte, dass durch binaurale Klänge sogar der Schlaf gefördert werden kann (Abeln et al., 2014).

*Binaurale Klänge*

Gerne stelle ich dir hiermit einen Impuls der 3×3-Formel® aus der Sammlung binauraler Klänge zur Verfügung, die eigens für dieses Konzept komponiert und entwickelt wurden.

## 17.8 MASSAGE

Während die Faszienmassage eine aktive Form der Erholung ist (s. S. 98 f.), werden andere Massagearten meist von geschulten Personen durchgeführt und können auf mehreren Ebenen als entspannungsfördernd gelten. Eine Metastudie von Wissenschaftlern der Universität

Saarbrücken in Kooperation mit den Universitäten Mainz, Bochum, Queensland und dem Fraunhofer Institut zeigt, dass ein regenerationsfördernder Effekt von Massagen mit kürzerer Dauer (5–12 Minuten) ausgehen kann (Poppendieck et al., 2016). Die Autoren gehen davon aus, dass die Effekte für die kurzfristige Erholung größer ausfallen, wenn Massagen bis 10 Minuten Dauer durchgeführt werden, wohingegen Erholungseffekte bei Massagen von 20 Minuten und mehr weniger wirkungsvoll zu sein scheinen. Die regenerationsfördernde Wirkung der Massagen ist für gemixte Belastungen (Kraft, Schnelligkeit und Ausdauer) bei hohen Intensitäten größer als bei reinen Ausdauer- oder Krafteinheiten. Außerdem zeigen die Ergebnisse in der Tendenz einen höheren Benefit für untrainierte Personen im Vergleich zu trainierten Athleten.

Eine weitere Metaanalyse kommt bei der zusammenfassenden Betrachtung von 11 Forschungsarbeiten mit insgesamt 504 Proband:innen zu dem Ergebnis, dass Massagen nach intensiven körperlichen Belastungen eine effektive Methode sein können, um die Regeneration zu beschleunigen (Guo et al., 2017). Dies zeigt sich in signifikant reduzierten Muskelschmerzen nach intensiven Trainingseinheiten für Zeitfenster nach 24, 48 und 72 Stunden. Darüber hinaus waren Studienteilnehmer:innen mit Massagen nach intensiven Belastungen in der Lage, in Tests höhere Kraftwerte zu produzieren, und wiesen geringe trainingsspezifische Entzündungswerte (Kreatinkinase, CK) im Blutserum auf, die ebenfalls als ein Kriterium für eine bessere Erholung stehen können.

Allerdings kann eine Massage von alltagsbelasteten Personen auch „nur" unter Wohlfühlgesichtspunkten als erholsam wahrgenommen werden. Damit sind wir bei den psychischen Aspekten von Massagen angekommen, die neben einem allgemeinen Wohlgefühl eine Tiefenentspannung begünstigen können. Viele Menschen profitieren von der passiven Form der Behandlung, bei der sie selbst vollständig zur Ruhe kommen können.

# Info ℹ️

Als physiologische Faktoren können, abhängig von der Quali-
fikation und der Art der Massage,

- eine verbesserte Durchblutung,
- ein angeregter Lymphfluss,
- eine erhöhte Sauerstoff- und Nährstoffsättigung bestimmter
  Körperpartien sowie
- ein verbesserter Abtransport von Stoffwechselprodukten
  erzielt werden.

Weiter kann eine Massage zur Erwärmung der Muskeln und ihrer
Lockerung eingesetzt werden, um die Beweglichkeit zu steigern,
und die Auflösung von Verspannungen, Verhärtungen und Verklebungen verbessert die Funktion betroffener Gewebe. Regelmäßige
Massagen fördern gleichzeitig das Körpergefühl, da auf diese Weise Feedback zu beanspruchten Körperregionen gewonnen werden
kann. Von intensiven Massagen, bei denen tief und punktuell in die
Muskeln reingegangen wird, sollte nach intensiven sportlichen
Anstrengungen Abstand genommen werden, da diese feine Verletzungen in der Muskulatur verstärken können und damit ein gegen-
teiliger Effekt auf die Regeneration ausgeübt wird.

## > Alternative: Kinesiotape-Anwendugen

Wer nach intensiven Trainingsbelastungen statt auf Massagen
auf Personen mit Expertise im Kinesio-Taping zurückgreifen
kann, profitiert laut einer Metastudie in Bezug auf die Regeneration (Lin et al., 2021). Während Kreatinkinase-Werte bereits
nach 24 Stunden geringer ausfielen, ergaben sich für trainings-
induzierte Muskelschmerzen erst nach 48 Stunden und für
Kraftmessungen erst nach 72 Stunden verbesserte Erholungs-

werte. Damit können Kinesio-Tapes als elastische Textilklebebänder zur Applikation auf der Hautoberfläche eine weitere Möglichkeit zur Verbesserung der Erholung darstellen, die, sofern sie korrekt platziert sind, über Tage getragen werden und wirken können.

## 17.9 AKUPRESSUR

Mit ihrem Ursprung in der Traditionellen Chinesischen Medizin (TCM) zählt die Druckmassage zu einer der ältesten Heilmethoden. Nach meiner Einschätzung kann die chinesische bzw. fernöstliche Medizin, anders als die westliche, konkreter auf langfristige Leiden, sprich: chronische Erkrankungen, wirken. Hierzulande werden dauerhafte Erkrankungen oft medikamentös eingestellt, es wird versucht, ein Fortschreiten der Erkrankung zu unterbinden und die Symptome zu mildern. Dies führt allerdings selten zu einer Umkehr des Erkrankungsprozesses, für den Ursachenforschung, physische und psychische Belastungen sowie daraus resultierende Lebensstilveränderungen unausweichlich sind.

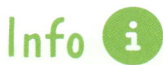

## Info

Moderne westliche und traditionelle fernöstliche Medizin könnten sich hervorragend ergänzen. Ich wünsche mir, dass Menschen zum einen frühzeitig und damit prophylaktisch an ihrer Gesundheit wirken und zum anderen die Bereitschaft vorhanden ist, nebst medizinisch notwendigen Maßnahmen einen entscheidenden Beitrag durch das eigene Zutun zu leisten.

Die Akupressur ist eine Stimulation durch Druck von bestimmten Punkten zur Förderung des Energieflusses. Die Verknüpfung sogenannter Energiepunkte und ihre Anregung können dabei Einfluss auf bestimmte Organe sowie das Nervensystem und damit den allgemeinen Erregungszustand haben. Auf diese Weise können Schmerzen gemindert und Stress reduziert werden. Der Druck auf die jeweiligen Punkte kann entweder mit Daumen, mehreren Fingerkuppen, Ellenbogen, Knie, Fuß oder anderen Hilfsmitteln erzeugt werden. Auf japanisch wird das prophylaktische Heilverfahren „Shiatsu" genannt. Ich selbst habe vor vielen Jahren regelmäßig einen erfahrenen Therapeuten aufgesucht und von den Behandlungen sehr profitiert. Grundsätzlich empfehle ich, wie bei jeder Methode Expert:innen der jeweiligen Disziplinen zu konsultieren.

## > Alternative: Akupunktur

Während Akupressur eher noch im Kontext einer Massage gesehen werden kann, zeigen sich aus der Methodik der Akupunktur deutliche Verbesserungen für die Regeneration nach intensiven körperlichen Belastungen. Die positiven Eigenschaften von Akupunktur auf die Erholung werden in einer Übersichtsarbeit von Huang und Kollegen dargestellt (Huang et al., 2020). Die sechs eingeschlossenen Forschungsarbeiten belegen bei den Proband:innen geringere Schmerzen in der trainierten Muskulatur für die Messzeiträume 24, 48 und 72 Stunden nach Anstrengung, die zum Ende des Beobachtungszeitraum nach 72 Stunden am deutlichsten ausfielen. Darüber hinaus wurden geringere Kreatininkinase-Werte als Entzündungsmarker mit Akupunktur gemessen, während die erzielten Werte aus Krafttests höher ausfielen.

## > Akupressurpunkte zur Selbstbehandlung

Einige Druckpunkte, die deine Regeneration fördern, kannst du selbst stimulieren. Beachte bitte, dass die jeweiligen Energiepunkte nie isoliert nur eine Wirkung erzeugen und grundsätzlich keine medizinische Diagnose oder Behandlung ersetzen können.

Sollte bei der Stimulation eines Punktes Unwohlsein entstehen, empfehle ich dir, die Massage in diesem Bereich zu unterbrechen oder im ersten Schritt den Druck zu reduzieren, denn deine subjektiven Eindrücke sollten wahrgenommen und es sollte angemessen darauf reagiert werden. Damit sind wir bei meinem Hauptanliegen: Ich möchte dir nahebringen, wie wichtig dein Körpergefühl und deine innere Verbindung sind, um

eine gute Balance zwischen Anforderung und Erholung zu erreichen. Der Vorteil der Akupressur besteht darin, dass der Druck
großflächiger und damit weniger zielgenau als bei der Akupunktur erfolgen kann. Als Laie und bei Schwierigkeiten, die genaue
Lokalisierung des Punktes sicherzustellen, empfiehlt es sich,
den Druckpunkt ein paar Mal leicht zu versetzen oder leichte
kreisende Bewegungen durchzuführen. Für die Massage
kannst du die Fingerkuppen von Daumen und Zeigefinger einsetzen und bist mindestens zu Beginn auf keinerlei weitere
Hilfsmittel angewiesen. Die Selbstbehandlung gilt für Einsteiger als unbedenklich. Schwangere sollten allerdings darauf
verzichten, Akupressurpunkte zu stimulieren, die in Verbindung mit der Gebärmutter stehen. Außerdem sollte die Druckmassage nicht auf entzündeten Körperstellen angewendet
werden.

Grundsätzlich gilt für die Behandlungsdauer: lieber mehrfach täglich und dafür nur einen kurzen Moment. Effekte können bereits nach 30 Sekunden Stimulation entstehen. Intensive Punkte lieber sanft stimulieren, weniger empfindliche
Stellen können etwas stärker gedrückt und massiert werden.

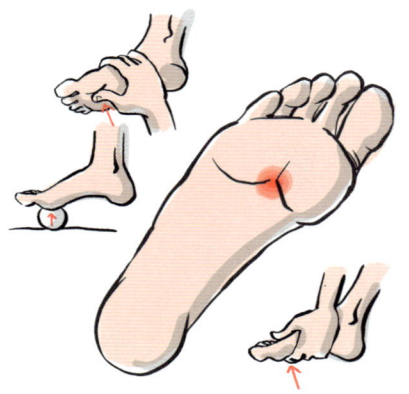

### 17.9.1 NI 1

Der Akupressurpunkt befindet sich an
der Unterseite des Fußes, wo Groß- und
Kleinzehenballen aneinanderstoßen.
Dieser Bereich ist in der Fußreflexzo-
nenmassage bekannt. Seine Stimulation
unterstützt den Energieausgleich und
hilft bei Schock, Krämpfen und Stress.

### 17.9.2 NI 27

Der Akupressurpunkt befindet sich zwischen Schlüsselbein und erster Rippe, etwa drei Finger vom Brustbein nach außen in Richtung Schulter. Bei Stimulation unterstützt er den Ausgleich zwischen den beiden Gehirnhälften, fördert die Konzentration und hilft bei Schlafstörungen.

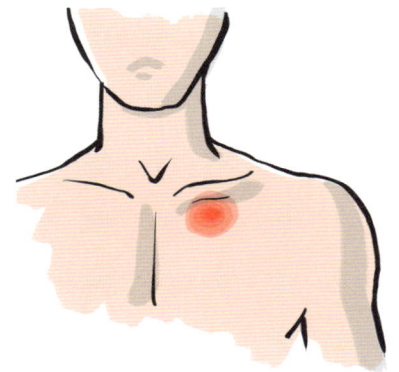

### 17.9.3 DI 04

Der Akupressurpunkt befindet sich in der Mitte zwischen Daumen und Zeigefinger, wo sich Mittelhand- und Daumenknochen tasten lassen. Dazwischen ist die weiche Grube als Druckpunkt zu nutzen. Um den genauen Punkt zu finden, kannst du Daumen und Zeigefeiger aneinanderlegen und zusammendrücken. Dabei bildet sich ein kleiner Hügel, dessen höchste Erhebung dein Akupressurpunkt ist. Für die Druckmassage befindet sich der Daumen am besten oberhalb und der Zeigefinger unterhalb der Hand, um Gegendruck zu erzeugen. Wird dieser Bereich stimuliert, hilft er bei Kopfschmerzen und steifem Nacken sowie Schwindel. Der starke Bezug zur Psyche unterstützt eine Beruhigung des Geistes und reduziert Angstzustände.

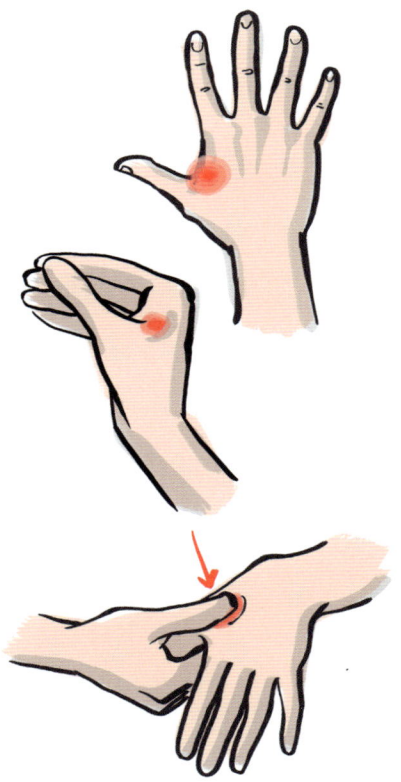

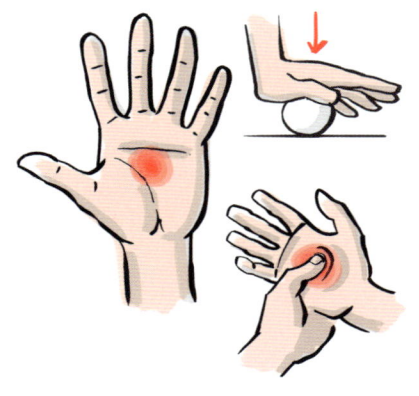

### 17.9.4 KS 8

Der Akupressurpunkt befindet sich in der Mitte der Hand und wird in der Handreflexzonenmassage als Solarplexus-Zone bezeichnet. Seine Stimulation fördert den Energieausgleich und führt zu einer Entspannung. Die Wirkung ist mit der von Punkt Ni 1 identisch.

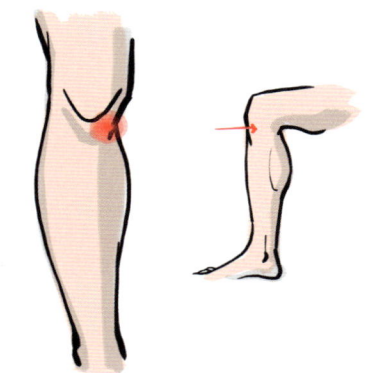

### 17.9.5 GB 34

Der Akupressurpunkt befindet sich unterhalb des Kniegelenks in der tastbaren Grube unter dem Wadenbeinköpfchen an der Außenseite des Unterschenkels. Dieser ist gut spürbar, weil er von den knöchernen Strukturen des unteren Knieplateaus sowie der Schienbein- und Wadenbeinkante eingegrenzt ist. Seine Stimulation hilft bei starken Verspannungen und diversen Muskel- und Sehnenbeschwerden.

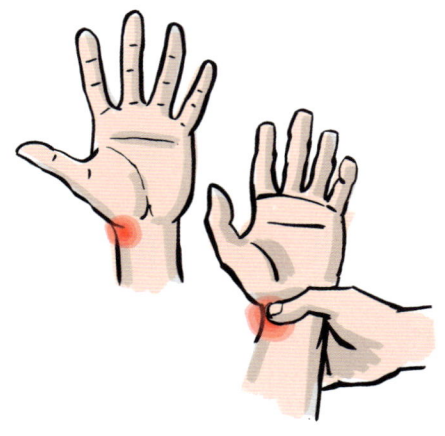

### 17.9.6 LU 9

Der Akupressurpunkt befindet sich in der Handgelenksfalte auf der Daumenseite. Unterhalb der Handgelenksfalte, die gute sichtbar wird, wenn das Handgelenk gebeugt wird, ist der Punkt noch oberhalb des Speichenkopfes zu ertasten. Seine Stimulation hilft bei allgemeinem Energiemangel und Erschöpfung, fördert den Kreislauf und stärkt das Immunsystem.

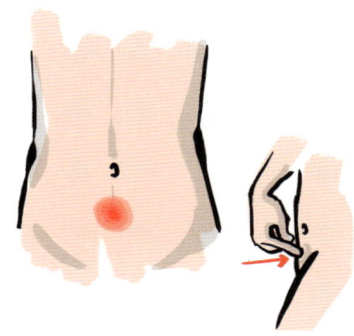

### 17.9.7   KG 6

Der Akupressurpunkt befindet sich am Bauch, etwa 4 Querfinger unterhalb des Bauchnabels.
Die Stimulation kann bei Kraftlosigkeit helfen, Menstruationsbeschwerden lindern, die allgemeine Vitalität steigern, Schwindel reduzieren und die Verdauung fördern.

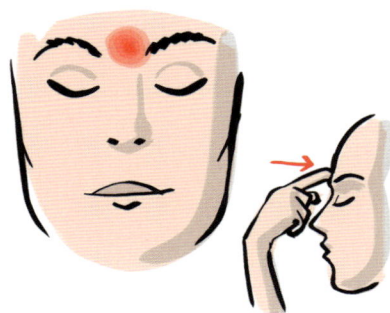

### 17.9.8   YIN-TRANG

Der Akupressurpunkt befindet sich zwischen den Augenbrauen und ist als kleine Delle zu tasten. Wird dieser Bereich durch Halten oder sanftes Massieren stimuliert, reduziert er Stress, Schlafstörungen und Kopfschmerzen und kann die Konzentration fördern.

# Kurz zusammengefasst ✅

Fast die gesamte Bandbreite therapeutischer Behandlungen kann einen positiven Einfluss auf die Erholung haben. Es zählt, was dir persönlich guttut, und kann damit sogar als entscheidendes Kriterium wissenschaftlichen Erkenntnissen vorgezogen werden.

1. Im Hochleistungssport sind spezifische Maßnahmen zur Regenerationsförderung nicht mehr wegzudenken.
2. Mehrere Methoden in therapeutischen Behandlungen sind nachweislich für die Erholung von großem Nutzen.
3. Selbst wenn ein Mensch nicht unmittelbar von großer muskulärer Ermüdung betroffen ist, können anhaltendes Sitzen oder einseitige Körperhaltungen zu Blockaden und anderen Spannungszuständen führen, die durch passive Entspannungsmethoden behandelt werden können.
4. Keine passive Entspannungsmethode ersetzt gesundheitsbewusstes Verhalten und persönliches aktives Engagement im Alltag. Sie sind eine kluge Ergänzung.
5. Der größte Impact für die Erholung liegt immer im eigenen Handeln.

# 18
# ENTSPANNUNGSFOKUS

„Wie ein unausgesprochener Appell sind deine
Gedanken eine mächtige Botschaft,
die großen Einfluss auf deine Gesundheit haben."

Egal, welcher Tätigkeit du nachgehen möchtest, gute Ergebnisse erzielst du immer dann, wenn du dich körperlich und geistig darauf konzentrierst. Es geht darum, alle Energien zu bündeln, was für hohe Ziele fundamental wichtig ist.

Was den meisten Menschen beim Arbeiten bewusst ist, wenn sie sich einen ruhigen Ort suchen oder für ein wichtiges Gespräch zurückziehen oder beim Nachdenken intuitiv umhergehen, ist im Zusammenhang mit Entspannung weniger verinnerlicht. Aber hier gilt es ebenfalls, sich mit allen Sinnen darauf einzulassen. Wer nicht regelmäßig meditiert, besitzt dieses Verständnis leider seltener.

Das beste Beispiel, wie wichtig für eine gute Regeneration körperliche und geistige Ruhe ist, zeigt sich beim Schlafen. Selbst wenn sich eine Person still und bequem ins Bett kuschelt und damit gute körperliche Voraussetzungen zum Schlafen schafft, sind lästige Gedanken ebenso wie spannende Ideen ein garantierter Störenfried. Am Ende sind die Gedanken so hinderlich, dass nicht eine Sekunde an geruhsamen Schlaf zu denken ist. Körper und Geist sind nicht im gleichen Takt oder haben im übertragenden Sinne keinen einheitlichen Nenner. Aber Körper und Geist sind eine untrennbare Einheit und beeinflussen sich gegenseitig. Negative Gefühle oder geistige Anspannung lösen auch körperliche Reaktionen aus, die beispielsweise mit der Ausschüttung von Stresshormonen verbunden sind. In der Folge stellt sich der Körper auf diesen Belastungszustand ein, erhöht die Herz- und Atemfrequenz sowie den

Blutdruck und Blutzuckerspiegel. Das alles sorgt für denkbar ungünstige Erholungsbedingungen.

Stell dir vor, du fährst mit dem Auto und möchtest vor einer roten Ampel zum Stehen kommen. Du nimmst erst den Fuß vom Gas, bevor du die Bremse trittst. Auf keinen Fall bremst du und bleibst gleichzeitig auf dem Gas, weil dies die schlechtesten Bedingungen für einen sicheren Bremsvorgang sind. Wenn du dir jetzt vorstellst, dass Gas und Bremse symbolisch die Bereiche Körper und Geist repräsentieren, dann wird klar, dass sie für gute Ergebnisse harmonieren und ineinandergreifen müssen. Genau in diesem Moment helfen sie dir, das angestrebte Ziel zu erreichen, und begünstigen deine inneren Feedbackprozesse. Anders formuliert: Dann fühlt es sich richtig und stimmig an, was du machst. Überhaupt nur auf diese Weise kann das Gefühl von Leichtigkeit entstehen.

Wenn du einen Powernap machen möchtest, aber im gleichen Moment denkst, dass du noch so viel zu erledigen hast oder was wohl deine Kollegen über dich denken, behinderst du dich in deinem Vorhaben. Wenn du vorhast, einen Spaziergang zu machen, aber gleichzeitig die innere Haltung hast, dass es draußen zu heiß oder zu kalt ist, oder du denkst, dass dir ja schon die ganze Zeit dein Knie wehtut und du es deshalb besser nicht belastest, dann entstehen zwangsläufig in dir selbst Widerstände.

## > Die Macht der Gedankenwelt

Die Hürden in dir selbst sind deine größten und stärksten Blockaden. Nichts anderes wird dich zuverlässiger zurückhalten oder dauerhaft einschnüren. Kaum etwas kann einschüchternder sein als deine innere Haltung zur Gedankenwelt! Du bist nicht nur das, was du isst, sondern auch das, was du denkst. Diese innere Welt wirst du zwangsläufig nach außen kehren. Du wirst für deine innere Haltung im Außen Bestätigung suchen. Darum wähle weise, was du willst. Ich möchte dir nicht nahelegen, alle inneren Widerstände zu ignorieren, aber du sollst sie wahrnehmen und im gleichen Zuge auf ihre Sinnhaftigkeit überprüfen. Dafür frage dich:

- Sind es tatsächlich meine Gedanken?
- Habe ich solche Situationen und die negativen Konsequenzen schon erlebt?
- Möchte ich mein Vorhaben wirklich umsetzen? Ist es mir wichtig genug?
- Stehen meine Handlungen im Widerspruch zu meinen Werten?
- Glaube ich an mich?

Würden alle deine Antworten auf diese Fragen negativ ausfallen, wären das gute Gründe, dein Vorhaben abzuwägen, deinen Kurs anzupassen oder dich komplett neu auszurichten. Die Wahl und die Entscheidung hast du jeden Tag aufs Neue ...

Du könntest dir einen Moment Ruhe nehmen, um dich physisch oder psychisch auf deine Handlungsabsichten vorzubereiten. In diesem Moment bündelst du deine Energie, kommst bei dir selbst an und blendest alles um dich herum aus. Ab diesem Moment geht es um dich und nichts anderes.

Für Erholungen stehen dir z. B. wirkungsvolle Atemtechniken und binaurale Klänge zur Verfügung und für eine hohe Leistungsfähigkeit helfen dir Visualisierungen, Energieposen oder gezielte körperliche Aktivierungen.

Du kannst dich immer in beide Richtungen – für Anstrengungen und Ruhephasen – mit einem körperlichen oder geistigen Schwerpunkt vorbereiten. Fehlt einem Menschen dauerhaft die Fähigkeit, zur Ruhe zu kommen und loszulassen, darf dies als warnendes Zeichen verstanden werden. Möglicherweise macht es Sinn, Hilfe anderer in Anspruch zu nehmen. Der Zustand ständigen Drucks und Getriebenseins stellt auf Dauer ein Gesundheitsrisiko dar.

Bei jedem Vorhaben ist auf die eigene Wortwahl zu achten: was ein Mensch sagt und was er denkt. Überlegt eine Person beispielsweise, mit einem guten Freund oder einer guten Freundin eine Runde Wellness zu machen, und sagt im gleichen Zuge zu sich selbst, dass sie „aber" noch den Vortrag vorbereiten muss, suggeriert sie in ihrem Gehirn eine beinahe unüberwindbare Hürde. „Aber" bedeutet, dass sich dieser Mensch entscheiden muss, denn beides gleichzeitig geht nicht. Entscheidet sie sich dennoch für Wellness, hat sie wahrscheinlich die ganze Zeit im Kopf, dass sie eigentlich wichtigen Arbeiten nachgehen müsste.

Natürlich gibt es Dinge mit hoher Priorität, und wenn ein Mensch die scheinbar widersprüchlichen und unvereinbaren Vorhaben mit einem „und" verbindet, nimmt er die geistige Blockade und könnte sich im genannten Beispiel dafür entscheiden, nur einige Stunden im Wellnessmodus zu verbringen, etwas später nachzukommen oder, abhängig vom Typ und der Einstellung, sich erst Entspannung gönnen, um dann gut erholt ans Werk zu gehen.

Ich lade dich ein, mit mir zur Kraft der Gedanken diese wichtigen mentalen Prozesse ausführlicher kennenzulernen, um mit dem notwendigen Bewusstsein und einer klaren Entscheidungsgrundlage das eigene Handeln festzulegen und bereits mit einfachen Schritten die Grundlage für große Veränderungen zu schaffen. Sei dir gewiss, dass diese nur aus dir hervorgehen können.

## Kurz zusammengefasst ✅

Gedanken und Sprache haben die Macht, Realität zu werden, manchmal in Sekunden und manchmal im Laufe vieler Jahre. In jedem Fall hinterlassen sie immer Spuren und bleiben niemals wirkungslos.

1. Wer sich gut erholen will, muss sich als Erstes darauf einlassen können.
2. Optimale Bedingungen für eine erfolgreiche Regeneration werden in Körper und Geist geschaffen.
3. Ständige oder wiederkehrende Widerstände sind ein Zeichen innerer Zerrissenheit, starker Abhängigkeit, von mangelndem Verständnis und nicht selten fehlender Bereitschaft.
4. Die Art zu sprechen und zu denken, wirkt sich unmittelbar auf das Handeln aus. Sie kann Blockade oder Antrieb sein.
5. Ob An- oder Entspannung, es geht immer darum, die inneren und äußeren Bedingungen positiv und im Rahmen der eigenen Möglichkeiten zu beeinflussen.

# 19
# FLÜSSIGKEIT

## „Die Konsequenz des eigenen Handelns ist selten eine Einbahnstraße."

Obwohl vielen Menschen bewusst ist, dass ihr Körper zum Großteil aus Wasser besteht, kennen weit weniger Menschen den Zusammenhang zwischen Flüssigkeitsmangel und Müdigkeit. Im Gegensatz zur sinnvollen Versorgung mit Flüssigkeit greifen Müdigkeitsgeplagte und Menschen mit Konzentrationsschwierigkeiten häufiger zu koffeinhaltigen Getränken als zum Wasserglas. Zwar kann das Koffein Effekte von Müdigkeit unterdrücken, das sinnvollere Vorgehen ist aber, den Flüssigkeitsbedarf auszugleichen.

Ein Flüssigkeitsmangel schränkt die körperliche und geistige Leistungsfähigkeit ein und kann mit zunehmender Unterversorgung schwere gesundheitliche Folgen haben. Der Bedarf an Wasser wird durch körperliche Aktivität, klimatische Bedingungen, Höhenlage, Atemfrequenz und den allgemeinen Gesundheitszustand beeinflusst.

Mangelsymptome können Durst, Kopfschmerzen, Konzentrationsschwierigkeiten, Benommenheit, trockene (Schleim-)Haut, trockener Mund, Augenringe, Verdauungsprobleme, Antriebslosigkeit und Müdigkeit sein. Außerdem nimmt der Urin eine dunklere Färbung an, was aber auch mit der Nahrung zusammenhängen kann.

Flüssigkeit kann nicht nur übers Trinken aufgenommen werden, sondern auch über die Nahrung. Frische Lebensmittel wie Gemüse und Obst haben in der Regel einen höheren Wasseranteil, der allerdings stark schwanken kann. Eine Gurke z. B. hat einen Wasseranteil von etwa 97 %, Tomaten, Kopfsalat sowie Radieschen liegen mit knapp 95 % nur wenig darunter. Wassermelone führt beim Obst das Ranking mit circa 96 % an, gefolgt von Grapefruit (91 %), Erdbeeren (90 %) und Nektarinen (87 %).

Der Vorteil von Gemüse ist, dass es meist weniger Zucker enthält als so manches Früchtchen. Natürlich gibt es weit mehr Gemüse- und Obstsorten, die gute Flüssigkeitslieferanten sind.

Allerdings gibt es auch Flüssigkeitsräuber. Zu ihnen zählen verarbeitetes Fleisch, wie Wurst, salzhaltige Nahrung in Form von Snacks (z. B. Chips oder Pommes Frites), Alkohol und etliche industriell verarbeitete, zuckerhaltige Nahrungsmittel.

Du wunderst dich, warum hier Kaffee nicht auftaucht? Es ist ein verbreiteter Mythos, dass Kaffee dem Körper Wasser entzieht. Fehlinterpretationen früherer Studien hatten zu dieser Annahme geführt, die sich noch wacker in den Köpfen hält. Da eine Tasse Kaffee Wasser enthält, wird dem Körper Flüssigkeit zugeführt. Eine Tasse Kaffee gilt trotz harntreibender und natriumausscheidender Wirkung von Koffein als Plus in der Flüssigkeitsbilanz. Dennoch bleibt Kaffee ein Genussmittel und zum Durstlöschen bieten sich Wasser und ungesüßte Tees allemal besser an.

Ohne besondere Vorkommnisse zu berücksichtigen, liegt der durchschnittliche Flüssigkeitsbedarf eines Erwachsenen bei moderaten Temperaturen bei ca. 30–35 ml/kg Körpergewicht. Bestehen gesundheitliche Einschränkungen, kann die Empfehlung deutlich nach oben oder unten abweichen und sollte daher in Rücksprache mit dem Arzt abgestimmt werden.

Flüssigkeit kann über einen Mix aus Getränken und Nahrung aufgenommen werden. Bei geringen Verzehrmengen von frischem Obst und Gemüse muss der Großteil über das Trinken zugeführt werden. Als Getränk bietet sich vornehmlich stilles Wasser an. Kohlensäure stört die Verdauung, kann den Mineralhaushalt verschieben und Reaktionen wie einen aufgeblähten Bauch oder Aufstoßen provozieren. Der Verdauungstrakt reagiert auf die Säure mit einer Kalziumausschüttung, was bei mangelnder Verfügbarkeit aus Knochen und anderen Speichern freigesetzt wird. Zuckerhaltige Getränke sind eine Belastung für den Zahnschmelz, sie malträtieren die Bauchspeicheldrüse (Insulinproduktion) und stören die Fettverbrennung empfindlich. Die aufgenommenen leeren Kalorien – so bezeichnet, weil nahezu ohne Einfluss auf das Sättigungsgefühl – machen nur dick und träge. Wasser hingegen, das zugleich einen möglichen Bedarf an Mineralien deckt, kann gut aufgenommen werden, versorgt die Zellen mit Flüssigkeit, verbessert die Fließeigenschaften des Blutes und kann vom Organismus zum Ausschwemmen von Schadstoffen genutzt werden.

Auch wenn das Risiko der Gewichtszunahme bei Getränken mit Zuckerersatzstoffen reduziert ist, stören sie den Stoffwechsel, bergen das Risiko für Heißhunger und könnten bei regelmäßigem täglichem Verzehr zu Schäden an der Darmschleimhaut führen wie dem Leaky-Gut-Syndrom (durchlässiger Darm). Außerdem legt die Langzeitstudie von Debras und Kollegen über einen Zeitraum von fast 8 Jahren und eine über 100.000 Personen umfassende Kohorte nahe, dass vom Verzehr bestimmter künstlicher Süßstoffe ein höheres Krebs- und damit ein ernsthaftes Gesundheitsrisiko ausgehen (Debras et al., 2022).

Für alle mit Vorliebe für Getränke mit Geschmack, die der Gesundheit in die Karten spielen, empfehle ich ungesüßte Tees und Infused Water. Bei Letzterem werden z. B. einfach Zitronenscheiben, ein paar Minzblätter, einige Himbeeren oder Ingwerstücken in das Wasser gegeben. Besonders hilfreich gegen Frühjahrsmüdigkeit ist es, frische Brennnesseln in eine Karaffe mit stillem Wasser zu legen. Die Wirkstoffe der Brennnessel haben einen durchspülenden Effekt, wirken ausleitend und gleichzeitig entzündungshemmend. Bei Teesorten sollte darauf geachtet werden, dass ihnen nicht schon vorm Aufbrühen Zucker oder Süßstoffe beigefügt wurden. Grüner Tee enthält reichlich sekundäre Pflanzenstoffe, von denen die Katechine am bekanntesten sind. Auch die enthaltenen Antioxidantien können bei der Abwehr vieler Krankheiten helfen. Dies bezieht sich auf Krebs, Herz-Kreislauf-Erkrankungen und Diabetes mellitus Typ 2. Das enthaltene Koffein wirkt aktivierend und kann Müdigkeitssymptome reduzieren sowie stoffwechselanregende Effekte haben. Hier gilt, wie bei allen Lebensmitteln, auf die Qualität zu achten, um am Ende nicht mit dem gutgemeinten Anliegen eine pflanzenschutzmittelbelastete Teemischung zu konsumieren.

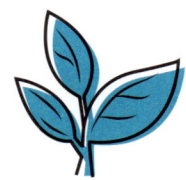

# Kurz zusammengefasst ✅

1. Flüssigkeitsmangel macht müde und schränkt viele Körperfunktionen ein.
2. Flüssigkeit kann in Form von frischen Lebensmitteln und/oder Getränken aufgenommen werden.
3. Der durchschnittliche tägliche Mindestbedarf liegt bei einem Erwachsenen bei etwa 30–35 ml/kg Körpergewicht.
4. Bei der Nahrung sind zuckerfreie Gemüsesorten immer zu bevorzugen. Obst und Gemüse kommen am besten jahreszeitenabhängig aus der Region.
5. Viele verarbeitete Nahrungsmittel entziehen dem Körper Flüssigkeit.
6. Das beste Getränk ist stilles Wasser, von dem idealerweise schon morgens etwa ein halber Liter nach dem Aufstehen getrunken wird. Zucker- und süßstoffhaltige Getränke gelten als reine Genussmittel und sollten selten konsumiert werden.
7. Da beim konzentrierten Arbeiten im Büro schnell das Trinken vergessen werden kann, hilft es, immer eine gefüllte Karaffe, Flasche oder ein großes Glas mit Wasser am Schreibtisch stehen zu haben.

# 20
# MÜDEMACHER UND ENERGIERÄUBER

## „Viele Menschen nehmen sich auf zerstörerische Weise in Schutz – mit Ausreden ...“

Wir alle kennen Verhaltensweisen, die sehr energieraubend sind. Alles, was beispielsweise die Seele belastet, Kummer, Sorgen und Ängste hervorruft, versetzt den gesamten Organismus in Aufruhr. Akute Infekte und chronische Erkrankungen stellen eine erhebliche Belastung für Menschen dar, die sich dann in einer verstärkten Aktivität des Immunsystems äußern sowie in einem deutlich höheren Energiebedarf resultieren können.

Alles, was vorübergehend auftritt, kann gemeistert werden, denn dafür sind die Abwehrsysteme des Organismus ausgelegt. Wenn es darauf ankommt, haben sie echte Superkräfte.

Manche den Organismus belastende Faktoren sind aber selbst verursacht und stellen im Zusammenhang mit einem dauerhaften Verhalten ein ständiges Störfeuer für den Körper dar. Sie wirken im übertragenden Sinn so, als würdest du dir die Schnürbänder beider Schuhe zusammenbinden. Vernünftig und ohne Einschränkungen zu laufen, geht unter diesen Umständen nicht.

Suchtverhalten und ein Übermaß an Genussmitteln können als besagte Fußfesseln bezeichnet werden. Anfangs wehrt sich der Organismus noch mit deutlichen Abwehrreaktionen, wie Übelkeit, Unruhe, Schweißausbrüchen oder Kopfschmerzen. Später wird ihm aber seine eigene Leidensfähigkeit zum Verhängnis, seine außerordentliche Begabung, mit neuen und teils belastenden Faktoren zu leben. Eben dies trifft auf Tabak-, Alkohol- und Zuckerkonsum, die Einnahme von Schlafmitteln oder Drogen sowie bestimmte Nahrungsmittel zu. Einige davon belasten grundsätzlich den Organismus, manche sofort, andere erst bei regelmäßiger Verwendung oder zu hoher Dosis. Wiederum andere können unter Umständen sogar gesund sein, stören allerdings zu bestimmten Tageszeiten den Ruhemodus und sollten daher in diesen Situationen gemieden werden. Ihnen allen ist jedoch gemein, dass sie die regenerativen Kapazitäten des Organismus beeinträchtigen können.

## 20.1 ZUCKER

Über kurzkettige Kohlenhydrate ist gut belegt, dass sie deutliche Schwankungen im Blutzuckerspiegel auslösen. Industriezucker ist hier hervorzuheben, da er diese schnell verfügbaren Kohlenhydrate enthält. Egal, ob es das Knuspermüsli, Süßigkeiten oder andere Snacks sind, sie alle verbindet, dass der Körper durch die Aufnahme kurzfristig stärker aktiviert wird. Der abfallende Blutzuckerspiegel kann in der Folge wiederum das Bedürfnis nach neuer Energiezufuhr triggern.

Die jährlich konsumierte Menge an Zucker ist seit der Raffinierung und kostengünstigen Produktion erheblich gestiegen. Viele Wissenschaftler bezeichnen Zucker zurecht als weißes Gift. Es ist nicht nur der übermäßige Konsum von Süßigkeiten, sondern auch die Beimengung in vielen verarbeiteten Lebensmitteln. Zu viel, sprich: mehr also 50 g pro Tag, begünstigt Entzündungsprozesse und kann Einfluss auf die Entstehung zahlreicher Krankheiten haben. Aktuell liegt der Pro-Kopf-Verbrauch in Deutschland etwa doppelt so hoch.

Der Konsum von Zucker stimuliert die Belohnungszentren im Gehirn und ist daher umso tückischer. Aus manchen Untersuchungen geht sogar hervor, dass Zucker suchtähnliche Wirkung hat. Zum Glück wurde der Trend eines steigenden Zuckerkonsums in den letzten Jahren gestoppt und ist tendenziell leicht rückläufig. Zucker hat zudem eine aufputschende Wirkung. Abends auf der Couch, wo oft die zuckerhaltigen Snacks konsumiert werden, kann er empfindlich die beginnende Nachtruhe stören und der Zusammenhang zwischen schlechtem Schlaf und der damit verbundenen fehlenden Regeneration ist dir bekannt.

Ein paar Kohlenhydrate am Abend sind nicht per se verboten. Sie können müde machen, weshalb kohlenhydratreiche Pasta- und Pizzagerichte in der Mittagspause für die Arbeit am Nachmittag alles andere als leistungsförderlich sind. Allerdings sind große Mengen am Abend durch den Verdauungsaufwand nicht schlaffördernd.

## 20.2 ALKOHOL

Zum Feierabend ein Gläschen Wein oder Fläschchen Bier mit Alkohol, um runterzukommen, ist bei vielen Menschen beliebt. Und in der Tat hat der Alkohol durch die Hemmung der Hirnaktivität eine beruhigende Wirkung, die allerdings ausschließlich das Einschlafen fördern könnte, danach endet der positive Effekt auf den Schlaf abrupt! Im weiteren Verlauf der Nachtruhe bedeuten dann bereits kleine Mengen, wie z. B. zwei Flaschen Bier (à 0,33 l), eine empfindliche Störung der Nachtruhe. Untersuchungen zeigen, dass die mittlere Herzfrequenz nach dem abendlichen Konsum um durchschnittlich 14 Schläge pro Minute erhöht ist, unabhängig von der Art des getrunkenen Alkohols. Als wenn das nicht schon störend genug wäre, erreicht die Herzfrequenz dann meist kurz vorm Aufwachen den Tiefpunkt, was für einen energiereichen Start in den Tag nicht förderlich ist. Wenn die Verstoffwechselung des aufgenommenen Alkohols abgeschlossen ist, kann es nachts je nach konsumierter Alkoholmenge zu Schlafunterbrechungen kommen, auch ausgelöst durch die harntreibende Wirkung des Alkohols. Außerdem konnte gezeigt werden, dass der Schlaf unter Alkohol oft traumlos bleibt und insgesamt weniger erholsam ausfällt.

Der regemäßige Konsum von Alkohol ist nie gesundheitsförderlich. Erfolgt er gar mit der Absicht, besser schlafen zu können, sollte unbedingt ein Umdenken einsetzen und Ursachenforschung betrieben werden. Andernfalls droht eine ganze Odyssee von negativen Folgen bis hin zu schweren Erkrankungen.

Das gelegentliche und verantwortungsvolle Konsumieren von Alkohol als Genussmoment stellt nahezu kein gesundheitliches Risiko dar.

## 20.3 TABAK

Mit dem Rauchen und Tabakkonsum werden rauschfördernde Substanzen aufgenommen, die ein starkes Nervengift sind. Rauchen macht zuverlässig krank, das ist nichts Neues und dies wissen Rauchende ebenfalls.

Unbekannter sind die Effekte des Nikotinkonsums auf den Schlaf. Allein die anregende Wirkung beeinträchtigt das Einschlafen. Im Schlaf sind die Übergänge zwischen Leicht- und Tiefschlafphasen gestört, was die Erholung im Schlaf herabsetzt. Bei starker Abhängigkeit können gar Entzugserscheinungen die Nachtruhe stören und dazu führen, dass der Schlaf oberflächlicher wird oder unterbrochen werden muss, um die Sucht zu stillen. Auch die obstruktive Wirkung auf die Atmung und Sauerstoffaufnahme behindern die Erholung, selbst über das Schlafen hinaus.

Die beste Nachricht in diesem Kontext: Ein Ausstieg ist immer möglich und der Verzicht wird bereits innerhalb von Stunden mit den ersten gesundheitsentlasteten Effekten belohnt. Selbst die Folgen jahrelangen Rauchens können fast vollständig vom Organismus ausgeglichen werden. Ein echtes Geschenk, wenn man bedenkt, dass 90 % aller Lungenkrebserkrankungen durch Tabakkonsum ausgelöst sind.

## 20.4 SYNTHETISCHE SCHLAFMITTEL

Es ist eine Tortur, nicht in den Schlaf zu finden. Selbst eine Nacht reicht schon, um vor einem wichtigen Ereignis am Rand der Belastbarkeit zu stehen. Für gute Schläfer kaum auszumalen, was es bedeuten mag, mit diesem Problem häufig oder gar ständig konfrontiert zu sein. Synthetische Schlafmittel sind oft die letzte Rettung für Betroffene, aber Vorsicht – sie bergen viele Risiken und sollten daher nie ohne medizinische Begleitung eingenommen werden.

Für synthetische Schlafmittel gilt fast durch die Bank, dass es sich um echte Chemiebomben handelt, die ein erhebliches Suchtpotenzial besitzen. Sie alle haben zudem keinerlei Therapieeffekt. Das bedeutet, sie sind nicht Teil der Lösung des Schlafproblems, sondern allenfalls eine Symptombekämpfung. Bei dauerhafter und falscher Einnahme hingegen können sie zu weiteren Problemen führen. Damit ist schon klar, dass sie allenfalls eine kurzfristige Notlösung sein können.

Knapp 8 % der Menschen über 14 Jahre in Deutschland greifen innerhalb eines Jahres auf synthetische Schlafmittel zurück. Schätzungen zufolge sind etwa 1,5–1,9 Millionen Menschen hierzulande abhängig von Medikamenten, davon etwa 1,2 Millionen von Benzodiazepinen, das in vielen Schlafmitteln vorkommt. Eine Abhängigkeit kann psychisch und physisch entstehen.

Was viele Menschen über synthetische Schlafmittel nicht wissen, ist, dass unter Einnahme Tief- und REM-Schlaf reduziert werden. Beide sind für einen erholsamen Schlaf wichtig. Das Ausbleiben von REM-Phasen kann sogar zu Angstzuständen führen. Da eine Reduktion des REM-Schlafs oft mit sich bringt, dass er in der Folgenacht nachgeholt wird (REM-Rebound), fallen die Traumphasen länger und intensiver aus, was zu schweren Abträumen führen kann. Zudem können synthetische Schlafmittel Nebenwirkungen wie Übelkeit als Folge toxischer Substanzen und Anzeichen emotionaler Gleichgültigkeit hervorrufen.

Wie bei allen Suchterkrankungen bieten qualifizierte Beratungsstellen Betroffenen Unterstützung.

## 20.5 DROGEN

Der Konsum von Drogen verändert die Schlafstruktur und kann zu Verschiebungen im Schlaf-Wach-Zyklus führen. Da Substanzen sehr unterschiedlich wirken, können die Folgen auf die Erholung nicht allgemeingültig dargestellt werden. Bestimmte Inhaltsstoffe können müde und schläfrig machen, was aber nicht bedeutet, dass sie in diesem Zuge eine gute Regeneration oder eine erholsame Nachtruhe zulassen. Andere Stoffe hingegen wirken von vornherein aufputschend.

Zudem haben viele Drogen ein starkes Suchtpotenzial und führen damit oft zu Abhängigkeiten, was wiederum ein natürliches Verhalten stark beeinträchtigt. Es ist allgemeinhin bekannt, dass der Einfluss des Drogenkonsums auf Psyche und Physis grundsätzlich ein gesundheitliches Risiko birgt.

## 20.6 STÖRFEUER DURCH NAHRUNGSAUFNAHME VORM SCHLAFENGEHEN

Abgesehen vom Verhalten vor der geplanten Bettruhe können bestimmte Nahrungsmittel die Ruhephase des Körpers beeinträchtigen. Auch wenn sie im Alltag Teil des Speiseplans und möglicherweise grundsätzlich gesund sind, können Menschen, die empfindlich reagieren, weniger erholsam schlafen.

**Flüssigkeitsaufnahme:** Im Laufe des Abends viel zu trinken, birgt das Risiko einer Schlafunterbrechung durch einen Toilettengang. Menschen mit einer schwachen Blase sollten deshalb in den letzten 2–3 Stunden vorm Schlafengehen so gut wie nichts mehr trinken und vorm Zubettgehen die Blase komplett entleeren. Dafür ist es umso wichtiger, tagesüber ausreichend Flüssigkeit aufzunehmen.

**Fettreiche Mahlzeiten:** Die Aufnahme von sehr fettigen Nahrungsmitteln kann grundsätzlich zu Verdauungsproblemen führen, die in der Ruhephase des Körpers äußerst störend sind, weil deren Verdauung deutlich aufwendiger und zeitintensiver ist als die fettarmer Nahrungsmittel.

**Feurige Nahrungsmittel:** Pfeffer und Chilis sind bekanntermaßen scharf und beliebt, um einer Mahlzeit den besonderen Pep zu geben. Da sie einen kreislaufanregenden und stoffwechselaktivierenden Effekt haben, wirken sie sich störend auf den Schlaf aus. Sie erhöhen häufig die Körpertemperatur, die sich sonst in den Tiefschlafenphasen absenken würde. Manche Menschen reagieren mit Sodbrennen auf scharfes Essen.

**Quellende Nahrungsmittel:** Es ist sinnvoll, den Verdauungsapparat im Schlaf zu entlasten. Frische Backwaren, Vollkorn und Hülsenfrüchte haben durch ihre gesteigerte Verdauungsarbeit in der Regel nichts auf dem abendlichen Speiseplan verloren. Alle Nahrungsmittel mit hohem Anspruch an die Verdauung und solche, nach deren Genuss Verdauungsstörungen individuell beobachtet wurden, sollten daher am Abend und vor dem Schlaf gemieden werden.

**Schokolade & Koffein:** Vermutlich denkst du gerade, dass Zucker bereits genannt wurde. Warum also nochmal gesondert Schokolade? Im Fokus steht hier der Inhaltsstoff Kakao, der im Körper eine anregende Wirkung hat. Ebenso wie andere koffeinhaltige Speisen und Getränke blockiert Koffein die Adenosin-Rezeptoren im Gehirn und unterdrückt Müdigkeitssymptome. Auf diese Weise werden ein Zur-Ruhe-Kommen und Einschlafen deutlich schwieriger. Insbesondere für koffeinsensitive Menschen und solche mit einem genetisch bedingt langsamen Koffeinstoffwechsel ist es ratsam, bereits im Laufe des Nachmittags auf Koffein zu verzichten. Koffein ist nicht nur in Kaffee und Schokolade, sondern auch in Schwarz- und Grüntee sowie diversen Energydrinks, einigen Diätprodukten und bestimmten Nahrungsergänzungsmitteln oder Fitnessprodukten enthalten.

## Info ⓘ

Jeder Mensch ist anders und insofern können die Reaktionen unterschiedlich ausfallen. So können gemeinhin korrekte Aussagen in Einzelfällen keine negativen Effekte auf die Erholung haben. Für Menschen mit Einschlaf-, Durchschlaf- und Aufwachproblemen gilt allerdings, umso genauer auf auftretende Störungen zu achten und sie nach Möglichkeit zu vermeiden. Nur weil ein Mensch der Meinung ist, dass sein Verhalten keinen negativen Einfluss auf die Erholung hat, bedeutet das noch lange nicht, dass dies so stimmt. Möglicherweise hat sich der Organismus schon an das belastende Verhalten gewöhnt oder derjenige kennt gar nicht mehr die optimalen Bedingungen der eigenen Erholung.

# Kurz zusammengefasst ✅

1. Neben deinem Verhalten, der Umgebung und den aktuellen Belastungen können bestimmte Inhaltstoffe die Regeneration stören.

2. Nahrungsmittel können zu einer Aktivierung des Körpers führen oder infolge ihrer Zusammensetzung die Verdauung belasten und damit die nächtliche Erholung beeinträchtigen.

3. Alkohol hemmt zwar die Aktivität des Gehirns und sorgt damit für Müdigkeitseffekte, wirkt sich aber bereits in kleineren Mengen negativ auf den Schlaf aus.

4. Für Rauchende gilt, dass Nikotin als starkes Nervengift die Nachtruhe stört. Dies gilt besonders für wichtige Tiefschlafphasen. Die Substanzen wirken aktivierend, und Suchteffekte sorgen zudem für eine eingeschränkte Ruhephase im Schlaf.

5. Synthetische Schlafmittel bekämpfen nur Symptome und nicht die Ursache von Schlafstörungen. Sie haben ein enormes Suchtrisiko und führen nicht zu einem natürlich erholsamen Schlaf.

# 21
# ZWISCHEN ABLENKUNG
# UND MULTITASKING

**„Was es wohl über einen Menschen oder seine Hingabe für eine Aufgabe aussagt, wenn er sich nicht für eine einzige Sache Zeit nimmt?"**

Um es gleich klarzustellen: Für eine hohe Produktivität und ein fokussiertes Vorankommen macht es Sinn, sich auf eine einzige Sache zu konzentrieren. Darum sollten die jeweiligen Lebensumstände möglichst ideal gestaltet und darauf geachtet werden, dass es keine unnötigen Ablenkungen gibt. Zwar ist es keine überflüssige Störquelle, das Smartphone den ganzen Tag über hörbar in Reichweite zu haben, wenn die Frau zuhause kurz vor der Entbindung steht oder einer der Lieben aktuell krank ist und möglicherweise Hilfe braucht, aber für viele Konstellationen gilt, dass sich Menschen mit falschen Priorisierungen ablenken lassen und damit viel Energie einbüßen. Darum soll es jetzt gehen: Inwiefern blockiert Multitasking Fortschritte und fordert Anstrengung zur Kompensation.

Am Institut für Medizinische Psychologie der Ludwig-Maximilians-Universität München ist man überzeugt, dass Multitasking im Gehirn gar nicht funktioniert, wenn Wahrnehmung und Reaktion gleichzeitig erfolgen müssen. In diesen Entscheidungsmomenten kann immer nur eine Aufgabe im Fokus stehen. Zwar können Handlungen im Hintergrund ablaufen, wie Musik oder Autofahren, aber für sie kann das Gehirn nur gleitende Aufmerksamkeit bereitstellen.

Was passiert beim Multitasking, von dem behauptet wird, dass Frauen es besser beherrschen? Die Aufmerksamkeit muss immer wieder zwischen den verschiedenen Aufgaben springen. Stell dir vor, du müsstest als Bauleiter mehrere Gewerke gleichzeitig betreuen – mit dem entscheidenden Nebensatz, dass jedes uneingeschränkte Aufmerksamkeit und Anweisungen braucht und das ständig, damit am Ende ein vernünftiges Ergebnis entstehen kann. Das kann nicht von einer Person geleistet werden, weil ein einziges Gehirn nicht gleichzeitig Aufgaben bearbeiten kann, die eine Reaktion verlangen.

Im Übrigen sagen Neurowissenschaftler wie Gerald Hüther, dass Multitasking dann besser funktioniert, wenn es zur Tagesroutine gehört. Da Frauen in unserer Gesellschaft immer noch häufiger mit der Beaufsichtigung von Kindern, Zubereitung von Essen und weiteren Tätigkeiten beschäftigt sind, scheinen sie die Belastung besser bewältigen zu können. Zur Produktivität führt dies dennoch nicht, allenfalls zu weniger Stress als Reaktion auf die Mehrfachbelastung.

Wenn Menschen zwischen verschiedenen Aufgaben springen müssen, ist das schlicht ineffizient, wie Forschungsarbeiten der Universität Michigan zeigen (Srna et al., 2018). Die Forscher konfrontierten Studienteilnehmende mit einer Reihe vertrauter Aufgaben. Trotz der Routine brauchte die Umstellung von einer auf eine andere Aufgabe jedes Mal Zehntelsekunden. Konfrontierten die Wissenschaftler ihre Probanden mit komplexeren Aufgaben, erhöhte sich der Zeitverlust zusätzlich. Zudem wurde eine geringere Wahrnehmung, eine Abnahme der Reaktionsschnelligkeit und eine höhere Fehleranfälligkeit registriert. Kam es im Zuge bestimmter Aufgaben zu deutlichen emotionalen Reaktionen, ging die Konzentrationsfähigkeit für die anderen Tätigkeiten gegen null. Das bedeutet konkret:

- Ein Mensch benötigt mindestens 10 Minuten ohne Ablenkung, um sich auf eine Aufgabe zu konzentrieren und damit zeitsparend zu arbeiten.
- Wer zwischen mehreren Aufgaben springt, und wenn es nur der Blick aufs Smartphone ist oder das Signal der ankommenden E-Mail im Postfach, sinkt die Leistungsfähigkeit des Gehirns um 40 %.

Nebst abnehmender Produktivität und daraus resultierendem höherem Zeitaufwand oder gar zusätzlichen Aufwänden zur Fehlerkorrektur ergibt sich allerdings noch ein weiterer wesentlicher Energieräuber bei der Überschneidung gleichzeitiger Aufgaben: Menschen fühlen sich durch

Multitasking grundsätzlich stärker gefordert und gestresst. Das gilt für Männer und Frauen gleichermaßen und selbst dann, wenn die Leistung konstant bleibt. Die Doppelbelastung oder Ablenkung ruft bei Menschen immer wieder das Gefühl hervor, auf den Reiz reagieren zu müssen.

Nur sehr wenige Menschen haben durch ihre verkürzte Aufmerksamkeitsspanne das Bedürfnis nach ständig neuen Reizen. Konzentration auf langfristige Projekte bedeutet nur für diese Menschen Stress. Die große Mehrheit hingegen fühlt sich gestresst durch vielfältige Ablenkungen und Mehrfachbelastungen auf der Arbeit. Dazu gehören die Erwartungshaltung in Bezug auf kurze Reaktionszeiten auf E-Mails, Teamchats oder die direkte Beantwortung von Telefonanrufen.

## > Mein Appell an Führungskräfte

Für eine produktive Arbeitsatmosphäre gilt es Multitasking zu vermeiden, um

- Fehleranfälligkeit zu reduzieren,
- Überforderung zu vermeiden und Motivation sowie Engagement zu fördern,
- geringere Stressbelastung zu gewährleisten,
- verminderte Krankheitsanfälligkeit zu erreichen.
- In Bereichen, wo es allein durch das Aufgabenfeld häufiger zu Mehrfachbelastungen kommt, ist es am sinnvollsten, Menschen einzusetzen, die sich mit dieser Form des Arbeitens wohler fühlen.

Der einfachste Weg ist, sich selbst zu erziehen, Ablenkungen zu reduzieren und offen über die Vorteile im Team zu sprechen. Im nächsten Schritt kann jeder für sich und auch im Miteinander eine Kultur des Nacheinander-Erledigens etablieren, bei der Aufgaben Schritt für Schritt mit dem nötigen Fokus abgeschlossen werden können. Natürlich lässt sich das für bestimmte Aufgabenbereiche besser und für andere schlechter umsetzen. Fakt ist aber, dass sich viele Menschen selbst ins Multitasking versetzt haben und daher mindestens in ihrem persönlichen Umfeld Ablenkungen reduzieren könnten. Grundsätzlich sind ausreichend Erholungszeiten zwischendurch zu schaffen, um mit kleinen Momenten der Ruhe für sich selbst eine Stressreaktion zu kompensieren. Ich schreibe das hier so gezielt mit Ausrichtung auf die Arbeitswelt und als Appell auf, weil jeder Mensch selbst Einfluss auf seine Arbeitsbedingungen nehmen sollte. Natürlich bestehen ähnliche Anforderungen bei möglicherweise sogar anspruchsvolleren Bedingungen im privaten Umfeld, z. B. bei der Kinderbetreuung.

Es gibt aber auch parallele Abläufe, die die Denkfähigkeit fördern oder zur Entspannung beitragen können. Dazu zählen gleichmäßige moderate Bewegungen, wie z. B. das Gehen, bei dem das Gehirn in einen besonderen Kreativitätsmodus versetzt wird. Das andere Beispiel sind binaurale Klänge. Sie wurden schon im Kapitel „Kurz innehalten" (S. 33) sowie „Passive Regenerationsmethoden" (S. 114 f.) beschrieben. Die Art der Klänge und ihre Frequenzbereiche können die Gehirnaktivität positiv beeinflussen. Beide Arten der gleichzeitigen Sinneswahrnehmung fordern allerdings keine gezielten Reaktionen, wie es gewöhnlich für die meisten Aufgaben beim Multitasking der Fall ist.

## Kurz zusammengefasst

1. Obgleich das Gehirn in der Lage ist, mehrere Sinnesaufgaben zur selben Zeit zu verarbeiten, können nicht gleichzeitig Reaktionen erfolgen, ohne dass dies Leistungsfähigkeit und Produktivität mindert.
2. Multitasking bedeutet also, dass zwischen mehreren Aufgaben hin- und hergesprungen werden muss, was Zeit kostet, fehleranfälliger macht und die meisten Menschen in Stress versetzt.
3. Die Leistungsfähigkeit des Gehirns sinkt bei Doppelaufgaben um etwa 40 %. Davon sind Frauen und Männer gleichermaßen betroffen.
4. Aufgaben sollten nacheinander bearbeitet werden, um höhere Belastungen zu vermeiden und produktiv sein zu können.
5. Viele potenzielle Ablenkungen liegen bereits im persönlichen Verhalten von Menschen, die sich von den elektronischen Geräten des Alltags bestimmen lassen.

# 22
# ÜBERSÄUERUNG

## „Der Körper verzeiht wie kein anderer die Fehler der Vergangenheit ab dem Moment des Engagements für die eigene Gesundheit."

Selbst wenn der pH-Wert im Blut mit 7,35–7,45 ziemlich konstant gehalten wird, kann es trotzdem zu einer Übersäuerung des Körpers kommen, einer sogenannten Azidose. Der pH-Wert gibt in diesem Zusammenhang den „potenziellen Wasserstoff" an und ist ein Maß für die Wasserstoffionen-Konzentration einer Lösung. Ein höherer pH-Wert bedeutet, dass die Flüssigkeit alkalischer und sauerstoffreicher ist, wohingegen ein niedrigerer pH-Wert bedeutet, dass mehr Säure und weniger Sauerstoff enthalten sind. Ein pH-Wert von 7,0 gilt als neutral. Der pH-Wert unterliegt in unterschiedlichen Teilen des Körpers deutlichen Schwankungen und lediglich eine dauerhafte Übersäuerung bzw. eine Verschiebung des pH-Werts im Blut außerhalb der Normwerte hat schwerwiegende gesundheitliche Folgen.

Um die Säuren im Körper auszugleichen, verfügt der Organismus über leistungsstarke Puffersysteme. Dazu gehören Lunge und Nieren (Bikarbonatpuffer), Haut (Schweißdrüsen), Knochen (Auslösung von Phosphaten und Kalzium) und der Darm (Ausscheidung von Säuren). Vor allem der Verdauungstrakt verfügt über sehr unterschiedliche Säurekonzentrationen, die stark mit dem Verdauungsprozess verknüpft sind.

Auf Dauer kann ein unausgewogener Säure-Basen-Haushalt zu gesundheitlichen Problemen führen. Eine ungünstige, über Jahre hinweg bestehende Stoffwechsellage, ausgelöst durch eine Übersäuerung, begünstigt die Entstehung von Krankheiten wie Allergien, Arteriosklerose, Diabetes, Gallensteine, Gicht, koronare Herzkrankheit, Magen-Darm-Geschwüre,

Migräne, Myogelosen oder Muskelverhärtungen, Gelenkentzündungen, Neurodermitis, Nierensteine, Osteoporose, rheumatische Arthritis, chronische Schmerzen und Krebs. Vorher können Befindlichkeitsstörungen wie Müdigkeit, Schlafstörungen, Kopfschmerzen, fahle Haut, Muskelbeschwerden und depressive Verstimmungen auftreten. Aber was führt überhaupt zu einer Übersäuerung?

In der westlichen Welt ist diese Frage relativ einfach und pauschal zu beantworten: Viele Menschen ernähren sich zu säurelastig, bewegen und regenerieren sich zu wenig, stressen sich zu viel und konsumieren dazu noch Alkohol und Nikotin.

Entgegen der ersten Vermutung hat der Säuregehalt nichts mit dem Geschmack der Nahrung zu tun, sondern mit der Zusammensetzung. Sie kann dazu führen, dass der Körper nach dem Verzehr vermehrt Säure bildet. Dies trifft vor allem auf tierische Lebensmittel (Fleisch, Fisch, Milchprodukte, Eier), Teigwaren, Zucker, Limonaden, einige Hülsenfrüchte und Kaffee zu. Außerdem sind die meisten Fertiggerichte stark säurebildend. Neben der Nahrung sorgen häufiger Stress und Bewegungsmangel für eine Übersäuerung.

Am stärksten von der Säure im Körper ist das Bindegewebe (Faszien) betroffen, da es eine hohe Pufferkapazität hat. Menschen mit Übersäuerung werden auf Dauer nicht nur schmerzempfindlicher, sondern auch Funktionalität und Flexibilität der Faszien gehen verloren.

Die gute Nachricht vorab: In punkto Nahrung genügt es, die Zusammensetzung zugunsten basischer Lebensmittel anzupassen. Ein vollständiger Verzicht auf säurebildende Nahrungsmittel ist in aller Regel nur in akuten Phasen nötig. Ideal sind 80 % basische und 20 % säurebildende Bestandteile in der Nahrung.

Einen erheblichen Faktor stellt das Trinken dar. Neben ausreichender Flüssigkeitszufuhr ist es wichtig, stilles Wasser und ungesüßte Tees zu konsumieren (s. Kapitel „Flüssigkeit", S. 129 ff.). Die meisten Softgetränke gleichen wegen ihrer Zusammensetzung eher der Batteriesäure. Mineralstoffreiche Wasser bieten zudem einen guten Beitrag zur Basenbildung, da sie reich an Natrium und Kalzium sind. Gemüse und Obst enthalten Kalium, Kalzium und Magnesium als wertvolle Mineralien.

„Game Changer" sind pflanzliche Produkte. Allen voran ist Gemüse durch seine Zusammensetzung meist ein vitalstoffreicher Basenlieferant. Vornehmlich gilt dies für grünes Blatt- und Wurzelgemüse. Obst liefert gleichfalls Basen, sollte jedoch aufgrund des Fruchtzuckers immer in angemessenen Mengen konsumiert werden. Smoothies werden sonst schnell zu Zuckerbomben. Obwohl Getreidesorten im Stoffwechsel Säuren bilden, können Vollkornprodukte in Maßen bedenkenlos genossen werden. Eine gute Alternative zu Getreidebeilagen sind Kartoffeln. Dabei ist naturbelassene Kost zu bevorzugen. Fertigprodukte hingegen sollten am besten deutlich reduziert werden. Für Nikotin und Alkohol gilt ohnehin, sie in einer gesunden und ausgewogenen Ernährung entweder gar nicht (Tabak) oder nur reduziert zu verwenden.

Untersuchungen belegen, dass eine pflanzenbasierte Ernährung sich positiv auf Schmerzen, Gelenksteifheit und Schlafqualität auswirkt (Eichelmann et al., 2016; Schönenberger et al., 2021).

Bewegung spielt bei der Regulation des Säure-Basen-Haushalts gleichfalls eine wichtige Rolle, da über die Lunge Kohlendioxid ($CO_2$) abgeatmet werden kann. Bewegung an der frischen Luft, ob radelnd oder gehend, ist eine sinnvolle Ergänzung zur primär notwendigen Ernährungsumstellung. Weiter helfen die hier vorgestellten Regenerationsmethoden und alles, was die persönlichen Bedürfnisse nach Ruhe und Erholung erfüllt.

Wie lässt sich herausfinden, ob eine Übersäuerung vorliegt?

Harnsäurewerte liefern Anhaltspunkte für eine Übersäuerung (s. Kapitel „Diagnostik", S. 165 ff.). Es können einfache pH-Tests als Messstäbchen aus der Apotheke um die Ecke verwendet werden, um einen Anhaltspunkt für den Säuregehalt im Urin oder Speichel zu erhalten. Bitte dabei beachten, dass der Säuregehalt zu unterschiedlichen Tageszeiten schwankt und ohnehin von zahlreichen Faktoren kurzfristig beeinflusst werden kann (Nahrungsaufnahme, Atmung, Stress usw.). Fehleranfälliges Ablesen der Färbung des Messstabs sowie das Nichteinhalten exakter Einwirkzeiten (Kontakt mit Urin/Speichel und damit verbunden der genaue Zeitpunkt der Auswertung) können zu Abweichungen führen. Sinnvoll ist es auf jeden Fall, den pH-Wert im Morgenurin und über mehrere Tage hinweg zu bestimmen. Idealerweise liegt dieser zwischen 7,35–7,5. Bei Werten unterhalb von 6,5 sollte man selbst zu säureregulierenden Schritten, wie zuvor beschrieben, übergehen. Werden Werte unter 5 gemessen, ist es ratsam, einen Arzt zu konsultieren. Bei der Anwendung von pH-Tests zum Eigengebrauch gilt es, die Hinweise und Angaben des Herstellers zu beachten, um möglichst zu aussagekräftigen Ergebnissen zu kommen.

## Kurz zusammengefasst ✅

1. Ein ausgeglichener Säure-Basen-Haushalt spielt bei der Vermeidung von diversen Krankheiten eine wichtige Rolle und ist Grundlage für eine gute Regeneration.
2. Ein ideales Säure-Basen-Verhältnis wird durch eine ausgewogene Ernährung erreicht, die aus 20 % säurebildenden und 80 % basischen Nahrungsmitteln besteht.
3. Der Säuregehalt im Körper lässt sich anhand von pH-Wert-Messungen im Morgenurin bestimmen. Weiterführende Tests beim Arzt sind im Beschwerdefall sinnvoll.
4. Genussmittel und Fertiggerichte stellen ebenso wie Tabak- und Alkoholkonsum ungünstige Voraussetzungen für einen ausgewogenen Säure-Basen-Haushalt dar.
5. Neben der Ernährung helfen angemessene Bewegung und regelmäßige tägliche Entspannung dem Organismus bei der Reduktion von Säuren.

# 23
# ABLENKUNG VOM RUHEMODUS

## „Die Besinnung auf das wahrhaft Wichtige öffnet die Türen zur Regeneration."

Gibt es in deinem Leben genug zu tun, um den Tag am liebsten um mehrere Stunden zu verlängern und am Ende immer noch nicht alles geschafft zu haben? Willkommen im Club der Menschen, deren Alltag das Pensum für zwei fleißige Menschen bereithält.

Woran also sparen, wenn die Zeit nicht reicht? Viele Menschen tun dies leider an ihrer Erholung und anderen Beiträgen zur Gesundheit. Damit sägen sie an dem Ast, auf dem sie sitzen.

Ein paar Verhaltensweisen haben sich geradezu als Regenerationsblockade entwickelt und verhindern, zu angemessener Erholung zu kommen. Für die allermeisten Menschen in unserem Land gilt nämlich, dass sie selbst das massivste Bollwerk gegen ihre eigene Regeneration geschaffen haben. Vielleicht aus Unwissenheit, aus mangelnder Weitsicht, aus innerem Anspruch an sich selbst, aber vielleicht bereits als Folge des Erholungsmangels.

## Info ⓘ

Fakt ist, wer große Ziele hat, muss ausreichende Regeneration sicherstellen, um nicht aus der Puste zu kommen. Dabei kommt es als Erstes darauf an, Bewusstsein und Bereitschaft dafür zu entwickeln.

Es ist die persönliche Entscheidung eines selbstbestimmten Menschen, den Start und das Ende eines Tages frei zu wählen. In eben diesen Zeitfenstern können alltägliche Regenerationsmaßnahmen einfließen. Für vielbeschäftigte Menschen kann es bedeuten, dass sie für sich bewusst Ruhezeiten einplanen, am besten als feste Zeitblöcke bereits im Alltag.

Häufig ist aber die Überlegung: Entweder tue ich dies oder ich erhole mich etwas. Allein in dieser Formulierung wird schon eine Blockade aufgebaut. Der pflichtbewusste und fleißige Mensch will doch kaum wichtige Arbeiten und Aufgaben liegen lassen, um sich auszuruhen. Das ist zwar ein falscher Glaubenssatz, der in verzerrender Weise Bequemlichkeit und Faulheit unterstellt, aber dieses Denken haben leider immer noch viele Menschen verinnerlicht.

Es ist wichtig und nützlich, sich Ruhezeiten im Kalender zu planen und sich klarzumachen, dass sie nicht nur das Fundament fürs Gesundbleiben, sondern auch eine gehörige Portion Frische und Produktivität für die nächste konstruktive Phase liefern.

## Info ℹ️

Für alle strebsamen Menschen gibt es keine andere sinnvolle Vorgehensweise, als zwischendurch im Alltag für Erholung zu sorgen, da sie sonst unnötig Potenzial liegen lassen. Die Erholungsfenster dürfen stets so genutzt werden, wie es den eigenen Vorlieben entspricht. Sie werden weit mehr an produktiver Zeit zurückgeben, als sie vereinnahmt haben. Es ist legitim, sich bei den genutzten Erholungsmethoden einen Timer zu stellen, um sich einerseits vollkommen der Entspannung hinzugeben, aber andererseits nicht die Zeit aus den Augen zu verlieren.

Neue Dinge auszuprobieren und ein wenig mit den vielfältigen Regenerationsoptionen zu experimentieren, ist sinnvoll, um den richtigen Weg zu finden und für verschiedene Situationen Alternativen zu haben. Der Weg zur Erholung ist anfangs an etwas Geduld geknüpft, denn vielfach sind es Eigenschaften, wie Ungeduld, innerer Antrieb, auf Zack sein und anpacken zu wollen, die Menschen mit hoher Schaffenskraft scheinbar im Wege stehen. Ein wichtiger Aspekt für einen vernünftigen Umgang mit den eigenen Ressourcen ist, seine Grenzen zu definieren und zu setzen. Für mehr Klarheit hilft die Beantwortung der folgenden Fragen:

- Möchte ich das machen?
- Kann ich das machen?
- Bis wann arbeite ich?
- Bis wann bin ich erreichbar?
- Wann nehme ich mir Zeit für mich?
- Wann tue ich mal gar nichts?
- Was kann ich mir und meiner Gesundheit Gutes tun?

Niemandem kann es guttun, auf Dauer Arbeiten zu übernehmen, die ihm widerstreben. Dazu gehören auch Aufgaben, die einem übertragen werden und das eigene Pensum übersteigen. Ein zentraler Weg zu mehr Ausgeglichenheit besteht darin, nein zu sagen, wenn eine Abwehrhaltung besteht oder bei einem selbst die zeitlichen oder energetischen Ressourcen erschöpft sind. Es ist verflixt anstrengend, das eigene Handeln ständig darauf auszurichten, allen anderen Menschen gefallen und ihnen alles recht machen zu wollen. Gerade für Menschen, denen es schwerfällt, offen ihre Grenzen abzustecken, wird es eine regelrechte Befreiung sein, für die eigenen Interessen und Bedürfnisse einzutreten.

Unabhängig von der Art der Arbeit ist es schlicht hinderlich, bis spät in die Nacht vor Bildschirmen zu hocken, wenn danach erholsamer Schlaf folgen soll. Das gilt allerdings ebenso für die Berieselung mit privaten Inhalten.

Es sollten klare Zeiten definiert werden, in denen man nicht erreichbar ist. Das gilt für eine Zeit nach der Arbeit, in der E-Mails und Anrufe mal unbeantwortet bleiben können, und für die privaten Interessen, die sich hervorragend am Smartphone bis zur letzten Minute des Tages erledigen lassen. Da sich das alles heute einfach und schnell jederzeit an den mobilen Endgeräten erledigen lässt, ist ihr Einfluss zum entscheidenden Störfaktor für die Regeneration geworden. Statt daher bis zum letzten Moment beeinträchtigende Reize zu setzen, wäre es viel zuträglicher, sich bewusst mit sich selbst, seinen Bedürfnissen und einer idealen Vorbereitung für Erholung zu beschäftigen.

# Kurz zusammengefasst ✅

1. Ohne Prioritäten werden Menschen mit vielen Interessen und einem hohen Engagement vermutlich nie genug Zeit haben, um sich zu erholen. Deshalb gilt es, Erholungszeiten mit Weitsicht zu setzen.

2. Menschen, die an einem Lebenstraum arbeiten und sich über ihr Wirken definieren, sollten verstehen, dass sich die in ihre Regeneration investierte Zeit um ein Vielfaches auszahlt und in Produktivität und Gesundheit äußert.

3. Wer Ablenkungen nicht gut ausblenden kann, droht bei der Fülle von Reizen unter die Räder zu kommen. Entkommen kann man ihnen nur, indem von vornherein bestimmte Störquellen ausgeräumt werden (z. B. Abmeldung von überflüssigen Newslettern, Fernseher abschaffen, Flugmodus am Smartphone aktivieren). Gleichzeitig sollten Voraussetzungen für produktive Phasen geschaffen werden (z. B. ruhiger Arbeitsplatz, gutes Zeitmanagement, klare Zielvorstellungen).

4. Aus Respekt vor sich selbst sollte jeder Mensch bezüglich seiner Werte und Bedürfnisse sowie seiner zeitlichen und energetischen Ressourcen Grenzen setzen und dann einhalten.

5. Es gibt falsches Pflichtbewusstsein. Richtiges ist es, sich selbst zu fragen, was man sich Gutes tun kann, um sich und die eigene Gesundheit zu fördern. Das ist Selbstwertschätzung, sie sollte jedem Menschen eine angenehme Pflicht sein.

# 24
# ERHOLUNG MESSEN

## „Nur wer sich selbst zuhört und reflektiert, erkennt die Qualität der eigenen Aussagen."

Es wäre eine große Erleichterung, den Grad der Regeneration exakt wissenschaftlich und medizinisch fundiert bestimmen zu können, um immer rechtzeitig zu reagieren und für ausreichend Erholung zu sorgen. Diesen Wunsch teilen Leistungssportler und arbeitseifrige Menschen gleichermaßen. Fakt ist, dass dies nicht so zuverlässig funktioniert.

Parameter, die die Regeneration abbilden, sind nämlich variabel und bleiben damit bis zu einem gewissen Maß vage. Als Hinweis für Erholungsbedarf gelten unter anderem reduzierte Aktivierbarkeit des Herz-Kreislauf-Systems, Stresshormone, Entzündungsmarker, Körpertemperatur, erhöhte Abgeschlagenheit, vermindertes Wohlbefinden, mangelnde Motivation, erhöhte Reizbarkeit, Konzentrationsschwäche, Appetitlosigkeit, reduzierte Belastbarkeit, reduzierte Herzfrequenzvariabilität, Ruhe- und Erholungsherzfrequenz, Blutdruck, Infektanfälligkeit und im Allgemeinen eine verlängerte Erholungsdauer. Die möglichen Messgrößen sind unterschiedlich aussagekräftig und müssen unterschiedlich aufwendig bestimmt werden, manche nur mithilfe von teurem Equipment und/oder Ärzten und Laboren. Vielfältige Faktoren können Einfluss haben und damit die Interpretation von Ergebnissen in Hinblick auf bestimmte Auslöser zum Zufallsbefund machen. Zudem werden aufgrund der Kosten und des Aufwands weder alle Parameter bestimmt, noch liefern sie in den verschiedenen Belastungsarten ein konsistentes Bild.

Im Vergleich zur Belastungsbestimmung im Sport (s. Kapitel „Sport", S. 35 ff.) sind die Herausforderungen, Alltagsbelastungen im Beruf- und Privatleben in Messgrößen zu erfassen, nochmal größer.

Vom sogenannten kleinen Blutbild ist uns allen vermutlich bekannt, dass es Referenzbereiche gibt. Oft sind diese alters- und geschlechtsabhängig. Bei den vielen zuvor genannten Parametern sind solche Referenzbereiche noch schwieriger festzulegen. Der Cortisolspiegel z. B. schwankt sogar tageszeitenabhängig. Zudem spielt eine große Rolle, ob er über den Speichel (kurzfristig Anpassung) oder über Haare/Nägel (langfristige Situation) bestimmt wird. Zu allem Überfluss kann Cortisol sowohl infolge von psychischem Stress ausgeschüttet werden – und damit beispielsweise eine Reaktion auf Angst und Bedrohung sein – als auch bei körperlicher Anstrengung und damit im Zusammenhang mit einer erhöhten Aktivierung und Freude stehen.

In diesem Kapitel geht es um einige ausgewählte Messgrößen, um ein Verständnis für den jeweiligen Parameter und seine Aussagekraft zu schaffen und eine Idee davon zu vermitteln, wie der Parameter im Alltag unter praktikablen Bedingungen bestimmt und bis zu einem gewissen Grad beurteilt werden kann. Einige Messgrößen sind schlichtweg zu komplex und aufwendig zu erheben, als dass sie im Alltag der meisten Menschen in den nächsten Jahren eine Rolle spielen werden.

## > Gütekriterien für Messungen

Einer der wichtigsten Grundsätze für die Bestimmung von Parametern ist, die Messungen regelmäßig unter möglichst gleichbleibenden Bedingungen durchzuführen. In der Forschung gilt es, Ergebnisse aus Untersuchungen reproduzierbar zu machen, sofern die Bedingungen identisch sind. Die Rede ist von drei entscheidenden Gütekriterien:

*Validität:*
Eine Messung gilt als valide, wenn sie wirklich das misst, was gemessen werden soll. Beispiel: Wenn ich die Größe eines Menschen messen möchte, macht es keinen Sinn, diesen auf eine Körperwaage zu stellen.

*Reliabilität:*
Eine Messung gilt als reliabel, wenn sie zu einem späteren Zeitpunkt und bei wiederholter Durchführung die gleichen Ergeb-

nisse liefert. Beispiel: Wenn du dich für ein bestimmtes Smartphone-Modell entscheidest, hast du die Erwartung, dass die Akkulaufzeit und Geräteleistung mit den Angaben aus der Beschreibung übereinstimmen. Deutliche Diskrepanzen bei normaler Nutzung deuten darauf hin, dass die Messung beim Hersteller „optimiert" wurde.

*Objektivität:*

Eine Messung ist objektiv, wenn keine subjektiven Faktoren Einfluss auf den Ausgang der Messung haben. Besonders Versuchsleiter könnten eine Rolle spielen. Beispiel: Bei einer Maximalkraftmessung werden junge Männer in einem Fall von einer attraktiven jungen Frau angefeuert und im anderen Fall von einem Mann mittleren Alters.

Mit Blick auf diese Gütekriterien solltest du grundsätzlich sicherstellen, dass bei deinen Messungen möglichst keine Verzerrungen entstehen. Würdest du z. B. deinen Blutdruck einmal direkt nach dem Treppensteigen messen und ein anderes Mal beim entspannten Filmschauen auf der Couch, dürfte auf der Hand liegen, dass die Werte allein durch die unterschiedliche vorherige körperliche Belastung deutlich abweichen können. Damit hat der Vergleich der Messungen wenig Aussagekraft und kann nicht in ein sinnvolles Verhältnis gesetzt – vorausgesetzt, es geht nicht gerade um die Reaktion des Körpers auf Belastung. Misst du hingegen deinen Blutdruck jeden Morgen beim Frühstück, nachdem du 10 Minuten am Tisch gesessen hast, kannst du die Messungen untereinander vergleichen und damit einen guten Eindruck über den Verlauf und mögliche Schwankungen bekommen. Setzt du aber die morgendliche Messung mit einer Messung am Abend nach einem stressreichen Tag ins Verhältnis, könnten sich wieder deutliche Abweichungen ergeben. Ein zu hoher Blutdruck würde dann wichtige Erkenntnisse liefern und wäre unter Umständen behandlungsbedürftig. Die Belastungen des Alltags und die daraus resultierende Veränderung zur frühen Messung wären allerdings zu erklären.

Wir schauen uns im Folgenden einige Parameter an, die eine Aussage zum Status der Regeneration oder Belastung zulassen. Bei der Auswahl habe ich Wert darauf gelegt, dass die Messungen zuhause ohne größere Vorkenntnisse oder kostspieliges Equipment möglich sind. Teilweise verfügen Wearables heute schon über einige der Funktionen und besitzen sogar interne Auswertungsmechanismen. Fakt ist, dass keine der Messgrößen absolute Gewissheit über den Grad der Regeneration bietet, sondern als Indiz zu verstehen ist. Je regelmäßiger unter gleichen Bedingungen gemessen wird, desto klarer fallen Abweichungen ins Auge. Zwar werden Faktoren der Regeneration vornehmlich im (Leistungs-) Sport bestimmt, aber die Parameter geben auch Auskunft über den allgemeinen Gesundheitszustand. Sie können daher Sportbegeisterten und ebenso anderweitig geforderten Menschen zur Informationsbeschaffung dienen. Wir erinnern uns, dass psychischer Stress mittelfristig Einfluss auf die Höhe des Blutdrucks, die Ruheherzfrequenz und auf die Schwankungsbreite der Herzfrequenzvariabilität hat.

Je mehr Parameter gleichzeitig auffällig sind, desto deutlicher könnte dies auf Unregelmäßigkeiten hindeuten. Allerdings ersetzt keiner der selbstständig erhobenen Werte und deren Interpretationen eine medizinische Untersuchung.

Die nachfolgende Reihenfolge ist bewusst gewählt und spiegelt zumindest bei den ersten beiden Messgrößen ihre höhere Bedeutung wider.

## 24.1 SUBJEKTIVE BEWERTUNG

Vor jeder Messtechnik sollte der eigene Eindruck zur aktuellen Verfassung und besonders für Belastungen abseits des Sports von hoher Bedeutung sein. Nicht alle Müdigkeitssymptome sind anhand bestimmter physiologischer Parameter zu bestimmen. Viel wichtiger ist, dass sich ein Mensch häufiger mit sich selbst beschäftigt und Zugang zu den eigenen Bedürfnissen findet. Dazu gehört im entscheidenden Maße die Wahrnehmung von Körpersignalen, die in einer zunehmend kopflastigen Welt aus dem Fokus geraten ist.

Im inneren Dialog zu fragen, wie es mir geht, wie ich mich fühle, was mein Körper braucht, was ich mir Gutes tun kann, hilft Antworten zu finden. Am besten werden die Fragen immer so gestellt, dass sich der Handlungsspielraum bei einem selbst befindet.

Du kannst dir einmal selbst die Frage beantworten, ob du dich leistungsfähiger fühlst, nur weil dies durch einen Messparameter so sein sollte, wenn du selbst den Eindruck hast, nicht ausgeruht und angespannt zu sein? Wer hat jetzt recht? Aus meiner Sicht du. Denn nur du kannst dir einen Eindruck vom Gesamtbild und Zusammenspiel in deinem Körper verschaffen. Allein das Gefühl, schlapp zu sein und sich müde zu fühlen, wirkt im Kopf und verstärkt die Symptome. Am Ende wird dein Organismus sowieso recht haben und es ist demnach nur sinnvoll, die Signale zu erkennen und mit angemessener Regeneration und Energiegewinnung zu reagieren.

## 24.2 RUHEHERZFREQUENZ

Unter Ruhebedingungen reduziert das Herz seine Schlagfrequenz. Der oft als Ruhepuls bezeichnete Wert gibt Aufschluss über den Grad der Ökonomisierung und wird vornehmlich durch den Trainingszustand beeinflusst. Menschen, die regelmäßig in Bewegung sind, trainieren das Herz und sorgen damit für eine Absenkung der Herzfrequenz während der Belastung und bei körperlicher Ruhe.

Der ideale Zeitpunkt zu Bestimmung des Ruhepuls ist morgens nach dem Aufwachen und vor dem Aufstehen. Die Messung kann entweder palpatorisch mit Zeige- und Mittelfinger am Handgelenk oder Halsschlagader durchgeführt werden oder mithilfe eines elektronischen Herzfrequenzmessers. Blutdruckgeräte bestimmen oft die Herzfrequenz mit. Bei vielen Smartwatches ist die Technik integriert und kann in der Regel über die optische Messung (Lichtsensor) ohne Pulsgurt erfolgen. Bei einem weniger oder untrainierten, aber gesunden Erwachsenen liegt die Ruheherzfrequenz zwischen 60 und 80 Schlägen pro Minute. Bei Personen mit gut trainiertem Herz-Kreislauf-System können die Werte im Bereich zwischen 40 und 60 Schlägen pro Minute schon deutlich niedriger sein.

Abgesehen von den absoluten Werten spielen für den Einzelnen die Messverläufe eine entscheidende Rolle. Ergibt sich beispielsweise durch hohe Trainingsumfänge oder große berufliche oder private Arbeitspensen ein Anstieg der Ruheherzfrequenz um 5 Schläge pro Minute, macht es Sinn, mehr Zeit in die Regeneration zu investieren. Ist sogar ein Anstieg von 7–10 Schlägen pro Minute zu verzeichnen, empfiehlt es sich, die Arbeits- oder Trainingslast für den Tag zu reduzieren und sich spürbar zurückzunehmen. Für sportliche Betätigungen würden sich allenfalls regenerative Einheiten von ca. 50 % der Maximalbelastung empfehlen. Die Reduktion der Belastungen sollte über den Sport hinaus so lange bestehen bleiben, bis die Ruheherzfrequenz wieder im Normalbereich angekommen ist. Stellt sich bei der Messung gar heraus, dass die Ruheherzfrequenz um mehr als 10 Schläge pro Minute erhöht ist, sollte man besser ganz auf Ruhe und Regeneration zu setzen, da dies auf einen Infekt hinweisen könnte. Die erhöhte Frequenz ist wie eine gelbe Ampel zu verstehen, bei der es definitiv sinnvoll ist anzuhalten und nicht auf das rote Signal zu warten, wenn zusätzlich erhöhte Temperatur und allgemeine Müdigkeit als weitere Symptome auf einen Infekt hindeuten. Die Ruhe hilft dem Organismus entscheidend, den drohenden Infekt frühzeitig zu bekämpfen.

## 24.3 HERZFREQUENZVARIABILITÄT

Unser Herz schlägt alles andere als rhythmisch. Zumindest, wenn wir gesund und fit sind. Das fällt dann auf, wenn durch ein EKG genauer die Abstände zwischen den R-Zacken, sprich: der Kontraktion des linken Ventrikels, bestimmt werden. Diese Schwankungen werden als Herzfrequenzvariabilität (HRV) bezeichnet. Eine größere Schwankungsbreite bei körperlicher Ruhe ist ein positives Signal für den allgemeinen Gesundheitszustand und die körperliche Leistungsfähigkeit. Unter körperlicher Anstrengung und mit Zunahme der Intensität reduziert sich die Schwankung zwischen den einzelnen Herzschlägen, bis sie komplett ausbleibt und das Herz in einen festen gleichbleibenden Takt übergeht. Die meisten Herzfrequenzmesser mitteln die angezeigte Herzfrequenz automatisch über einige Schläge, um den Nutzer nicht zu verwirren. Sie zeigen daher gar nicht die natürlichen Schwankungen an.

Die HRV-Bestimmung braucht technische Hilfsmittel. Zwar bieten diverse Hersteller, Pulsuhren und Apps der Sporthersteller Auswertungsroutinen, genauer sind jedoch Diagnostikeinheiten für den medizinischen oder wissenschaftlichen Einsatz. Sie verfügen über eine exaktere Bestimmung – und erhöhen damit die Datenqualität – und über umfangreiche Analyseprogramme. Ich setze sie in meinen Mentoringprogrammen und der persönlichen Betreuung von Klient:innen ein. Bei einmaligen Messungen nutze ich Kurzzeit- und Langzeit-HRV, um einen umfangreichen Eindruck über das vegetative Nervensystem zu erhalten.

Für die regelmäßige Bestimmung zuhause können die Messgeräte kommerzieller Anbieter genutzt werden. Aufgrund der unterschiedlichen Ergebnispräsentation können Werte, Farbskalen und Text angegeben sein. Daher verzichte ich hier auf die Angabe bestimmter HRV-Werte, für die auch altersbedingt unterschiedliche Referenzbereiche gelten.

Regelmäßige HRV-Messungen gelten als guter Indikator für Fitnesslevel, Stress und allgemeine Gesundheit. Den größten Einfluss auf deine HRV nimmst du mit einer gesunden Ernährung, vernünftigem Zeitmanagement, regelmäßiger Bewegung und angemessener Regeneration.

Als Alternative zur HRV kann die Pulsratenvariabilität bestimmt werden. Das gilt allerdings nur für Gesunde und unter körperlicher Ruhe. Sie wird mittels Infrarotsensoren am Handgelenk oder am Finger gemessen.

Abhängig von den Rahmenbedingungen, können Dynamik und Flexibilität der Herztätigkeit in Bezug auf die HRV weitere spannende Informationen liefern. Solche Ergebnisse lassen sich allerdings nur durch medizinische und wissenschaftliche Messungen gewinnen.

## 24.4 ERHOLUNGSHERZFREQUENZ

Unter körperlicher Anstrengung steigt die Herzfrequenz. Je nach Belastungsintensität kann sie irgendwann die maximale Herzfrequenz und damit die Ausbelastung erreichen. Mit anderen Worten: Mehr geht dann nicht. Vermutlich ist dir schon aufgefallen, dass du nach einer intensiveren Anstrengung länger brauchst, damit sich dein Herzschlag und deine Atmung wieder normalisieren. Das ist normal, denn höhere Intensitäten stellen den Organismus vor größere Anforderungen. Das gilt für Sporttreibende, für die die Erholungsherzfrequenz spannender ist, und für den Ottonormalverbraucher im Alltag, wenn die Treppe benutzt wird oder zur Bahn gesprintet werden muss.

Wenn du regelmäßig Sport machst und deine Herzfrequenz misst, dann wirst du wissen, dass die Erholungsherzfrequenz angibt, wie schnell sich dein Herzschlag nach einer Belastung oder im Zuge einer reduzierten Intensität wieder absenkt. Diese regenerative Kapazität ist im hohen Maße abhängig vom Trainingslevel. Es ergeben sich folgende Zusammenhänge:

- Je höher die Intensität, desto langsamer ist die Reduktion der Herzfrequenz im Anschluss.
- Je besser der Trainingszustand, desto schneller erfolgt die Absenkung der Herzfrequenz nach Belastung.
- Je stärker die Reduktion der Intensität, desto deutlicher kann der Abfall der Herzfrequenz erfolgen, weil sich die Arbeitslast entsprechend reduziert.

Als Orientierung könntest du zur Bestimmung der Erholungsherzfrequenz deine letzte Herzfrequenz vor Reduktion oder Beendigung deiner Einheit bestimmen. Jetzt misst du die Herzfrequenz nach einer und nach drei Minuten. Reduziert sich deine Herzfrequenz pro Minute nur um etwa 20 Schläge, spricht dies für eine geringe Fitness. Erreichst du hingegen eine Reduktion von 30–50 Schlägen pro Minute, spricht dies für eine ausgeprägte Fitness. Dieses Vorgehen bietet sich für Sporttreibende an und kann weitere Hinweise zur Regeneration liefern. Denn die Erholung beginnt mit dem Abschluss der Trainingseinheit und zeigt den weiteren Verlauf der Regeneration auf.

## 24.5 BLUTDRUCK

Regelmäßige Messungen des Blutdrucks sind aus gesundheitlicher Sicht sinnvoll. Der Blutdruck gibt Auskunft darüber, mit wie viel Kraft das Herz das Blut in den Körperkreislauf pumpt, sprich: wie hoch der zu überwindende Widerstand ist. Ein höherer Blutdruck bedeutet also, dass das Herz mehr Leistung aufbringen muss und die Gefäße einem höheren Druck ausgesetzt sind. Ein vernünftiger Blutdruck liegt bei einem Erwachsenen bei etwa 120/80 mmHg. Die beiden Werte geben den systolischen und diastolischen Blutdruck an. Im Alter kommt es durch eine höhere Steifigkeit der Gefäßwände zu einem Anstieg des Blutdrucks. Dann sind Werte von 140/90 mmHg noch im Rahmen. Messungen des Blutdrucks können entweder am Handgelenk oder am Oberarm durchgeführt werden. Letztere Methode ist bei ordnungsgemäßer Anwendung genauer.

Die Krux am Blutdruck ist, dass Menschen oft nicht bemerken, wenn dieser erhöht ist. Bleibt ein hoher Blutdruck lange unentdeckt, belastet er das gesamte Herz-Kreislauf-System und gilt für viele Krankheiten als stiller Vorbote. Über eine medikamentöse Behandlung hinaus hat der Lebensstil Einfluss auf den Blutdruck. Eine ausgewogene Ernährung sowie die Reduktion tierischer und verarbeiteter Lebensmittel, mehr Bewegung, ein gutes Stressmanagement und ein „normales" Körpergewicht helfen, den Blutdruck abzusenken.

Es ist übrigens normal, dass der Blutdruck unter körperlicher Belastung erhöht ist, da dies Teil der physiologischen Antwort des Körpers ist. Unter Ruhebedingungen sollte er allerdings ganztägig im Rahmen bleiben. Ein Drittel der Erwachsenen in Deutschland hat jedoch Bluthochdruck, bei älteren Menschen sind es sogar deutlich mehr.

Für stressgeplagte Menschen, Bewegungsmuffel, Genießer, aber auch Menschen, die sich zu wenig erholen, sei klar gemacht, dass diese Faktoren maßgeblich für eine Entgleisung des Blutdruckes verantwortlich sind. Ein dauerhaft erhöhter Blutdruck ist sehr ernst zu nehmen und die Einnahme von Medikamenten meist mit spürbaren Nebenwirkungen verbunden. Es macht also Sinn, etwas am Lebensstil zu verändern, um noch möglichst lange von einer hohen Lebensqualität zu profitieren.

Koffeinhaltige Getränke können den Blutdruck kurzfristig ansteigen lassen – ebenso wie die Einnahme von zahlreichen rezeptfreien Schmerzmitteln. Zudem können Erkältungen und Grippe für eine Zunahme des Blutdrucks verantwortlich sein. Daher erst vollständig genesen sein, bevor Anstrengungen aller Art folgen!

Besonders schön ist, dass bei vielen und vor allem ausdauerorientierten Sportarten der Blutdruck nach der Belastung absinkt. Bei erhöhtem Blutdruck sollte das Training mit einem Arzt abgestimmt werden. Bei Werten von 160/95 mmHg und mehr vor einer Sporteinheit ist vom Training abzuraten.

Die gute Nachricht für alle Sportmuffel ist, dass bereits 10-minütiges zügiges Gehen eine großartige Wirkung auf den Schutz des Herz-Kreislauf-Systems hat.

## 24.6 KÖRPERTEMPERATUR

Die Temperatur im Organismus wird in einem beeindruckenden Regelkreislauf über den Hypothalamus gesteuert. Die Messweise (oral, rektal, im Ohr, an der Stirn oder in der Achsel) hat erheblichen Einfluss auf die Ergebnisse. Die Temperatur ist im Körper höher als an seiner Oberfläche. Damit sind rektale Messungen am genauesten, gefolgt von der oralen Bestimmung.

Die Körpertemperatur unterliegt natürlichen Schwankungen. In der nächtlichen Ruhephase kommt es im Tiefschlaf zu einer Absenkung. Die niedrigste Temperatur herrscht meist gegen 2 Uhr in der Nacht. Tagsüber kann der Anstieg vom Morgen zum Nachmittag bei etwa 1 Grad Celsius liegen und erreicht im Laufe des Nachmittags unter normalen Bedingungen seinen Höchstwert.

Erhöhte Temperaturen stehen meist im Zusammenhang mit Infekten und sind eine starke Immunantwort. Die Körperabwehr kann auf diese Weise Eindringlinge wirkungsvoller bekämpfen. Daher sind fiebersenkende Medikamente nicht unter allen Umständen ratsam, denn sofern nicht kritische Werte erreicht werden, hilft die erhöhte Temperatur dem Organismus.

Aber auch zur normalen Thermoregulation steuert der Organismus die Temperatur und kann mithilfe von Muskelzittern (Schüttelfrost) Wärme erzeugen oder durch die Gefäßweitstellung in der Haut und das daraus resultierende Schwitzen für Kühlung sorgen.

Für eine gute Aussagekraft sind Verlaufsmessungen zum gleichen Tageszeitpunkt Grundvoraussetzung. Die regelmäßige Dokumentation liefert so für regenerationsinteressierte Menschen eine grobe Orientierung zur Erholung. Nach intensiven Belastungen kann eine erhöhte Temperatur ein Zeichen für einen gesteigerten Regenerationsbedarf sein. Dazu gibt es aber bisher keine wissenschaftlich fundierten Erkenntnisse. Genauer ist es daher, deutliche Temperaturschwankungen zusammen mit dem subjektiven Empfinden einzuordnen, um zu entscheiden, ob körperlich intensive Anstrengungen oder andere anspruchsvolle Arbeitsbelastungen auf der Tagesordnung stehen sollten.

## > Übersicht Körpertemperatur

| Körpertemperatur | Grad Celsius (ca.) |
|---|---|
| Normal | 36,5–37,4 |
| Erhöht | 37,5–38,0 |
| Leichtes bis mäßiges Fieber | 38,1–39,4 |
| Hohes Fieber | 39,5–40,9 |

# Kurz zusammengefasst

Zu beachten ist, dass die regelmäßige Bestimmung der Parameter unter möglichst gleichen Bedingungen die höchste Aussagekraft besitzt. Aufgrund der enormen Bandbreite an Einflüssen sind die gemessenen Werte nicht immer und ausschließlich ein Gradmesser der Regeneration. Dennoch stellen die Messergebnisse einen wichtigen Bezug zur gesundheitlichen Verfassung her. Zu Beginn der Messungen gilt für die Herzfrequenzparameter, dass sie im Zuge von Verlaufsmessungen an Gewichtung gewinnen, während Blutdruck und Körpertemperatur bereits bei erstmaliger Bestimmung deutliche Hinweise auf Infektionsgeschehen im Organismus liefern können.

1. Am wichtigsten zur Bestimmung von Belastbarkeit und Regenerationsstatus ist die Fähigkeit, hohe Anstrengungen und Erholungsbedarf subjektiv wahrzunehmen.
2. Für alle Messungen mit dem Ziel einer qualitativen Bewertung sind die Gütekriterien zu berücksichtigen.
3. Verlaufsmessungen von Ruheherzfrequenz und Herzfrequenzvariabilität bieten eine gute Grundlage, Anpassungen im Fitnessniveau, der Erholung, des Stresslevels und des allgemeinen Gesundheitszustands zu dokumentieren.

4. Wearables und Apps können bei der Datenerhebung und Auswertung hilfreich sein.
5. Für die Beurteilung von Messergebnissen sollte man ggf. auf Experten:innen der verschiedenen medizinischen Fachdisziplinen zurückzugreifen.
6. Eine selbstständig durchgeführte Messung ersetzt ohne medizinische Ausbildung nie eine Diagnose.

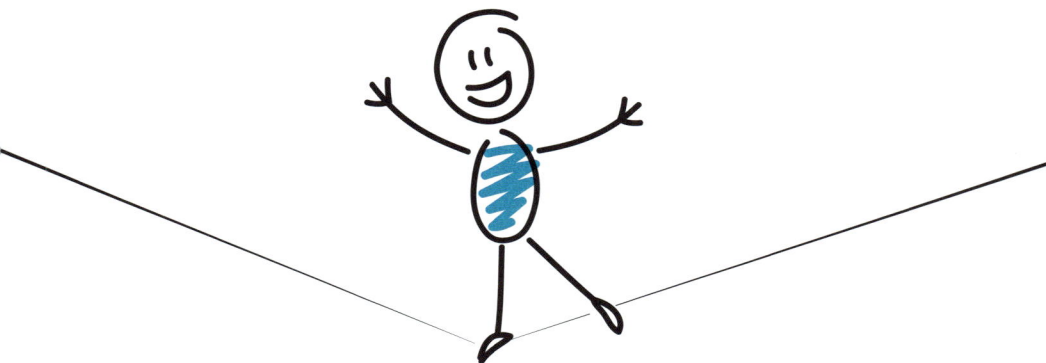

# 25
# DIAGNOSTIK

„Von deinem inneren Arzt bekommst du keine hohen Rechnungen, sondern brauchst ihm einfach nur etwas Aufmerksamkeit entgegenzubringen."

Erholungsbedarf medizinisch und wissenschaftlich zu bestimmen, ist komplex. Zwar bieten heute Apps und Wearables bereits gute Ansätze, um selbst die Regeneration zu beobachten, aber die Qualität und Aussagekraft hängen vom Umfang der Parameter, ihrer Messgenauigkeit und der richtigen Interpretation ab (s. Kapitel „Erholung messen", S. 153 ff.). Wir wollen ein grundlegendes Verständnis von Zusammenhängen schaffen, um im ersten Schritt selbst in der Lage zu sein, Veränderungen und Signale zu erkennen, die im Anschluss eine fachärztliche Konsultation nahelegen können.

In diesem Kapitel geht es um die Diagnostik auf medizinischer Ebene. Expert:innen können Unterstützung liefern und die teils umfangreichen Analysen sowie deren Interpretation fachlich korrekt begleiten. Eindeutige Zusammenhänge oder gar Kausalitäten herzustellen, kann ohne fachlichen Hintergrund irreführend und schlicht falsch sein. Einzelne Parameter können multifaktoriell beeinflusst werden, sodass Urteilen ohne Fachkenntnisse unseriös ist. Es ist sinnvoll, im Falle von anhaltender Müdigkeit, stetiger Gewichtszunahme und hoher Infektanfälligkeit auf Ursachenforschung zu gehen und dabei auf versierte Hilfe zu setzen.

Zunächst schauen wir uns relevante Blutparameter an, deren Abweichung von der Norm direkt oder indirekt Einfluss auf die Gesundheit, Leistungsfähigkeit und Regeneration hat. Teilweise werden die Parameter im Leistungssport genutzt, um Trainingsumfänge, -frequenz und -intensitäten zu steuern. Einige geben auch Aufschluss über den allgemeinen Gesundheitszustand. Nach der Vorstellung der Blutwerte gehe ich noch auf ein sehr spannendes und wissenschaftlich fundiertes Konzept von Wirkzusammenhängen an, das mit einer hohen Zuverlässigkeit die verschiedenen Systeme des Organismus in der Betrachtung von Überlastungen berücksichtigt.

## 25.1 KREATINKINASE (CK)

Anhand des CK-Werts kann die Trainingsbelastung gut abgeschätzt werden, da dieses Enzym vor allem in den Muskelzellen vorkommt. Ist es im Blut messbar, deutet dies auf Beschädigungen der Muskulatur hin. Das ist erstmal nicht kritisch, denn ein Training kann immer zu feinen Verletzungen führen und demnach in einem höheren CK-Wert resultieren. Abhängig von der Höhe des Werts, der mit der Trainingsintensität korreliert, braucht der Körper mehr Zeit, um zu regenerieren. Mangelt es an Regeneration und werden Einheiten zu häufig, zu umfangreich und zu intensiv absolviert, kann es durch stark erhöhte CK-Werte zu Nierenschäden kommen.

## 25.2 C-REAKTIVES PROTEIN (CRP)

Mithilfe von CRP lassen sich Aussagen zu allgemeinen Entzündungszuständen treffen. Dieser Parameter steht nicht in direktem Zusammenhang mit sportlichen Belastungen und zählt in der Medizin aktuell zu den genauesten Messgrößen. Über ihn lassen sich kleinere chronische Entzündungen nachweisen, die mit einem Mangel an Erholung verbunden sein können. Dauerhaft erhöhte Entzündungswerte gefährden die Gesundheit des Herz-Kreislauf-Systems und insbesondere des Herzens.

## 25.3 FERRITIN

Zwar sagt der Parameter des Speichereisens Ferritin nichts über die Art der Regeneration oder Belastung aus, aber zu niedrige Werte sind für wesentliche Prozesse im Organismus kritisch, die mit der Erholung in Verbindung stehen. Das Eisen nimmt im Körper eine wichtige Funktion für den Sauerstofftransport ein. Dies ist nicht nur für körperliche Belastungen wichtig, sondern auch für die Versorgung von Organen sowie sämtliche Stoffwechselvorgänge. Insbesondere leere Speicher deuten auf einen Mangel hin, der anhand der Hämoglobinwerte im Blut noch gar nicht ersichtlich sein muss.

## 25.4 HARNSÄURE

Als Abbauprodukt des Muskelstoffwechsels treten erhöhte Harnsäurewerte nach intensiven sportlichen Belastungen auf. Ist die Harnsäurekonzentration dauerhaft erhöht (Hyperurikämie), kann dies zu Gicht und Entzündungsprozessen in Sehnen (Tendopathien) führen. Denn dort lagert sich die Harnsäure oft ab, was sich in der Praxis häufig durch Reizungen der Achillessehne, Patellaspitze oder Rotatorenmanschette zeigt. Darüber hinaus kann es zu Entzündungsreaktionen in den Gefäßen kommen.

Entgegen der landläufigen Meinung hängen erhöhte Harnwerte bei sportlich aktiven Menschen eher selten mit einer zu hohen Eiweißaufnahme (aus tierischen Quellen) zusammen, sondern mit einem übermäßigen Konsum von Fruktose. Ausgelöst wird dies meist durch zu viele Saftschorlen, Fruchtsäfte und Obst. Damit steht zur Regulation die Restriktion von Fruktose an erster Stelle. Eine Ausnahme gibt es: Die Einnahme einer amerikanischen Kirsche (Montmorency Sauerkirsche) kann erhöhte Harnsäurewerte innerhalb der ersten 5 Stunden um 15 % reduzieren und damit eine erste schnell wirksame Absenkung unterstützen.

## 25.5 VITAMIN B12

Vitamin B12 gilt als Sammelbezeichnung für verschiedene Verbindungen, die alle das gleiche chemische Grundgerüst aufweisen, die sogenannten Cobalamine. Es erfüllt wichtige Aufgaben bei der Blutbildung, indem es gespeicherte Folsäure im Organismus in seine aktive Form wandelt. Außerdem reguliert es Stoffwechselvorgänge und baut bestimmte Fettsäuren ab. Vitamin B12 kann ausschließlich über tierische Nahrungsmittel aufgenommen werden und muss daher beim Verzicht auf tierische Lebensmittel als Nahrungsergänzung zugeführt werden.

Über die Nahrung kann es in ausreichender Menge durch Fleisch, Fisch, Eier, Milch und Milchprodukte aufgenommen werden. Ein Mangel ist gesundheitsgefährdend. Insbesondere in der Schwangerschaft ist der Bedarf erhöht. Außerdem kann ein Mangel durch chronische Darmerkrankungen sowie durch die Einnahme von Medikamenten, die die Magensäurebildung unterbinden, begünstigt werden. Auch ältere Menschen sind häufiger von einer Unterversorgung betroffen. In Folge eines Vitamin-B12-Mangels können spezifische Formen einer Blutarmut mit verbundener Blässe auftreten. Außerdem können häufige Müdigkeit, Kribbeln, Taubheitsgefühl, Gangunsicherheit und Verwirrtheit Ergebnis einer Mangelversorgung sein.

Als besserer Indikator des B12-Status eignet sich die Bestimmung des Holo-TC-Wertes (Holotranscobalamin) im Blutserum, da dieser die aktive Form von Vitamin B12 nachweist. Darüber hinaus sichert die Bestimmung von MMA (Methylmalonsäure) das vorherige Ergebnis ab. Es handelt sich um ein wichtiges Zwischenprodukt des Aminosäureabbaus in Verbindung mit Vitamin B12 und gilt daher als sensitiver Marker für einen Mangel. Dein Arzt oder Therapeut des Vertrauens kann dir bei der Wahl und Durchführung der richtigen Analysen zur Seite stehen.

## 25.6 ALLOSTASE

Auf der Basis eines Paradigmas mit der Bezeichnung „Allostase" veröffentlichte Sterling im Jahr 1988 eine neue Betrachtungsweise von Wirkzusammenhängen im Organismus. Ohne zu tief in das Konzept einzusteigen, lässt sich zusammenfassend sagen, dass unter Allostase zunächst nur Anpassungen bestimmter Vorgänge zu sehen sind. Diese können durch emotionale, körperliche oder geistige Anforderungen ausgelöst sein.

Der Organismus reagiert immer mit dem Ziel, sich auf veränderte Bedingungen adäquat anzupassen. Langfristige Anpassungsmechanismen des Organismus auf chronische Belastungen folgen der Allostase. Eine solche Anpassungsreaktion lässt sich anhand des Blutdrucks beschreiben. In der Regel dirigieren verschiedene zentrale und periphere Mechanismen in komplexen Regelkreisläufen die Einstellung angestrebter Sollwerte. Der systolische Blutdruck soll bei einem Erwachsenen in

Ruhe bei 120 mmHg liegen. In einer Belastungssituation, wie beim Treppensteigen, verschieben sich die Grenzen kurzfristig, was für die körperliche Leistungsfähigkeit erforderlich ist. Der Organismus setzt den veränderten Bedingungen also adäquat etwas entgegen. Kehren die Bedingungen in den Ausgangszustand zurück, reguliert sich der Organismus zum Ruhe- oder Ausgangszustand zurück und befindet sich damit wieder im Gleichgewicht. Kommt es allerdings durch anhaltend hohe Anforderungen oder gar Überforderungen zu einer dauerhaften Verschiebung der Sollwerte, kann dies zu Verschleiß führen und Krankheiten auslösen. Dies lässt sich gut am Beispiel von Dauerstress beschreiben, bei dem sich der Organismus in ständiger Alarmbereitschaft befindet und mit erhöhtem Blutzuckerlevel, schnellerer Herz- und Atemfrequenz sowie höherem Blutdruck reagiert. Bleiben diese Bedingungen dauerhaft erhalten, leidet der Organismus unter der allostatischen Last und es kann zu krankhaften Veränderungen kommen.

Die Bestimmung der allostatischen Last kann die Folgen einer stressgeplagten und häufig gesundheitsbelastet lebenden Gesellschaft aufzeigen, die sich zu wenig bewegt, unausgewogen ernährt, unzureichend erholt, zu viel Zeit vor elektronischen Geräten verbringt und ihr Sozialverhalten verändert (so zuletzt massiv in der Covid-19-Pandemie geschehen). Die aus dieser Lebenswirklichkeit resultierenden Stressoren haben Einfluss auf verschiedene Systeme des Organismus. Deren Veränderungen können das Ausmaß möglicher Schäden und damit verbundene Folgen deutlich machen.

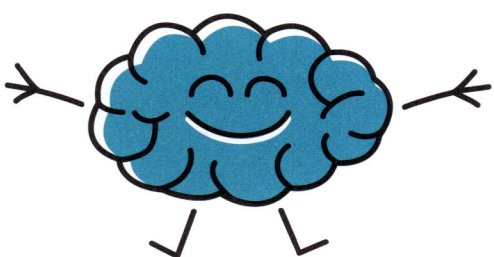

# Info ⓘ

Die Bestimmung der allostatischen Last kann darlegen, wie wichtig eigene Verhaltensänderungen für die Gesundheit und Gesunderhaltung und wie weitreichend die Konsequenzen falschen Handels sind. Es geht dabei nicht darum, welche Medikation richtig ist, um einseitig und dauerhaft die Symptome zu bekämpfen, vielmehr können die Hinweise der Auftakt zu einer neuen Marschroute sein, die von Anpassungen des eigenen Verhaltens zur Ursachenbeseitigung geprägt ist.

Ich beschränke mich im nachfolgenden Abschnitt auf die verschiedenen Systeme des Organismus sowie Hinweise zur Quantifizierung zentraler Parameter. Aufgrund der Komplexität des Modells können nicht alle Parameter in Gänze vorgestellt werden. Sollte Interesse oder Bedarf an solchen Analysen bestehen, kann der Arzt oder die Ärztin des Vertrauens sicher weiterhelfen. Es sei erwähnt, dass das Konzept der allostatischen Last zur Bestimmung physiologischer Stressreaktionen noch jung ist. Dennoch gilt es als medizinisch-wissenschaftlich fundiert.

Die Berechnung der allostatischen Last erfolgt über einen Summenwert, der sich aus Parametern unterschiedlicher Regulationssysteme zusammensetzt. Dazu zählen nach Juster und Kollegen das kardiovaskuläre, metabolische, neuroendokrine, anthropometrische und das Immunsystem (Juster et al., 2010). Das Forscherteam hebt außerdem einige primäre Parameter, wie Cortisol, Adrenalin, Noradrenalin und Dehydroepiandrosteron-Sulfat (DHEA-S) hervor. Auffälligkeiten und Abweichungen dieser Primärparameter können auf Dauer sekundäre Folgen haben und sich beim Taille-Hüft-Verhältnis, (mit Einschränkungen) beim Body-Mass-Index (BMI), der Herzfrequenzvariabilität (HRV), dem systolischen und diastolischen Blutdruck, C-reaktiven Protein (CRP), Hämoglobin A1c (HbA1c), Blutfetten wie High Density Lipoproteine (HDL), Cholesterin und deren Verhältnis zeigen. Eine Verschiebung einzelner Messwerte hat noch keinen Krankheitswert, kann aber Hinweise liefern und als Warnsignal verstanden werden. Erst als Tertiärereignis können infolge der physiologischen Dysregulation verschiedene Krankheiten entstehen. Die Wahl der Parameter ist in der Studienlage ebenso wie in der medizinischen Diagnostik nicht immer identisch. Die oben beschriebene Auswahl spiegelt aber die allgemeine Gewichtung in der wissenschaftlichen Forschung wider. Die Reihenfolge beinhaltet dennoch keine Priorisierung, die sich im Übrigen in der Beurteilung eines Experten oder einer Expertin verschieben kann.

## Kurz zusammengefasst ✅

1. Das wichtigste Instrument zur Beurteilung des allgemeinen Gesundheitszustands ist die eigene Beobachtungsgabe. Das frühzeitige Wahrnehmen bietet die besten Ansätze zur Gesunderhaltung.

2. Am sinnvollsten ist immer das persönliche Engagement mit der Absicht, die Gesundheit zu stärken. Dies beginnt beim eigenen Handeln und möglichen Anpassungen im Lebensstil. Der Rat und die Begleitung von fachkundigen Vertrauensmenschen aus verschiedenen Fachdisziplinen sind empfehlenswert.

3. Bestimmte Parameter können im Rahmen von Untersuchungen Hinweise auf Beschwerden geben. Der wichtigste Beitrag als Reaktion auf solche Erkenntnisse bleibt die Anpassung des eigenen Verhaltens.

4. Bei der Prävention und Rehabilitation sind Bewegung, Ernährung, Erholung und Gedanken mit ihren zahlreichen Bausteinen die wichtigsten Einflussgrößen.

5. Der unsinnigste Ansatz ist, Beschwerden zu ignorieren, Untersuchungen abzulehnen und am eigenen Verhalten, das Mitauslöser sein kann, festzuhalten. Die dauerhafte Missachtung der eigenen Ressourcen und Bedürfnisse hat mit an Wahrscheinlichkeit grenzender Sicherheit einen enormen Einfluss auf die Entstehung von Krankheiten.

# 26
# WICHTIGE NÄHR- UND MINERALSTOFFE

„Es wird höchste Zeit, dass Menschen eine Gebrauchsanleitung für ihren Organismus haben, um zu verstehen, worauf es wirklich ankommt."

Eine ausgewogene und vollwertige Ernährung kann den überwiegenden Bedarf an zentralen Nähr- und Mineralstoffen abdecken. Allerdings können durch genetische Voraussetzungen, Infekte, suboptimale Ernährung, ungünstige Verhaltensweisen und höhere Belastungen (Stress, Sport, Regenerations- und Schlafmangel) Defizite entstehen. Werden diese nicht ausgeglichen und Ursachen für Defizite behoben, kann aus einem harmlosen Mangel irgendwann die Entstehung einer chronischen Krankheit begünstigt werden. Hier kommen dann schnell die Nahrungsergänzungsmittel ins Spiel.

## Info 🛈

Blindes Einwerfen und vollumfängliches Konsumieren von allerlei Nahrungsergänzungsmitteln – beides ist wenig sinnvoll. Nicht nur, weil viel Geld verschleudert wird, sondern weil Überdosierungen die Gesundheit belasten können. Der erste Schritt, bevor substituiert (ergänzt) werden sollte, ist daher eine vernünftige Bestimmung des Status quo und in den meisten Fällen ein Blutbild. Der Fokus bleibt aber, grundsätzlich Lebensumstände und Verhalten anzupassen. Priorität haben eine gesunde Ernährung, angemessene Bewegung und Erholung.

Als Wissenschaftler lege ich nicht nur auf eine aussagekräftige und fundierte Diagnostik wert, sondern auch auf die Qualität verwendeter Rohstoffe. Während meiner Zeit an der Deutschen Sporthochschule habe ich leider häufig bei Sportler:innen erlebt, was minderwertige Qualität im schlimmsten Fall für Gefahren birgt und wie sich Wirkungen reduzieren können, wenn Produkte von mangelhafter Qualität oder unvorteilhafter Zusammensetzung sind. Daher empfehle ich dir, auf hochwertige Produkte aus seriösen Quellen zurückzugreifen und nicht jedes Werbeversprechen für bare Münze zu nehmen. Abraten kann ich vom „Gießkannenprinzip", d. h., auf Produkte zurückzugreifen, die von allem etwas enthalten oder nach dem Motto „Viel hilft viel" eingesetzt werden.

In vielen Fällen kann es sinnvoll und angemessen sein, den Körper über einen bestimmten Zeitraum mit Nahrungsergänzungen zu versorgen, um den Organismus zu unterstützen. Man bedenke aber, dass damit immer in einen komplexen Regelkreislauf eingegriffen wird. Etwas anderes ist es, wenn ein Mensch wegen bestimmter Erkrankungen dauerhafte Einschränkungen für die Aufnahme oder Verarbeitung bestimmter Stoffe aufweist. Dann ist es wahrscheinlich, dass sich die Ursache nicht kurzfristig regulieren lässt und die additive Zufuhr notwendig ist. In solchen Fällen ist es besonders wichtig, eine fundierte Beratung und/oder Begleitung an der Seite zu haben.

Bei allen von außen zugeführten Mitteln zur Verbesserung der Erholung ist zu betonen, dass sie einen gesunden Lebensstil nicht ersetzen. Daher hat die Ergründung von Ursachen für eine ungenügende Regeneration oberste Priorität. In den meisten Fällen lassen sich durch Anpassungen des eigenen Verhaltens enorme Fortschritte erzielen.

Nun zur Auswahl der Nährstoffe, die im Rahmen der Regeneration direkten oder indirekten Einfluss haben.

## 26.1 MELATONIN

Als zentraler Signalgeber wird Melatonin vom Körper selbst gebildet und begünstigt bei ausreichender Menge schnelles Einschlafen und besseres Durchschlafen. Hohe Wirkspiegel wurden mit einer höheren Schlafqualität in Verbindung gemacht.

Viele Medikamente, die einen gestörten Schlaf beheben sollen, sind echte Chemiekeulen und haben zahlreiche unerwünschte Nebenwirkungen. Für so gut wie alle synthetischen Schlafmittel gilt, dass sie abhängig machen können, nur Leichtschlafphasen ermöglichen und ausschließlich Symptome bekämpfen. Die Einnahme dieser Medikamente sollte nur in enger Abstimmung mit einem Arzt oder einer Ärztin erfolgen.

Melatonin hat den Vorteil, dass es bis zu einer Dosis von 2 Milligramm (mg) dauerhaft substituiert werden kann, ohne dass unerwünschte Nebeneffekte entstehen. Empfehlenswert ist es, mit einer Einnahme von 500 Mikrogramm (µg) zu beginnen und dann einige Nächte zu beobachten, welche Veränderungen eintreten. Bleibt der gewünschte Effekt aus, kann die Dosis in 500-µg-Schritten bis maximal 2 mg langsam erhöht werden. Die Einnahme empfiehlt sich etwa 15–30 Minuten vor dem Zubettgehen.

## 26.2 MAGNESIUM

Viele Sportler und Sportlerinnen schätzen die Wirkung von Magnesium. Es spielt im Körper für die Funktion von Muskeln, Herz, Nerven, Knochenaufbau, Blutzucker- und Blutdruckregulation eine wichtige Rolle. Ein Mangel an Magnesium kann zudem die Schlafqualität beeinträchtigen. Durch Sport oder höhere körperliche Belastungen steigt oft der Bedarf, weil das Mineral ausgeschwitzt wird. Eine Standarddosis liegt für einen Erwachsenen bei etwa 200 mg, bei erhöhtem Bedarf bei bis 400 mg.

Die Versorgung mit Magnesium kann über Lebensmittel gedeckt werden. Hier sind Weizenkleie, Haferflocken, Mandeln, Cashews, Kürbiskerne, Sonnenblumenkerne, Hülsenfrüchte, Kakao, Mangold und natürlich Bananen zu nennen.

Besteht der Wunsch, auf Nahrungsergänzungsmittel zurückzugreifen, empfiehlt sich der Einsatz von Magnesiumcitrat, das in den meisten Fällen gut verträglich ist. Das kostengünstigere Magnesiumoxid verursacht dagegen oft Darmbeschwerden und kann zu Durchfall führen. Außerdem kann es nur in geringerem Umfang aufgenommen werden. Nahrungsergänzungen gibt es in Form von Kapseln, Tabletten, Pulvern und Brausetabletten. Die Einnahme empfiehlt sich nicht direkt vor dem Schlafengehen, weil dabei oft eine höhere Wachheit und Aktivität beobachtet wurden.

## 26.3 VITAMIN D (25-OH-D)

Mit seiner Beteiligung an über 1.000 Stoffwechselvorgängen im Körper, ist Vitamin D aufgrund seiner hohen Bedeutung für das Immunsystem, den Knochenaufbau, die Muskelkraft und Psyche in den Fokus der Forschung gerückt. Viele Menschen in Europa weisen selbst in sonnenreicheren Ländern als Deutschland einen Mangel auf, der meist durch unzureichenden Hautkontakt mit der Sonne ausgelöst ist (Bürojob, lange Kleidung, Einstrahlungswinkel der Sonne zur Haut, u. a.) und vor allem in der dunklen Jahreszeit auftritt.

Ein Vitamin-D-Mangel lässt sich glücklicherweise ohne exzessives Sonnenbaden (Hautkrebsrisiko) durch Supplemente ausgleichen. Als Tropfen sind sie einfach einzunehmen und besitzen durch bestimmte Kombinationen eine hohe Bioverfügbarkeit. Bevor substituiert wird, ist es ratsam, beim Hausarzt den Vitamin-D-Status, ggf. auf Selbstzahlerbasis, bestimmen zu lassen. Ich empfehle jedem, den Vitamin-D-Status mindestens ein-, besser zweimal pro Jahr bestimmen zu lassen. Mittlerweise konnte ein Zusammenhang zwischen den Speicher- und Aufnahmeeigenschaften des Körpers und der individuellen Genkonstellation belegt werden (Wang et al., 2010). Im Falle eines deutlich zu niedrigen Vitamin-D-Spiegels müssen höhere Dosierungen verabreicht werden, um die Speicher im Körper aufzufüllen.

Ein Mangel an Vitamin D steht in Verbindung mit einer schlechteren Erholung und niedrigerem Energiehaushalt sowie mit Krankheiten, wie Osteoporose (Knochenschwund), Rachitis (Knochenerweichung), Herz- und Lungenkrankheiten sowie unterschiedlichen Autoimmunerkrankungen. Für eine optimale Versorgung mit Vitamin D empfehlen sich häufigere kleinere Dosen anstelle von wöchentlich einmalig hohen Dosen (Bsp. 20.000 i.E.). Lediglich bei massiven Mangelerscheinungen oder im akuten Krankheitsfall sollten einmalig hohe Dosen von medizinischem Personal verabreicht werden.

## 26.4 SELEN

Das Mineral Selen hat eine antioxidative Wirkung, welche sich auf die Schlafqualität auswirkt. Herrscht im Körper eine Unterversorgung mit

Selen, kann dies gestörten Schlaf und Unruhe begünstigen. Antioxidantien im Allgemeinen haben viele positive Eigenschaften im Organismus und sind besonders beim Schutz vor freien Radikalen, sprich: oxidativem Stress, hervorzuheben. Selen kann über Geflügel, Rinderleber, Heilbutt, Thunfisch, Sardinien, Paranüsse und Vollkorn aufgenommen werden.

## 26.5 VITAMIN C

Vitamin C zählt zu den bekanntesten Antioxidantien und wirkt im Organismus bei vielen Stoffwechselvorgängen mit. So ist es bei der Bildung von Bindegewebe, Knochen und Zähnen beteiligt. Seine Funktion beim Zellschutz vor freien Radikalen macht es in einer stressgeplagten Gesellschaft besonders interessant. Das zeigt sich in unterschiedlichen Untersuchungen bei Krebspatienten (Mikirova et al., 2012), Patienten mit Bluthochdruck oder Diabetes (Ellulu et al., 2015) sowie gesunden Personen (Crook et al., 2022), die bei einem hohen Vitamin-C-Level im Blutserum niedrigere Entzündungswerte (CRP) aufweisen. Auch für grippale Infekte ist der Nutzen von Vitamin-C in einer doppelblind- und placebokontrollierten Studie nachgewiesen (Van Straten & Josling, 2002).

Über die klassische Erkältungs- und Grippesaison hinaus sollten geforderte Menschen auf eine gute Versorgung achten. Außerdem ist bei der Lagerung von Vitamin C zu beachten, dass es hitze- und lichtempfindlich ist. Frische Lebensmittel können durch längere Lagerzeiten, Hitze und Licht ebenfalls Vitamingehalt einbüßen. Gute Vitamin-C-Quellen sind Kiwi, Paprika, Brokkoli und Sanddorn sowie Zitrusfrüchte (Orange und Zitrone). Einfach nur Ascorbinsäure in hohen Dosierungen einzunehmen, ist wenig ratsam. Für die Supplementwahl sollte fachkundige Beratung in Anspruch genommen werden.

## 26.6 AMINOSÄUREN

Spaltet man Proteine in ihre einzelnen Bausteine, ergibt sich je nach Art des Proteins eine Zusammensetzung verschiedener Aminosäuren. Proteine sind für unseren Organismus überlebensnotwendig und spielen im Hormon- und Immunsystem, bei vielen enzymatischen Prozessen und bei der Zellbildung eine wichtige Rolle. Als essenzielle Aminosäuren werden solche bezeichnet, die nicht vom Körper selbst gebildet werden können und daher über die Ernährung aufgenommen werden müssen.

Das Protein L-Tryptophan ist für die Regeneration von Bedeutung (s. a. Kapitel „Sport, Erholung und Infektrisiko" hinsichtlich der Bedeutung von Proteinen bei sportlicher Betätigung, S. 42 ff.). Es ist der Ausgangsstoff, aus dem der Organismus Serotonin und Melatonin bildet, die beide den Schlaf-Wach-Rhythmus beeinflussen. Serotonin hat darüber hinaus Einfluss auf die Stimmung, das Sozialverhalten, fördert die Leistungsfähigkeit, hemmt Ängste, steuert den Appetit und die Schmerzempfindung. L-Tryptophan kommt in Milchprodukten, Fisch, Fleisch vor und bei pflanzlichen Quellen in Hülsenfrüchten, Nüssen, Bananen und Schokolade. In aller Regel ist es über eine ausgewogene Ernährung gut aufzunehmen.

## 26.7 WEITERE NATÜRLICHE MITTEL ZUR SCHLAFVERBESSERUNG

In diesem Abschnitt beschreibe ich nicht nur die Mittel, deren positiver Einfluss als gesichert gilt, sondern gehe auch auf Stoffe ein, für die es bisher keine gesicherten Erkenntnisse gibt.

Für Folsäure, Zink und Kupfer konnte bisher kein eindeutiger positiver Effekt auf die Schlafqualität gefunden werden. Die Aussagekraft von Studien, die dies untersucht haben, ist vor dem wissenschaftlichen Diskurs nicht belastbar genug.

Vitamin B6 hingegen scheint Schlaf zu begünstigen und kann mit Sanddorn, Sauerkraut, Knollen- und Wurzelgemüse sowie Meeresalgen aufgenommen werden.

Grundsätzlich gilt, dass pflanzliche Präparate zur Schlafförderung vorzuziehen sind. Hierzu zählen Melisse, Passionsblume, Hopfen und Baldrian. Für Letzteren ist der positive Effekt auf den Schlaf wissenschaftlich erbracht, wenn eine mehrwöchige Einnahme erfolgt (Bent et al., 2006; Taibi et al., 2007; Werneke et al., 2006; Wheatley, 2005). Für die anderen Stoffe existieren noch keine aussagekräftigen Untersuchungen, was nicht heißt, dass sie nicht wirkungsvoll sein können. Außerdem können Milchprodukte, Fisch und Datteln eine schlaffördernde Wirkung entfalten, da sie Tryptophan beinhalten. Bei angemessener Flüssigkeitsaufnahme am Abend, die nächtlichen Harndrang vermeidet, helfen Kräutertees aus Kamille, Fenchel oder anderen Kräutermischungen.

## 26.8 SPEICHEREIWEISS, EISEN, FERRITIN

Ungebundenes Eisen im Organismus wäre giftig, Eisen im Körper wird von einem Eiweißkomplex eingeschlossen: Ferritin. Die Bestimmung des Ferritins im Blutserum gilt als sensitivster Parameter für einen Eisenmangel. Geringe Ferritinwerte zeigen einen Eisenmangel an und können Hinweise auf Entzündungen oder Tumoren geben. Frauen sind zyklusbedingt häufiger von einem Eisendefizit betroffen als Männer. Zuverlässig nachweisen lässt sich dieser über ein Blutbild. Regulierend eingreifen sollte man erst nach der sicheren Bestimmung eines Eisenmangels.

Eine ausreichende Versorgung des Organismus mit dem Spurenelement Eisen spielt für die Leistungsfähigkeit eine wichtige Rolle. Viele kennen Eisen in Form von Hämoglobin, das dem Blut seine typisch rote Färbung gibt. Es macht etwa 70 % des Eisens im Körper aus. Hämoglobin übernimmt wichtige Transporteigenschaften für den Sauerstoff und gewährleistet, dass alle Zellvorgänge, bei denen Sauerstoff benötigt werden, ordnungsgemäß funktionieren. Müdigkeit und abnehmende körperliche Leistungsfähigkeit können also ein Indikator für einen Eisenmangel sein.

Natürliche Quellen tierischen Ursprungs sind vor allem Innereien wie Leber. Rotes Fleisch hat ebenfalls einen höheren Eisengehalt. Als pflanzliche Quelle bietet sich Weizenkleie mit einem überdurchschnittlich hohen Anteil an. Zudem liefern Kürbiskerne, Sesam, Leinsamen, Hülsenfrüchte, Quinoa, Pistazien, grünes Gemüse und getrocknete Früchte das wichtige Spurenelement.

Übrigens hindern Koffein (Kaffee) und Kalzium (Milchprodukte) die Aufnahme von Eisen. Kaffee nach dem Steak und/oder Milcheis/Joghurt zum Nachtisch im Anschluss an eine eisenreiche Mahlzeit sind also kontraproduktiv.

# 26.9 CANNABIDIOL (CBD)

Wer im ersten Moment bei Cannabidiol zusammenzuckt und an Rauschzustände oder Abhängigkeiten denkt, kann aufatmen. CBD wirkt nicht psychoaktiv. In der jüngeren Vergangenheit ist ein regelrechter Hype um CBD entstanden und dementsprechend rasant ist das Angebot von CBD-Produkten in die Höhe geschossen. Nicht nur das Image, gesund und hip zu sein, sondern zahlreiche gesundheitliche Vorteile haben es bekannt gemacht. Ein solcher Hype um eine einzelne Substanz ist grundsätzlich kritisch zu sehen: CBD ist nicht das eine Heilmittel, aber einzelne Wirkungen für die Gesundheit scheinen dennoch erfolgversprechend zu sein.

## > Ist wissenschaftlicher Nachweis unabdingbar?

Meinem Versuch einer umfassenden wissenschaftlichen Betrachtung von CBD als Heilmittel sind bei der aktuellen Forschungslage Grenzen gesetzt und so bleiben einige Aspekte vorerst aussichtsreich, aber nicht umfassend und ausreichend langfristig belegt. Ich bin der Überzeugung, dass nicht alles wissenschaftlich nachzuweisen ist. Bestimmte Methoden sowie der Einfluss von Variablen können es deutlich erschweren, in der Forschung zu eindeutigen Ergebnissen zu kommen. Zudem braucht eine nützliche Medizin die Hingabe von Menschen, die sich Zeit nehmen, Einstellungen reflektieren sowie Handlungsmöglichkeiten aufzeigen, was sich nur durch eine individuelle und persönliche Begleitung gewährleisten lässt.

In vielen Behandlungssituationen fehlt es aber an der wichtigen Zeit, die Behandelnde für Gespräche und Untersuchungen benötigen würden. Auch der Placeboeffekt ist ein hilfreicher Aspekt, der Menschen zu mehr Gesundheit verhelfen kann, und darf daher nach meinem Dafürhalten Bestandteil jeder medizinischen Behandlung sein.

CBD ist das zweithäufigste Cannabinoid der Hanfpflanze. Seine Wirkung entsteht durch eine Interaktion mit Rezeptoren, vornehmlich im Nervensystem und Gehirn. Nach einem kritischen Bericht der WHO aus 2018 zur Datenlage wird CBD bei einer Reihe von medizinischen Indikationen eine nützliche Wirkung zugesprochen. Es ist einfach einzunehmen, meist gut verträglich und birgt keinerlei Suchtpotenzial.

Spannend für alle Erholungssuchenden dürfte sein, inwiefern CBD angstlösend, entspannend und schlaffördernd ist. In Tierversuchen ist mit Einfluss auf den Serotoninstoffwechsel eine angstlösende und antidepressive Wirkung belegt. Forschungsarbeiten der Universität Sao Paolo aus den Jahren 2011 und 2017 untermauern diese Effekte für Erwachsene (J. A. S. Crippa et al., 2011, 2011; Zuardi et al., 2017). Dabei ist der Nutzen dosisabhängig und scheint sowohl bei zu niedriger als auch bei zu hoher Dosierung auszubleiben. Ein positiver angstlösender Effekt trat bei Dosen zwischen 300–600 mg pro Tag auf, jedoch nicht bei 100 oder 900 mg (Bergamaschi et al., 2011). Sämtliche Befunde zum Einfluss auf den Schlaf sind aktuell noch nicht aussagekräftig genug (Babson et al., 2017; Suraev et al., 2020). So zeigen hohe Dosen eine schlaffördernde Wirkung, während niedrige Dosen anregend sein können.

Eine Studie des University College London aus dem Jahr 2013 legt nahe, dass krankmachendes und stressbegünstigendes Rauchen mithilfe von CBD besser abzulegen ist (Morgan et al., 2013). Weiterhin ist der Einsatz zur Bekämpfung von Abhängigkeiten bei anderen Suchtkrankheiten im Gespräch und Gegenstand der aktuellen Forschung. In der Abwägung zu starken Medikamenten, lebensbeeinträchtigenden Krankheiten und krankmachendem Suchtverhalten kann CBD Vorteile bieten.

Abschließend lässt sich sagen, dass CBD in unterschiedlicher Facetten einen gesundheitlichen Nutzen hat, allerdings steckt die Forschung noch in den sprichwörtlichen Kinderschuhen (J. A. Crippa et al., 2018). Teilweise sind die durchgeführten Studien mit kleinen Stichproben durchgeführt worden und damit nur begrenzt aussagekräftig oder es fehlen Langzeitstudien zu möglichen Nebenwirkungen. Wechselwirkungen wurden gleichfalls bisher nicht ausreichend erforscht. Vom Einsatz von Cannabidiol in der Schwangerschaft ist grundsätzlich abzuraten, da Kontraindikationen in Bezug auf die Plazentaversorgung bestehen.

# Info ℹ️

Bei einem Großteil der im Internet und Handel angebotenen CBD-Produkte ist eine Wirkung fraglich, da die Konzentrationen des Wirkstoffs im Vergleich zu den Erkenntnissen aus der Forschung oft erheblich geringer sind. Insofern handelt es sich eher um kostspielige Lifestyle-Produkte. In jedem Fall gilt hier der immens wichtige Aspekt: Die Qualität eines Produkts muss zu 100 % gewährleistet und Verunreinigungen, wie z. B. durch Pflanzenschutzmittel, müssen ausgeschlossen sein.

Bei guter Wirkstoffqualität und -kombination in Verbindung mit der korrekten Einnahme können sich bei niedrigen CBD-Konzentrationen positive Effekte einstellen. Zur Art der Einnahme gilt, dass Inhalieren die beste Methode ist, gefolgt von Einspeicheln, sprich: die Substanz in Form von Tropfen z. B. für eine Minute im Mund zu behalten. Einfaches Runterschlucken ist ebenso wie das Auftragen auf die Haut mit einer deutlich schlechteren Resorption verbunden. Aufgrund der praktischen Anwendbarkeit kann davon ausgegangen werden, dass Einspeicheln für viele Menschen das Vorgehen der Wahl ist.

## 26.10  FAZIT

Für ein optimales Zusammenspiel aus einer guten Regenerationskapazität und einer hohen Leistungsfähigkeit spielen viele Faktoren eine Rolle, die weit über Mineral- und Nährstoffe hinaus das eigene Verhalten und die persönliche Einstellung betreffen. Ein Mangel bestimmter Stoffe kann allerdings ein Indiz für ein Missverhältnis sein und weitere beeinträchtigende Reaktionen auslösen, die sich negativ auf das Energielevel auswirken können.

Oberste Priorität haben immer die Dinge, die Menschen im Alltag durch ihr Denken und Handeln beeinflussen können. Besteht hier ein Missverhältnis, können Mineral- und Nährstoffe allein keine durschlagende und nachhaltige Veränderung bringen, aber hochwertige Präparate können zur Erhöhung des Energielevels unterstützend wirken. Es sollten immer die großen eigenen vor den kleinteiligen und von außen kommenden Beiträgen die erste Wahl sein.

## Kurz zusammengefasst ☑

1. Für einen gesunden und erholten Organismus ist ein ausgeglichener Mineral- und Nährstoffhaushalt wichtig.
2. Blutuntersuchungen und andere Diagnostiken geben Hinweise auf mögliche Mängel.
3. Priorität haben immer eine ausgewogene Ernährung, ein gutes Stressmanagement, eine positive Lebenseinstellung sowie ausreichend Erholung und Bewegung, um die eigene Energie zu fördern.
4. Hochwertige Nahrungsergänzungen können vorübergehend oder manchmal als dauerhafte Einnahme einem krankmachenden Mangel entgegenwirken.
5. Vom Gießkannenprinzip in Bezug auf Nahrungsergänzungen und andere Präparate ist abzuraten, da dadurch negative Folgen entstehen können. Ein Bedarf sollte gezielt, mit Sachverstand und gegebenenfalls mit Unterstützung von Experten ausgeglichen werden.

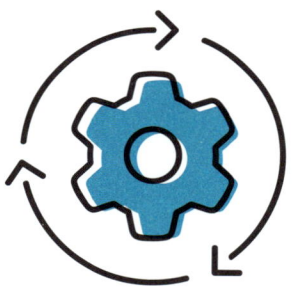

# 27
# DARM-HIRN-ACHSE

## „Zwischen Traum und Wirklichkeit stehen Entscheidung, Vertrauen und Handeln. Mehr ist es nicht."

Dass der Darm bei der Gesundheit eine Schlüsselrolle hat, wissen viele Menschen. 80 % unseres Immunsystems haben ihre Wiege im Darm. Dass der Darm ein eigenständiges Nervensystem, also im Prinzip eine vom Gehirn unabhängige Schaltzentrale hat, das sogenannte Bauchhirn, ist weit weniger Menschen bekannt. Manche Wissenschaftler gehen sogar davon aus, dass das Gehirn seinen Ursprung im Netzwerk des Darms hat.

Über den Darm wissen aber selbst Experten noch lange nicht alles. Besonders der Einfluss des Darms und seines Mikrobioms auf die Entstehung von Autoimmunerkrankungen steckt noch in den Kinderschuhen. Zwar konnten Studien zeigen, dass es Verbindungen zwischen der Gesundheit des Darms und Autoimmunerkrankungen gibt, aber bisher können kaum Aussagen zu Kausalitäten getroffen werden (Clemente et al., 2018; De Luca & Shoenfeld, 2018; Konig, 2020). Die besonderen Herausforderungen für Forscherteams bestehen darin, neue Verfahren zu entwickeln, um diese entscheidenden Fragen zu klären.

Ganz ohne wissenschaftliche Untersuchungen, sondern aus der eigenen Erfahrung können die meisten Menschen bestätigen, dass ein belasteter Verdauungstrakt viel Energie und Lebensqualität kostet. Ob es schlechter Schlaf, Verdauungsbeschwerden oder allgemeines Unwohlsein sind, das Wohlbefinden und die Leistungsfähigkeit reduzieren sich drastisch. Ein schlecht arbeitender Darm kann nicht nur mit der Aufnahme wichtiger Nährstoffe überfordert, sondern selbst durch Entzündungen bei der Entstehung von Krankheiten involviert sein.

Zunehmend in den Fokus der Forschung ist die Verbindung zwischen Hirn und Darm gerückt. Die sogenannte Darm-Hirn-Achse gilt als Oberbegriff für diese Kommunikationsverbindung. Über viele Jahre hinweg ging man davon aus, dass das Gehirn zwar über eine direkte Verbindung den Darm steuern, der Darm aber eher indirekt Einfluss auf das Gehirn hat. Heute vermutet man, dass der Darm weitaus mehr Einfluss auf unsere Art zu denken hat als das Gehirn auf die Verdauungsprozesse.

90 % der Kommunikation gehen vom Darm aus ans Gehirn, gerade einmal 10 % nehmen den umgekehrten Weg. Allein vor diesem Hintergrund dürfte naheliegen, dass eine gestörte Darmflora die Arbeit des Gehirns beeinflusst und damit direkten Einfluss auf Emotionen und Stressempfinden hat.

Die Kommunikation funktioniert über mehrere Wege: über Nervenbahnen wie den Vagusnerv, über Blutbahnen mittels Botenstoffe in Form von Neurotransmittern, wie Serotonin, Dopamin und Gamma-Aminobuttersäure (GABA), und über Immunzellen. Auch Stoffwechselprodukte gelangen ins Gehirn und zu guter Letzt das Mikrobiom – das sind hier die Mikroorganismen des Darms –, das aus der aufgenommenen Nahrung gebildet wird und selbst Stoffe produziert, die direkten Einfluss auf das Nervensystem haben. Zwar bestimmt der Mensch durch sein Verhalten, seine Ernährung, seine Umgebung und Kontakte die Zusammensetzung des Mikrobioms, allerdings ist inzwischen klar, dass das Mikrobiom Prozesse im Organismus und möglicherweise sogar das Verhalten des Menschen weit stärker beeinflussen könnte, als lange Zeit angenommen wurde.

Im Hinblick auf einen ausgewogenen Energiehaushalt und einen vernünftigen Umgang mit den Energiereserven ist es von großer Bedeutung, auf eine intakte Darmflora zu achten, um sicherstellen, dass der Darm seine Arbeit unter möglichst günstigen Bedingungen erledigen kann.

## > Aufgaben des Darms

### Aufbau eines leistungsfähigen Immunsystems:

Eine leistungsfähige Körperabwehr stellt sicher, dass ein Mensch besser vor Infekten geschützt ist. Darüber hinaus werden die alltäglichen Belastungen und Einflüsse von oxidativem Stress von einem intakten Immunsystem nachts im Schlaf repariert. Demnach ist dieser Einfluss des Darms auf die Regeneration enorm wichtig.

*Schmerzfreie Verdauung der aufgenommenen Nahrung ohne Unwohlsein:*
Verdauungsbeschwerden können äußerst unangenehm sein. Wenn nicht die Möglichkeit besteht sich zurückzuziehen, kann dann kaum von einer guten Grundlage für eine hohe Produktivität und Leistungsfähigkeit gesprochen werden. Treten Verdauungsprobleme regelmäßig auf, stören sie den Alltag und das Wohlbefinden empfindlich. Das häufige Unwohlsein beeinträchtigt die Regeneration, was den Darm auch aus dieser Perspektive sehr wichtig macht.

*Optimale Versorgung des Organismus mit allen wichtigen Nährstoffen:*
Die Bereitstellung von essenziellen Nährstoffen und Energie für alle Zellvorgänge entsteht aus der Verdauungsarbeit des Darms. Ist die Versorgung nicht gewährleistet, drohen eine eingeschränkte Leistungsfähigkeit und mittelfristig gar schwere gesundheitliche Folgen aus der Mangelernährung. Für eine gute Regeneration des Organismus braucht ein Mensch ein funktionierendes Mikrobiom. Andernfalls drohen zusätzliche Entzündungen aus dem Darm und die allgemeinen Reparaturprozesse im Körper können nicht erfolgreich durchgeführt werden.

Als wichtigste Bausteine für eine gesunde Darmflora gelten eine ausgewogene und abwechslungsreiche Ernährung sowie Bewegung. Ein vielfältiger Bakterienstamm ist nötig, denn der überwiegende Teil der Darmbakterien übernimmt bei der Verdauung Aufgaben, ohne die große Teile der Nahrung gar nicht im menschlichen Körper verfügbar wären.

Antibiotika können mitunter notwendig sein, um sich bei einer Erkrankung vor gefährlichen Bakterien zu schützen, sollten aber immer nur unter medizinischer Anordnung eingesetzt werden, denn sie zerstören die lebensnotwendigen Bakterienstämme als sogenannte Kollateralschäden. Umso wichtiger ist es, im Anschluss die natürliche Darmflora wieder aufzubauen. Hierzu eignen sich probiotische Lebensmittel, die durch Fermentierung entstehen, wie Sauerkraut, Kefir, Naturjoghurt, Käsesorten (Gouda, Cheddar, Parmesan, Mozzarella), Miso, saure Gurken, Kombucha (fermentierter Tee) und Apfelessig.

# Info ℹ️

**Fermentierung** bezeichnet den Prozess, bei dem während der Herstellung eines Lebensmittels enthaltene Kohlenhydrate von Milchsäurebakterien oder spezifischen Hefekulturen verstoffwechselt werden. Bestimmte **probiotische Kulturen** scheinen der aktuellen Forschung zufolge gar das psychische Wohlbefinden zu verbessern. Forscher prägten daher den Begriff der **Psychobiotika**, damit sind Effekte bestimmter Probiotika beschrieben, die zu einer Senkung des Stresshormons Cortisol führen können (Messaoudi, Lalonde, et al., 2011; Messaoudi, Violle, et al., 2011). Es besteht weiterer Forschungsbedarf, um hierzu konkretere Aussagen treffen zu können. Gesichert ist, dass probiotische Kulturen nicht selbst im Darm ansässig werden und dadurch immer wieder mit der Nahrung aufgenommen werden müssen.

Bei einem vorübergehend gereizten Darm können Pfefferminze, Melisse und Kamille für Entlastung sorgen, da sie Krämpfe lösen. Darüber hinaus wirkt sich Süßholzwurzel schützend für die Magenschleimhaut aus. Bei einem aufgeblähten Verdauungstrakt und Flatulenzen helfen Fenchel, Anis und Kümmel.

Zahlreiche Erkrankungen stehen in direkter Verbindung mit dem Mikrobiom. Dazu zählen Übergewicht und Adipositas, Stoffwechselerkrankungen wie Typ 2 Diabetes, kardiovaskuläre Erkrankungen, chronische Darmentzündungen wie Colitis ulcerosa und Morbus Crohn, aber auch Reizdarm, Lebererkrankungen und psychische Erkrankungen. Der Zusammenhang zwischen dem Mikrobiom und Autoimmunerkrankungen rückt zunehmend in das Interesse der Forschung. Hier wird deutlicher, dass Morbus Parkinson als Erkrankung im Gehirn seinen Ursprung im Darm hat, weil giftige Proteine aus dem Verdauungstrakt ins Gehirn gelangen (Aho et al., 2021; Shen et al., 2021; Tan et al., 2021). Somit liegt auf der Hand, dass eine Therapie auch im Darm ansetzen muss. Bei Multipler Sklerose (MS) gilt als belegt, dass Ursachen für die

Erkrankung mit in einer entzündlichen Darmflora liegen (Berer et al., 2011, 2017; Y. K. Lee et al., 2011). Dementsprechend groß ist das Engagement der Forschung, neue Erkenntnisse zu gewinnen, um die Therapieansätze zielgerichteter auf den Darm auszuweiten zu können.

Schauen wir uns abschließend nochmal einige wichtige Einflüsse des Darms auf die Psyche an, um direkte und indirekte Faktoren für die Regeneration zu erfassen, denn neuere Forschungsergebnisse zeigen, dass Stimmung und Persönlichkeit vom Darm beeinflusst werden können.

## > Darm und Psyche

### Motivation aus dem Darm:
Als größter Serotoninproduzent im menschlichen Körper kommen 90 % des Stimmungsmachers direkt aus dem Darm. Gebildet wird dieses aus Tryptophan, das wiederum von dem wichtigen Bifidobacterium infantis produziert wird. Je mehr dieser Bakterien im Darm angesiedelt sind, desto höher kann die Produktion von Serotonin ausfallen. Die Population des besonderen Bakteriums wird durch Stress und eine schlechte Ernährung beeinträchtigt.

### Aufsteigendes Stimmungstief:
Vergleicht man das Mikrobiom gesunder und depressiver Menschen, fällt auf, dass bei Menschen mit Depression ein Mangel unterschiedlicher Bakterienstämme vorliegt. Forscher der belgischen Universität Leuven konnten dies in Untersuchungen nachweisen (Valles-Colomer et al., 2019). Allerdings ist zunächst nur ein Zusammenhang belegt. Aussagen, was ursächlich ist, können noch nicht getroffen werden.

### Ungutes Bauchgefühl:
Wer von einem unguten Bauchgefühl spricht, ist meist in Sorge oder hat Angst. Studien von Wissenschaftlern der McMaster Universität in Ontario (USA) und der Universität Cork (Irland) zeigen (Bercik et al., 2011; Cryan & O'Mahony, 2011), dass es hier wesentliche Zusammenhänge mit der Darmflora zu geben scheint. Im Tierexperiment mit Mäusen fand das Forscherteam der McMaster Universität heraus, dass die Nager unter Antibiotikagabe ängstlicher wurden. Diese Verhaltensänderungen sind

auf die antibiotikainduzierte Dysbalance der Darmflora zurückzuführen. Außerdem sank das Level eines neurotrophen Faktors fürs Gehirn (BDNF). Das Zytokin hat Einfluss auf Depressionen und Angst. Nachdem das Antibiotika abgesetzt wurde, kam es zu einer Normalisierung des Verhaltens. Diese Erkenntnisse unterstreichen die Notwendigkeit, nach einer Behandlung mit Antibiotika die Darmflora wieder aufzubauen und mit wichtigen Bakterien zu besiedeln.

*Gestresste Bakterien:*
Wie bereits erwähnt, hat eine ausgeglichene Darmflora Einfluss auf die Produktion des Stresshormons Cortisol. Eine Oxford-Studie kommt zu dem Ergebnis, dass die regelmäßige und ausreichende Zufuhr von Ballaststoffen innerhalb von drei Monaten das Cortisol-Level herabsetzt (Johnson, 2020). Ballaststoffe sind eine ideale Nahrungsgrundlage für wichtige Darmbakterien.

*Bestellung aus dem Darm:*
Die Steuerung von Hunger- und Sättigungsgefühlen ist komplex und im Darm verortet. Entscheidenden Einfluss auf das Bedürfnis von Nahrung und Nachbestellung hat das Mikrobiom selbst. Das enterische Nervengeflecht, das sogenannte Bauchhirn, kontrolliert den Nährstoffgehalt der Nahrung. Fehlen wichtige Bausteine, wird dem Gehirn der Bedarf an Nahrung gemeldet. Die Darmbewohner selbst können über die Produktion bestimmter Moleküle ihre Bestellung aufgeben. Dabei regulieren sie nicht nur im Allgemeinen den Bedarf an Nahrung, sondern beeinflussen sogar, auf welche Art von Nahrungsmitteln ein Mensch Hunger hat. Dieses Verständnis ist vor dem Hintergrund wichtig, dass ein unausgeglichenes Bakterienverhältnis die Lust auf ungesunde Speisen wie Süßes und Zucker begünstigt.

Du siehst, dass unser Darm ein regelrechtes Zentrum regenerationsfördernder Prozesse sein kann, wenn wir das Mikrobiom pflegen. Eine abwechslungsreiche, pflanzendominierte Ernährung mit vielen Ballaststoffen und unter Vermeidung von Zusatz- und Süßstoffen (verarbeitete Nahrung) ist der wesentliche Beitrag dabei.

# Kurz zusammengefasst ✅

1. Ein gesunder Darm ist die Wiege eines starken Immunsystems und einer guten Nährstoffversorgung. Leistungsfähigkeit und Gesundheit werden maßgeblich von ihm beeinflusst.
2. Der Darm bestimmt im hohen Maße die Kommunikation ans Gehirn und hat enormen Einfluss auf die Stimmung.
3. Eine gesunde Darmflora braucht eine abwechslungsreiche Ernährung mit fermentierten Lebensmitteln, Bewegung und Ruhe, um den Vagusnerv zu stimulieren, der wiederum die Verdauung begünstigt.
4. Antibiotika sollten nur bei Notwendigkeit eingenommen werden, weil sie nicht nur die krankmachenden, sondern auch wichtige und nützliche Bakterien zerstören.
5. Das Mikrobiom kann chronische Erkrankungen begünstigen, teilweise sogar auslösen. Die Darmgesundheit verdient Aufmerksamkeit.

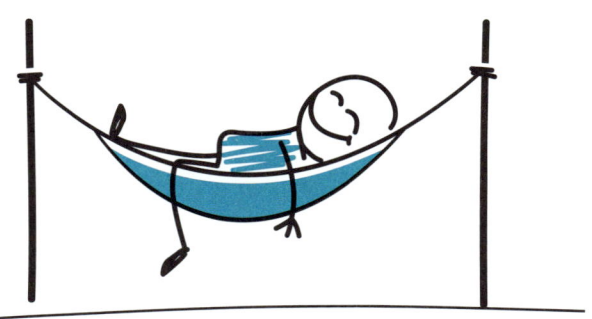

# 28
# LICHT

## „Unwissenheit schützt vor verpassten Chancen nicht."

Die Facetten des Lichts als Therapeutikum sind riesig, beinahe wie das Spektrum des Lichts selbst. Selbst Körpertemperatur und Hormonhaushalt finden im Licht einen starken Taktgeber. Am bekanntesten ist jedoch die Steuerung des Schlaf-Wach-Zyklus. Eine intensive Lichtquelle wirkt dabei über die Netzhaut direkt auf den Hypothalamus und unterdrückt dort die Bildung von Melatonin.

Das ist Chance und Risiko zugleich. Denn während es abends wichtig ist, bei abnehmendem Licht zur Ruhe zu kommen, weil die Ausschüttung von Melatonin begünstigt wird, kann umgekehrt die Wirkung von hellem blauen Licht die Müdigkeit und damit die Vorbereitung der Schlafphase beeinträchtigen. Helles Licht kann stimmungsaufhellend wirken, was – sinnvoll und zum richtigen Zeitpunkt eingesetzt – positiven Einfluss auf das Wohlbefinden hat.

Viele technische Geräte produzieren blaues Licht, das in den Abendstunden ohne Filter kontraproduktiv ist. Studien zeigen, dass das Lesen in einem E-Book-Reader anstelle eines Buches den Peak im Melatoninspiegel deutlich verzögert und oft in die frühen Morgenstunden verschiebt (Wright et al., 2013), wenn viele Menschen eigentlich ausgeruht aus dem Bett hüpfen sollten. Hier können Funktionen wie Night Shift die Intensität des hellen Lichtanteils reduzieren. Mindestens diese Funktion sollte genutzt werden, wenn der Verzicht auf Bildschirme zwei bis drei Stunden vor dem Schlafengehen nicht möglich erscheint.

Morgens hingegen kann eine starke Lichtquelle direkt nach oder schon während des Aufwachens den energievollen Start in den Tag unterstützen. In den Wintermonaten, wenn die Sonne meist später aufgeht als der Tag beginnt, oder bei Bewölkung können künstliche Lichtquellen genutzt werden.

Zur optimalen Steuerung des Schlaf-Wach-Rhythmus sollte der Schlafplatz nachts möglichst gut abgedunkelt sein und mit Tagesbeginn erhellt werden. Sprich: Gardinen oder Jalousien öffnen und sich mindestens am Fenster dem Tageslicht aussetzen. Weitere Vorgehensweisen für einen schwungvollen Start in den Tag findest du im Kapitel „Morgenroutine" (s. S. 199 ff.).

Das Sonnenlicht hat auf der einen Seite diese außergewöhnlich positiven Eigenschaften für ein gesundes Leben, auf der anderen Seite kann es ein gesundheitliches Risiko darzustellen. Das gilt in erster Linie für Schäden, die durch UV-Licht auf der Haut entstehen können. Was im ersten Moment ein unangenehmer und manchmal schmerzhafter Sonnenbrand ist, begünstigt die Entstehung von Hautkrebs. Dieser Zusammenhang hat dem Sonnenbaden in den vergangenen Jahrzehnten einen zunehmend schlechten Ruf beschert. Allerdings wird unser Organismus erst durch Sonnenlicht in die Lage versetzt, das für unsere Gesundheit wichtige Vitamin D zu produzieren, das wir gegebenenfalls substituieren müssen (s. Kapitel „Wichtige Nähr- und Mineralstoffe, S. 176).

## > Positive Wirkungen des Sonnenlichts

Die positive Wirkung des Sonnenlichts auf Blutdruck, Schlaf und Psyche ist in vielen Studien belegt, was Forschende überwiegend im Zusammenhang mit ausreichendem Vitamin-D-Spiegel sehen (Amrein et al., 2020; Charoenngam & Holick, 2020; Wirz-Justice et al., 2021). Weiter haben aktuell Studien vielversprechende, teilweise vorläufige Ergebnisse für die Vermeidung und Behandlung von schweren Atemwegsinfekten und selbst Covid-Erkrankungen gezeigt, die in einer ersten Übersichtsarbeit von Charoenngam und Kollegen genauer beschrieben werden (Charoenngam et al., 2021). Bei Untersuchungen der Arbeitsgruppe für Psychologie an der Universität Philadelphia wurden zwei Untersuchungsgruppen für einen 10-tägigen Wissenstest gebildet. Eine Gruppe arbeitete nur an Tagen mit Sonnenschein, die andere nur an Tagen mit Regen. Die „Sonnenschein-Gruppe" machte 50 % weniger Fehler und brauchte ganze 18 Stunden weniger Zeit für die Lösungen (vgl.

Schöne, 2016). Die Ergebnisse der Untersuchung werden in der Veröffentlichung über affektive Störungen in der dunklen Jahreszeit von Meesters und Grodijn bestätigt (Meesters & Gordijn, 2016). Ein toller Mehrwert für die geistige Leistungsfähigkeit!

## > Sonnenbaden

Die grundsätzliche Krux am Sonnenbaden ist, dass viele Menschen verpassen, ihre Haut rechtzeitig vor den UV-Strahlen und damit Hautschäden zu schützen. Je nach Typ hat die Haut einen längeren oder kürzeren Eigenschutz. Wird der Zeitpunkt verpasst, nimmt die Haut Schaden und das Risiko für Hautkrebs steigt. Allerdings lässt sich dieser Zeitpunkt eher schlecht über Haut-, Haar- und Augenfarbe bestimmen. Die individuellen Erfahrungen sind wesentlich aussagekräftiger. Wenn sich statt einer Bräunung in der Sonne fast immer eine Rötung einstellt, ist Vorsicht geboten. Seit der Entdeckung des Ozonlochs sind viele Ärzte dazu übergangen, vor der Sonnenexposition zur Mittagszeit (und im Sommer selbst bis in die Abendstunden) zu warnen, um dieses begründete Risiko möglichst auszuschließen. Besonders vorsichtig sollte der Umgang mit der Sonnenstrahlung bei Babys, Kleinkindern und Kindern sein, da ihre Haut noch empfindlicher ist. Natürlich spielt die Jahreszeit eine wichtige Rolle. Auf der anderen Seite sollte sich der Mensch regelmäßig draußen an der frischen Luft in der Sonne aufhalten und das sogar ohne Sonnencreme, da diese die für die Produktion von Vitamin D wichtigen UV-Strahlen abblockt. Statt exzessivem Sonnenbad, das die Hautalterung beschleunigt, sprechen wir bei Erwachsenen von wenigen Minuten. Dieses kurze Sonnenbad dürfte dann auch zur Mittagszeit stattfinden, da zu dieser Zeit der Einstrahlungswinkel für die Resorption der UV-Strahlen über die Haut am günstigsten ist.

In den Herbst- und Wintermonaten kann in unseren Breitengraden kaum oder sogar gar kein Vitamin D durch die Sonneneinstrahlung gebildet werden. Ein Mangel scheint daher bei den meisten Menschen im Winter und Frühjahr vorprogrammiert, wenn die aufgebauten Vitamin-D-Speicher in der kühlen Jahreszeit aufgebraucht sind.

Den Einfluss von Lichtmangel in der dunklen Jahreszeit erleben viele Menschen mit einer eingetrübten Stimmung und einer erhöhten Infektanfälligkeit. Der Organismus wird durch das fehlende Licht nebst weniger Bewegung und Vitaminen in dieser Jahreszeit in einen Schongang versetzt. Insbesondere die Menschen in Regionen auf der Erde, in denen es monatelang dunkel bleibt oder nur sehr kurz hell wird, leiden unter den Folgen des reduzierten Lichts (Arendt, 2012). Untersuchungen und Beobachtungen von Polarexpeditionen förderten Leistungsrückgänge, Haltungsverschlechterungen, Blutdruck- und Blutzuckerabfälle zutage (Iuliano-Burns et al., 2009; Premkumar et al., 2013; Vasey et al., 2021). Zusätzlich gerät der Wasserhaushalt aus dem Gleichgewicht und es kommt zu Haarausfall und Schlaflosigkeit. Über die körperlichen Einschränkungen hinaus wird die Psyche angegriffen, was sich durch Beklemmungen, Reizbarkeit und Depressionen zeigt. Winterdepressionen treten in der dunklen Jahreszeit auf, betreffen hierzulande etwa 5–10 % der Bevölkerung und sind mit der helleren Jahreszeit im Frühjahr wieder rückläufig. Selbst die Libido wird durch das Licht beeinflusst. So belegen Untersuchungen, dass diese in Ländern wie Schweden, Norwegen und Finnland in den Wintermonaten abnimmt (Kauppila et al., 1987; Kivelä et al., 1988; Ruhayel et al., 2007).

Für einen funktionieren Schlaf-Wach-Zyklus braucht der Organismus täglich etwa zwei Stunden helles (weißes) Licht. Das Sonnenlicht bietet dabei mit allen Wellenlängen große Vorteile. Im Falle einer Lichttherapie, die bei Müdigkeit und Depressionen gezielt unter medizinisch-psychologischer Begleitung erfolgt, konnte nachgewiesen werden, dass eine hohe Lichtleistung (z. B. 2.500 Lux täglich für 2 Stunden über den Zeitraum einer Woche oder 10.000 Lux täglich direkt morgens für 30 Minuten) bei richtigem Einsatz stimmungsaufhellend wirkt sowie wacher und betriebsamer macht (Golden et al., 2005) und bei einer Winterdepression von Nutzen ist (Pjrek et al., 2020). Allerdings kann sie auch, wie bei einer Überdosierung von Koffein, zu Unruhe und Überdrehtheit führen. Eine normale Zimmerleuchte hat ungefähr 300 Lux.

Im Alltag nutzen viele Menschen bei Kopfschmerzen, Verspannungen oder allerlei Erkältungssymptomen Nahinfrarotlicht oder Rotlichtlampen. Weitere Einsatzmöglichkeiten von Licht zur Prävention und Rehabilitation, sind Laseranwendungen, um Einfluss auf die Wundheilung, Schmerzbehandlung, Zellstoffwechsel und -regeneration zu nehmen. Es können sogar Bausteine im Blut durch den Einsatz von Licht stimuliert werden, um Entzündungsprozesse zu bekämpfen oder das Immunsystem zu unterstützen. Dafür wird eine Kanüle gelegt, durch die verschiedene Lichtspektren eines Lasers das Blut bestrahlen. Abhängig vom Farbspektrum und den Intensitäten ergeben sich spezifische Effekte. Diese Verfahren gehen allerdings weit über die Methoden der klassischen Medizin hinaus.

## Kurz zusammengefasst

1. Der richtige Einsatz von Lichtquellen (künstlich wie natürlich) hat entscheidenden Einfluss auf den Schlaf-Wach-Rhythmus. Morgens gern viel Licht, abends hingegen sollte helles Licht vermieden werden.
2. Bei allen Vorteilen von Sonnenlicht für Gesundheit und Wohlbefinden sind Sonnenbrände unbedingt zu vermeiden, da sie das Hautkrebsrisiko fördern.
3. Unter Berücksichtigung der Eigenschutzzeit sind kurze Sonnenbäder gesundheitsförderlich und wichtig für die körpereigene Vitamin-D-Produktion.
4. Täglich zwei Stunden Tageslicht sind für die den Schlaf-Wach-Rhythmus steuernde Zirbeldrüse empfehlenswert.
5. Licht wird heutzutage gezielt als Medizin eingesetzt. Seine antibakterielle und antientzündliche Wirkung unterstützt das Immunsystem.
6. Mittels gezielter Lichttherapien und energiereicher Leuchtmittel können Müdigkeit und Depressionen medizinisch behandelt.

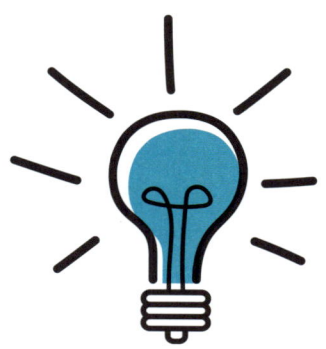

# 29
# MORGENROUTINE

## „Viele Menschen nehmen sich auf zerstörerische Weise in Schutz – mit Ausreden ..."

Der Übergang von Ruhe zu Aktivität kostet Überwindung. Viele Menschen erleben das jeden Tag aufs Neue, wenn morgens der Wecker klingelt. Je nach Schlafphase und Chronotyp, Jahreszeit und Tagesagenda fällt das Aufstehen schwerer oder leichter. Darüber hinaus hat der Grad der Entspannung Einfluss auf die vorübergehende Trägheit, denn eine verlangsamte Atmung, eine absenkte Herzfrequenz und ein niedriger Blutdruck müssen ebenso wie die Energiebereitstellung erstmal in Gang kommen, bevor man von einem dynamischen Start in den Tag sprechen kann.

Es gibt Aspekte, die dazu beitragen können, besser in den Tag zu starten, und das fängt schon beim Wecker an.

Im besten Falle ertönt der **Wecker** in einer Leichtschlafphase, da eine Unterbrechung in einer Tiefschlafphase dafür sorgt, dass sich ein Mensch gerädert fühlt. Intelligente Wecksysteme können die Schlafphasen erkennen und wecken dann spätestens zur eingestellten Weckzeit. Sollte allerdings in einem Zeitfenster von etwa 30 Minuten zuvor ein günstigerer Moment entstehen, dann wird früher geweckt. Gute Systeme können den Start in den Tag tatsächlich erleichtern.

War die Nacht aber zu kurz oder wenig erholsam, fallen diese Vorteile aus. Sie entbinden eine Person also nicht von dem persönlichen Beitrag zu einem erholsamen Schlaf (s. Kapitel „Gesunder und erholsamer Schlaf", S. 7 ff.). Wer an seinem Wecker oder Smartphone eine Snooze-Taste (Schlummerfunktion) hat, der sei jetzt eindrücklich gewarnt. Diese Funktion ermöglicht einem, das Aufstehen mit Tastendruck für ein paar Minuten zu verschieben. Wer in diesen Minuten nicht das Aufstehen vorbereitet, sondern sich einfach zum Weiterschlafen auf die Seite dreht, riskiert genau den gegenteiligen Effekt einer Erholung. Im ungünstigsten Falle fällt man nämlich nochmal in eine Tiefschlafphase und erwacht dann sogar weniger ausgeruht. In jedem Fall stiehlt man sich aber wertvolle Zeit für einen geruhsamen Start in den Tag und gerät bei mehrmaligem Drücken möglicherweise sogar in Stress, um noch rechtzeitig zum Termin zu kommen. Sinnvoller ist es, nach dem Klingeln des Weckers einfach aufzustehen. Das ist für die meisten Menschen nur mit einer bewussten Entscheidung und dem Aufrichten zur Bettkante verknüpft. Möglicherweise braucht es etwas Übung, aber die Abläufe bleiben gleich: Entscheidung und „Auferstehung". Wer sich damit schwertut, kann einfach den Wecker so positionieren, dass er nicht vom Bett aus ausgeschaltet werden kann. Damit wird es einfacher oder mindestens notwendig hochzukommen.

Wie du weißt, steuert Licht im hohen Maße den Schlaf-Wach-Rhythmus. Während abends reduziertes Licht das Müdewerden begünstigt, helfen starke Lichtquellen morgens beim Wachwerden. Also Gardinen auf, Jalousien hoch und Fenster auf, um direkt von der Sonne angelacht zu werden ... Falls es keine Sonne an diesem Morgen gibt, helfen lichtstarke Lampen, die Bestandteil von Wecksystemen sein können.

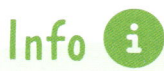

## Info

Licht macht müde Geister munter und ist daher für jeden zum Start in den Tag von Vorteil.

Als weiterer müde machender und leistungseinschränkender Aspekt gilt Flüssigkeitsmangel (s. a. Kapitel „Flüssigkeit", S. 129 ff.). Wegen des Flüssigkeitsverlusts von etwa einem halben Liter in der Nacht ist es für eine optimale Körperfunktion wichtig, direkt morgens Flüssigkeit aufzunehmen. Ein Glas stilles, möglichst lauwarmes Wasser von 0,3–0,5 Liter ist ausreichend. Eine Brise Salz (Natrium) verbessert die Aufnahmefähigkeit, sofern nicht im Wasser selbst ausreichend Mineralien enthalten sind. Für einen erfrischenden Geschmack kann ein Spritzer Zitrone oder etwas Minze hinzugegeben werden. Die Erfrischung ist sicher.

Wer morgens gerne von außen Wasser an den Körper lässt, kann sich mittels Wechselduschen spürbar erfrischen. Wem kaltes Wasser am ganzen Körper Unbehagen bereitet, der kann ein paar Hände voll kaltes Wasser ins Gesicht bringen, mit kühlen feuchten Händen hinter die Ohren gehen und frisches Wasser über die Handgelenke laufen lassen. Hieraus entsteht ein wachmachender Effekt.

Schließlich und absolut entscheidend für einen erfolgreichen Start in den Tag ist die morgendliche Bewegungsroutine, der „Powerstarter". Die anregende Wirkung der etwa 10-minütigen Bewegungseinheit auf den Kreislauf, die Aktivierung des Hormonsystems, die Anreicherung des Organismus mit Sauerstoff und die Stimulation des Immunsystems sind grundlegende Faktoren für die Gesundheit. Darüber hinaus verhilft das Vorgehen zu einer erhöhten Leistungsfähigkeit, die nicht nur den Start in den Tag erleichtert, sondern dich den gesamten Tag mit einer erhöhten Schaffenskraft ausstattet. Diese 10 Minuten hat jeder Mensch, der nicht vorher die Snooze-Taste gedrückt hat.

## > Starte deinen Tag mit dem Powerstarter!

In der warmen Jahreszeit kannst du deinen Powerstarter auf dem Balkon, der Terrasse oder im Garten machen. Achte darauf, dass ausreichend Licht vorhanden ist, um die wachmachenden Effekte mitzunehmen.

- Beginne mit ein paar Streckbewegungen, Arm- und Schulterkreisen. Kreise mit der Hüfte und hebe abwechselnd die Knie zur Brust.
- Gehe zur Aktivierung des Kreislaufs über, indem du ein paar kleine Läufe auf der Stelle machst, kleine Sprünge, ähnlich dem Seilspringen, einbaust, Sidesteps oder Hampelmänner ausführst. Du bestimmst die Intensität. Je nach Vorliebe und Ziel kannst du moderat oder intensiv werden.
- Gehe über zur Kräftigung und versuche die großen Muskelgruppen und, wenn möglich, den gesamten Körper einzubeziehen. Dafür kannst du mit einigen Ausfallschritten starten,

dann ein paar Liegestütze an der Wand, der Bettkante oder dem Boden machen, anschließend den Rücken mit Wand- oder Bodenrudern kräftigen und abschließend noch in der Planke den gesamten Rumpf stärken.

- Wer mag, kann dann nochmal sanft mobilisieren und nach Wunsch unter die Dusche springen.

Da ich den Anspruch habe, Menschen mit wirkungsvollen Strategien und Methoden eine möglichst effiziente Form der Bewegung aufzuzeigen, gehe ich jetzt noch auf ein Programm ein, das aus meiner wissenschaftlichen For- schung hervorgegangen ist. Es geht darum, dass du für dich morgens körper- lich aktiv wirst, um mehr Energie für den Tag zu haben. Eine äußerst wir- kungsvolle Alternative zu Körperübungen ist das FOX-Training, das ich jeden Morgen praktiziere. Seit der Entwicklung meines Konzepts konnten sich über 2.000 Menschen für diese innovative Trainingsmethode begeistern.

## > Bühne frei fürs FOX-Training!

Mittels spezieller Reaktivkrafthanteln wird eine durchschnitt- liche 10-minütige Einheit absolviert, bei der Muskeln, das Herz- Kreislauf-System trainiert und die Faszien stimuliert werden. Das Training ist tiefenwirksam. Das bedeutet, dass die Muskula- tur nicht nur oberflächlich trainiert wird, sondern auch die wich- tigen gelenksnahen Muskeln angesteuert werden, die für einen starken Rücken wichtig sind. Es wird nicht wirkungsvolle „Ober- flächenkosmetik" betrieben, sondern es geht im wahrsten Sinne des Wortes ans „Eingemachte". Außerdem werden während ei- ner einzelnen Übung 300 Muskeln und mehr gleichzeitig gekräf- tigt, was bei einem 10-minütigen Training dazu führt, dass 300.000 wirkungsvolle Muskelanspannungen absolviert werden. Im Vergleich dazu liegt bei einem gewöhnlichen Muskeltraining meist der Fokus auf wenigen Muskeln, die teilweise isoliert und am Ende oft nur mit einer überschaubaren Anzahl an Wiederho- lungen trainiert werden. Natürlich gibt es andere Methoden, die ähnlich umfangreiche und tiefenwirksame Trainingsreize setzen, ihre Nachteile sind jedoch oft ein hoher technischer Aufwand und damit verbundene feste Trainingszeiten und -orte. Eine FOX-Trainingseinheit am Morgen kann eine vollständige und deutlich umfangreichere Trainingseinheit komplett ersetzen, da Kraft und Kondition gezielt verbessert werden können. In der FOX-Akademie wird zusätzlich zu verschiedenen Schwierigkeitsstufen (Einsteiger bis Profi) Wert auf Trainingsschwerpunkte wie Ganzkörper-, Stoffwechsel- und Athletikprogramme gelegt. Mehrwöchige Challenges und spezifische Trainingspläne runden die Vielfalt der FOX-Akademie ab und sorgen für dauerhafte Freude am Training und an den damit verbundenen Ergebnissen. Weitere Informationen zur FOX-Hantel und und FOX-Akademie sind per QR-Code erhältlich.

Wer morgens lieber einen Spaziergang an der frischen Luft macht, mehr Freude an Yoga hat oder ein Fitnessstudio aufsuchen möchte, sollte genau das tun. Denn persönliche Vorlieben sorgen immer für die beste Nachhaltigkeit. Für alle Ausdauerfans ist an dieser Stelle hervorzuheben, dass trotz oder gerade wegen der Art des Trainings ergänzende Kraftübungen und Beweglichkeit eine elementar wichtige Rolle spielen, um den Körper zu schützen und besser von der Bewegung profitieren zu können.

*Hier kannst du mehr
über die FOX-Akademie
erfahren*

*Hier kannst du
eine FOX-Einheit
kennenlernen*

# Kurz zusammengefasst ✅

1. Grundvoraussetzung, um morgens gut aus dem Bett zu kommen, ist ausreichend erholsamer Schlaf.

2. Das Aufstehen wird erleichtert, wenn du in einer Leichtschlafphase geweckt wirst. Falls du nicht von allein aufwachen kannst, können intelligente Wecksysteme helfen, die Schlafphasen zu erkennen.

3. Ein immenser morgendlicher Energieräuber ist die Schlummerfunktion am Wecker. Vermeide das mehrfache Nachwecken und stell den Wecker lieber so, dass du dir von vornherein mehr Schlafzeit einplanst. Im Gegenzug stehst du dann beim Klingeln des Weckers direkt auf.

4. Helles Licht hilft, energievoller in den Tag zu starten. Dazu ein großes Glas stilles Wasser, um den Flüssigkeitsverlust der Nacht auszugleichen. Wenn du die Gelegenheit hast, dann nimmt in der hellen Jahreszeit dein Glas Wasser, gehe ein paar Schritte barfuß durch den Garten über den feuchten Rasen und atme tief durch.
Danach bist du auf jeden Fall wach.

5. Mache eine kurze morgendliche Aktivierung deines Körpers als Powerstarter. Am besten eine Kombination aus Mobilisationsübungen, Kreislaufaktivierung und Kräftigung. Das sorgt für einen enormen Energiekick, der über den Morgen hinaus deinen Tag erfrischt.

6. Je nach Belieben kann bei der Morgendusche noch ein kurzer kalter Schauer mitgenommen oder für die sanfte Alternative mit kaltem Wasser nur das Gesicht erfrischt werden.

# 30
# ECHTE WACHMACHER

**„Nur wer sich selbst zuhört und reflektiert, erkennt die Qualität der eigenen Aussagen.“**

Nicht jede Nacht ist so erholsam, wie wir uns das vielleicht wünschen. Störungen des Schlafs können in einem selbst auftreten, wie bei Sorgen, Vorfreude und Infekt, oder aus der Umgebung, wie durch Hitze, Lärm oder eine schlechte Matratze.

Wenn du eine wenig erholsame Nacht hattest, der Tag aber voll mit wichtigen Ereignissen und Terminen ist und du deshalb kaum Rücksicht auf deinen Erholungsbedarf nehmen kannst, hilft ein besonderer **Energiedrink.** Ich empfehle diesen nur für Ausnahmesituationen und bitte darauf achten, dass die Erholung in der Folgenacht wieder besser ist.

- Gib 2 g Kreatin auf ein halbes Glas leicht gezuckertes Wasser oder Traubensaft.

Diese Kombination reduziert die Symptome der Müdigkeit, indem die Rezeptoren, an denen im Gehirn das Adenosin andockt, frei gemacht werden. Zwar kann auf diese Weise der Eindruck, müde zu sein, reduziert werden, aber der Trick hat keinen Einfluss auf den eigentlichen Regenerationsbedarf und ist daher nur als gelegentliche Maßnahme einzusetzen. Kreatin ist eine exogene Substanz, die, von außen zugeführt, leistungssteigernd wirkt und bei Sportlern beliebt ist. Kreatin steht in geringem Umfang für die initiale Energiebereitstellung in der Zelle zur Verfügung. Die Speicher sind allerdings bereits nach Sekunden aufgebraucht und werden dann in der Erholung nach dem Training durch den Körper wieder aufgefüllt. Kreatin ist frei verkäuflich. Ich empfehle, auf eine hohe Qualität der Inhaltsstoffe zu achten, um Verunreinigungen auszuschließen.

Erfrischung durch den **Atemespresso** verrät schon, dass Atemtechniken nicht nur über eine entspannende Wirkung die Regeneration fördern und für Frische sorgen, sondern bei einem gezielten Vorgehen direkt eine aktivierende Wirkung entsteht. Eingesetzt wird dafür eine Art der Hyperventilation unter kontrollierten Bedingungen. Innerhalb von nur 2 Minuten wirst du dich wacher und erfrischter fühlen.

- Beginne mit einigen ruhigen und tiefen Atemzügen. Schließe am besten deine Augen und konzentriere dich auf deinen Atem.
- Atme nochmal ein und mache dann 7 schnelle Atemstöße beim Ein- und Ausatmen durch die Nase. Die kräftigen Luftstöße sind etwas flacher und werden durch eine kräftige Anspannung deiner Bauchmuskeln ausgelöst.
- Dann atmest du wieder für einige Atemzüge ruhig und gleichmäßig.
- Der Wechsel aus ruhigen und schnellen Atemzügen kann über zwei bis drei Runden absolviert werden.

Als Reaktion kann der Körper anfangen zu kribbeln oder ein leichter Schwindel entstehen, da der Kohlendioxidgehalt absinkt. In jedem Fall solltest du dich bei der Übung wohlfühlen, andernfalls unterbrichst sie du lieber für einen Moment.

Die ausreichende **Flüssigkeitszufuhr** darf nicht fehlen (s. Kapitel „Flüssigkeit, S. 129 ff.). In vielen Fällen werden Menschen im Alltag allein deshalb müde, weil sie ein Flüssigkeitsdefizit haben. Frische flüssigkeitsreiche Lebensmittel wie beispielweise Gemüse (Gurken) und ausreichend Wasser zu trinken, helfen, der entstehenden Müdigkeit wirkungsvoll vorzubeugen.

Alternativ zum Wasser darf es mal ein koffeinhaltiges Getränk sein. Von konventionellen Energydrinks rate ich allerdings ab, weil sie meist viel Zucker oder Zuckerersatzstoffe enthalten, die in der Menge alles andere als gesund sind. Allen, die gerne Milchkaffee, Cappuccino oder Latte Macchiato trinken, sei ans Herz gelegt, lieber zwischendurch darauf zu verzichten, da in der Kombination mit dem Milchzucker immer eine Insulinausschüttung stattfindet. Lieber einen schwarzen Kaffee oder Espresso genießen.

Da die Verstoffwechselung von **Koffein** genetisch vorbestimmt ist, sollten Menschen mit einem langsamen Koffeinstoffwechsel davon nur geringe Mengen zu sich nehmen. Ein übermäßiger Koffeinkonsum sorgt außerdem für Gewöhnungseffekte und so muss die Dosis immer wieder gesteigert werden, um noch einen wachmachenden Effekt zu erzielen. Dies ist für weniger koffeinsensitive Menschen ungünstig, weil Kaffee Säure bildet. Eine starke Übersäuerung kann den Erholungsbedarf vergrößern und ermüden (s. a. Kapitel „Übersäuerung", S. 145 ff.).

Zurück zum **Wasser:** Auch als kühle Erfrischung auf der Haut ist es nützlich. Also kurz vom Schreibtisch weg und am Waschbecken kühles Wasser ins Gesicht. Mit feuchten Händen hinter die Ohren zu wischen, erfrischt ungemein. Als Lösung fürs Homeoffice oder außerhalb der Arbeit sind Wechselbäder eine großartige kreislaufanregende Erfrischung, ob als Fußbad, Dusche oder in der Natur. Wechselbäder wirken immunstimulierend, weshalb nach einem Saunagang die Abkühlung besonders wirksam ist. Am besten herzfern mit Beinen und Armen beginnen, damit der Temperaturwechsel nicht zu überraschend oder schlagartig erfolgt.

Wer schon bei der Vorstellung einer kalten Erfrischung durch Wasser merkt, dass er wacher wird, der beobachtet gerade eine weitere Möglichkeit an sich selbst. Allein eine **gute Vorstellungskraft** kann zu einer deutlichen Aktivierung führen. Die auslösenden Gedanken können von Person zu Person sehr unterschiedlich sein. Für Menschen mit Höhenangst könnte die Vorstellung eines Aussichtspunkts anregend wirken. Wer wenig für Spinnen übrig hat, könnte sich in eine entsprechende Situation reindenken. Vor einer Gruppe zu sprechen, einem anderen Menschen zur Hilfe zu eilen oder ein Wettbewerb zu absolvieren, kann gleichfalls die beabsichtigte Aktivierung herbeiführen.

Mit einer einfachen **Massage deiner Ohrläppchen** kannst du müde Geister munter machen. Um Symptome von Müdigkeit zu reduzieren, massierst du einfach dein gesamtes Ohrläppchen auf beiden Seiten zwischen Daumen und Zeigefinger.

- Die beste Vorgehensweise, um sich schnell zu aktivieren, ist und bleibt **Bewegung.**

Anders als von außen in den Organismus eingeschleuste Substanzen wirkt Bewegung in verschiedenen Organsystemen von innen heraus erfrischend und hat viele positive Nebeneffekte. Innerhalb von wenigen

Minuten wird der Kreislauf angeregt. Dies geht immer mit einer Aktivierung des Sympathikus, dem Gaspedal im Körper, einher. Der Ausstoß von aktivierenden Botenstoffen und die geforderte Muskelaktivität beschleunigen die Herzfrequenz und lassen den Blutdruck ansteigen, der Blutzuckerspiegel wird für eine gute Versorgung mit Energie hochreguliert und die Sauerstoffaufnahme über eine höhere Atemfrequenz gesteigert, sodass das Gehirn mit mehr Sauerstoff versorgt werden kann.

Im Konzept der 3×3-Formel® können 3-mal täglich für 3 Minuten solche Aktivierungen genutzt werden, um sich körperlich und geistig zu erfrischen (s. a. Kapitel „Kurz innehalten", S. 32 ff.). Gegliedert in Impulse für Körper, Geist und Seele, die sowohl aktivierend als auch entspannend wirken können, sind für alle Herausforderungen und Bedürfnisse passende Angebote vorhanden. Natürlich kannst du vor einer Aktivierung einen kurzen Powernap machen, um aus dem Ruhemodus mit Bewegung zurück auf Betriebstemperatur zu kommen. Allen, denen es nach einem kurzen Mittagsschlaf nicht leichtfällt, wieder in Gang zu kommen, kann es helfen, vor dem Powernap einen Espresso zu trinken. Die aktivierende Wirkung des Koffeins setzt erst mit einer Verzögerung von etwa 10 Minuten ein. Damit stört es noch nicht das Zur-Ruhe-Kommen, hilft aber bei der Rückkehr zur Aktivität.

In Situationen, wo Müdigkeit zu einem Risiko für einen selbst und andere Menschen wird, ist absolute Vorsicht geboten. Statt dann mit Tricks und Rettungsankern die Müdigkeit zu verscheuchen, ist die einzig sinnvolle Herangehensweise, wirklich für einen Moment zur Ruhe zu kommen und die Augen für ein Nickerchen zu schließen. Bedenke immer, dass das Verhältnis von eingesparter Zeit zu dem enormen Risiko nur eine vernünftige Entscheidung zulässt: Pause machen!

# Kurz zusammengefasst ✅

1. Durchhänger und Tiefs im Alltag können durch kleine Tricks reduziert werden. Echter Schlafmangel und starke Erschöpfung sind aber nur durch angemessene Erholung auszugleichen. Geht von der Müdigkeit ein Risiko für sich und andere aus, steht Sicherheit an oberster Stelle.

2. In Ausnahmefällen kann nach einer kurzen, wenig erholsamen Nacht ein kleiner Drink mit 2 g Kreatin und etwas Zucker die Müdigkeitssymptome abmildern.

3. Bei wachmachenden Getränken stehen eine ausreichende Flüssigkeitsaufnahme und damit Wasser an erster Stelle. Gelegentlich kann ein koffeinhaltiges Getränk wie ein Kaffee oder Espresso für mehr Frische sorgen.

4. Im Mittagstief hilft ein kurzer Schlaf am besten. Danach und/ oder unabhängig davon ist Bewegung das mächtigste Mittel, wacher und im Anschluss konzentrierter zu werden. 3 Minuten genügen – versprochen.

5. Zur Vermeidung von Leistungstiefs ist an erster Stelle von häufigen Snacks und üppigen fett- sowie kohlenhydratreichen Mahlzeiten abzuraten. Fastfood ist mit seinem hohen und ungünstigen Anteil an Fetten plus der großen Menge kurzkettiger Kohlenhydrate ein krasser Energiekiller.

# 37
# BITTERPOWER

## „Entspannung kann man essen. In der wirkungsvollsten Form schmeckt sie oft bitter."

Ein altes Sprichwort lautet „Was bitter im Mund ist dem Magen gesund". Bitterstoffe sind ein wahrhaft positiv explosives Gemisch für den Organismus und unterstützen auf vielfältige Weise das Immunsystem, die Verdauung und selbst den Parasympathikus. Die beiden Letzten stehen in direktem Zusammenhang. Wie du sicher schon einmal beobachten konntest, ist eine gestörte Verdauung ein regelrechter Energiedieb. Ihre Unterstützung bedeutet, den energetischen Aufwand des Körpers zu reduzieren. Der Parasympathikus dirigiert im Organismus die vielfältigen Regenerations- und Heilungsprozesse und unterstützt die Verdauungsorgane bei ihrer Arbeit. Beantworte dir bitte diese Fragen:

- Wie oft schmeckt deine Nahrung bitter?
- Wie empfindest du bitter schmeckende Nahrungsmittel?

Der leicht herbe Geschmack ist nicht bei jedem Menschen beliebt, einige scheuen ihn gar. Befördert wird diese Abneigung durch die Züchtung von Nahrungsmittelsorten, die einen deutlich geringeren Anteil an Bitterstoffen enthalten. Demnach sind immer weniger Konsument:innen mit dem ursprünglichen Geschmack der Lebensmittel vertraut.

Kinder neigen dazu, bitter schmeckende Lebensmittel abzulehnen, da ihr Instinkt ihnen nahelegt, ihnen könne das Gegessene schaden. Die kleinen Menschen tendieren wie viele Erwachsene zu süßen Speisen. Tatsächlich ist es so, dass die Bitterstoffe der Pflanze selbst als Abwehrsystem vor Fressfeinden dienen. Die Pflanze verteidigt sich mit diesem Geschmacksstoff.

Der Einsatz von Pflanzenschutzmitteln wie Pestiziden, Herbiziden, Fungiziden und Insektiziden in der modernen Landwirtschaft sorgt dafür, dass sich Pflanzen immer seltener selbst verteidigen müssen, was über die Züchtung hinaus den natürlichen Anteil der Bitterstoffe reduziert. Das ist eine verpasste Chance für einen gesundheitsförderlichen Effekt im Körper. Ihren verdauungsfördernden Effekt erreichen die Bitterstoffe über die Anregung in der Sekretbildung – in Galle, Leber und dem gesamten Verdauungstrakt nebst Magen. Selbst durch den Speichel im Mund werden schon Enzyme freigesetzt, die sich positiv auf die Verdauung auswirken.

Eben dieser Einfluss der Bitterstoffe auf die Verdauungsarbeit wirkt sich begünstigend auf die Aktivität des für Erholung, Ruhe und Entspannung zuständigen Vagusnervs aus. Daher macht es im Hinblick auf eine erfolgreiche Regeneration Sinn, Bitterstoffe aufzunehmen, um von ihrer Wirkung als Entlastung bei Stress oder anderen Herausforderungen zu profitieren. Die Stimulation des sogenannten Selbstheilungsnervs entlastet grundsätzlich den Organismus gesamtsystemisch und seine gesteigerte Aktivität führt unweigerlich zu einer Reduktion des Sympathikus, der unsere Leistungs- und Kampfbereitschaft fördert. Bitterstoffe können über diesen Weg zu einer besseren Regeneration beitragen.

Dieses Wissen ist nicht neu. Bereits Hildegard von Bingen experimentierte mit kleineren und größeren Rezepturen an Bitterstoffen, die auf verschiedenste Art und Weise gesundheitszuträglich waren. Die umfangreichen positiven Eigenschaften der Bitterstoffe sollten Menschen dazu veranlassen, wieder verstärkt auf die Aufnahme solcher Nahrungsmittel zu achten. Sie sind in vielen Kräutern und Pflanzen enthalten, wie Galgant-, Kurkuma- und Enzianwurzel, Brennnessel, Wermutkraut, Löwenzahn, Kampfer, Habichtskraut, Fenchel und Veilchen. Darüber hinaus enthalten viele ursprüngliche Gemüsesorten wertvolle Bitterstoffe, von denen Rucola oder Artischocken zu den bekanntesten gehören. Der Einkauf frischer Zutaten auf dem Markt oder anderen Anlaufstellen mit ursprünglichen Gemüsesorten ist empfehlenswert, um einen guten Gehalt der wichtigen Inhaltsstoffe zu gewährleisten, sprich: im Bioladen, auf dem Bauern- oder Biomarkt. Eine Geschmacksprobe verrät oft schon, ob tatsächlich Bitterstoffe enthalten sind.

Wem es schwerfällt, sich an den bitteren Geschmack zu gewöhnen, und ihn lieber nicht mit den Mahlzeiten aufnehmen mag, kann auf Elixiere zurückgreifen, die in wenigen Tropfen die Bitterstoffe potenziert enthalten.

# Kurz zusammengefasst ✅

1. Entspannung geht auch über die Nahrung! Bitterstoffe begünstigen die Aktivität des Vagusnervs (Parasympathikus), der Bremse und des inneren Arztes im Körper.
2. Bitterstoffe haben indirekt eine energiefördernde Wirkung, indem sie die Verdauung entlasten.
3. Viele Lebensmittel haben heute durch die moderne Landwirtschaft und Züchtung weniger natürliche Bitterstoffe. Daher sollte auf ursprüngliche Gemüsesorten zurückgegriffen werden. Kräuter sind auch eine sehr gute Quelle.
4. Wer Bitterstoffe kompakt aufnehmen möchte, kann auf sie in Tropfenform zurückgreifen. Andernfalls kann zwischendurch ein Tee getrunken werden.

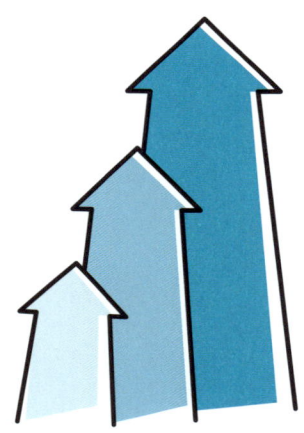

# 32
# ALLEINSEIN

## „Kern deiner Erholung ist es, dir zuzuhören, nicht dich zu übertönen."

Wie viele Ruhezeiten bietet dein Alltag, in denen du für dich ganz allein sein kannst? Bei den meisten Menschen fällt diese Zeit eher überschaubar aus. Obwohl Alleinsein keinen besonders guten Ruf hat, gilt es als wichtige Regenerationsgröße, wie die internationale Studie „Rest Test" zeigt (Hammond & Lewis, 2016).

Isolation oder ständiges Alleinsein ist das genaue Gegenteil von fehlender Privatsphäre, Trubel sowie Störungen durch andere. Beides trägt nicht zur Gesundheit bei. Für Babys ist die Nähe zu ihren Bezugspersonen gar überlebenswichtig. Im Laufe des Lebens sind die meisten Menschen stets bestrebt, Anschluss an andere zu haben. In einer Gruppe wünschen wir uns akzeptiert und anerkannt zu sein. Dafür sind Menschen sogar bereit, sich einzugliedern. Sie passen ihren Kleidungsstil, ihren Humor und manchmal ihre Gesinnung an. Wer keinen sozialen Anschluss hat, gilt als Außenseiter und wird oft als sonderlich wahrgenommen. Wer dauerhaft ausgegrenzt oder gemobbt wird, leidet erheblich. Das Selbstwertgefühl sinkt und es können Depressionen entstehen. Es ist ein großer Unterschied, ob sich ein Mensch entscheidet, allein zu sein, oder ob er ausgegrenzt wird.

Freundschaften sind ein wichtiger Faktor für Lebensqualität. Sie bieten Stabilität in Krisenzeiten, schaffen ein vertrauensvolles Umfeld für Gespräche und zahlreiche glückliche Momente im Miteinander. Untersuchungen zufolge haben introvertierte wie extrovertierte Menschen gleich viele Menschen in ihrem inneren Kreis. Zu etwa 15 Personen pflegen die meisten Menschen eine freundschaftliche Beziehung und haben wöchentlich Austausch. Drei bis fünf davon sind der engste Kreis der Vertrauten, mit denen über alles gesprochen wird. Etwa 50 Personen umfasst der Bekanntenkreis, der z. B. eine Einladung zu einer größeren Feier erhält. Lange Zeit galt die Obergrenze für lockere Kontakte von 150, aufgestellt durch die Forschung des britischen Anthropologen Robin Dunbar (Dunbar, 1993). Hierzu zählen auch Arbeitskollegen, Nachbarn und Vereinsmitglieder. Bei den losen Verbindungen unterschieden sich dann die Persönlichkeitstypen, extrovertierte Menschen unterhalten mehr Kontakte. Durch den Einfluss der Digitalisierung und die sozialen Medien geht Dunbar inzwischen davon aus, dass dieses Umfeld auf 180 Kontakte angewachsen ist. Andere Forschungsergebnisse gehen sogar von 200–300 Kontakten aus, zu denen soziale Verbindungen existieren (Lindenfors et al., 2021). Unabhängig von der genauen Zahl gilt als gesichert, dass es eine Obergrenze gibt, denn die Speicherung von Informationen zum Bekanntenkreis braucht Hirnkapazität. Je stärker die Verbindung zwischen Menschen ist, desto klarer ist sie an zeitliche Investitionen geknüpft, um die Freundschaft zu pflegen.

Alleinsein will gelernt sein und beschreibt rein sachlich, dass ein Mensch für sich ist, ohne von anderen umgeben zu sein. Das kann in einem Raum, während einer Pause oder in der Wohnsituation der Fall sein. Der negative Blick auf das Alleinsein rührt vor allem daher, dass viele Menschen es mit Einsamkeit verwechseln. Um sich einsam zu fühlen, braucht es aber keine Insel im Nirgendwo. Menschen können sich in einem belebten Umfeld einsam fühlen, sofern sie den Eindruck haben, ungeliebt, verlassen oder ausgeschlossen zu sein. Es ist das damit verbundene Gefühl und für manche Menschen die Dauer, die den Zustand des Alleinseins mit negativen Emotionen verknüpfen (Chen & Liu, 2022; Nguyen et al., 2022). Soziale Ausgrenzung wird zweifelsfrei als Einschränkung für Gesundheit und Lebensqualität beschrieben (Cacioppo et al., 2000; Donovan et al., 2017), während vertrauensvolle zwischenmenschliche Beziehungen in einer über 80 Jahre andauernden Forschungsserie an der Harvard Universität als Basis für eine hohe Lebensqualität herausgestellt wurden (Mineo, 2017).

Im Übrigen zeigt die Forschung im Bereich der Psychohygiene, dass die frei gewählte Isolation mit einer intellektuellen Weiterentwicklung, Kreativität und sogar Spiritualität assoziiert ist (Long & Averill, 2003; Weinstein et al., 2021). Religionsführer wie Moses, Buddha, Mohammad und

Jesus verbrachten viel Zeit allein, ebenso große Denker und Virtuosen, wie Beethoven, Newton und Kafka. Um allein sein zu können, braucht es mentale Stärke und diese kann erlernt werden.

Studien belegen, dass sich Menschen, wenn sie allein sind, körperlich und geistig besser erholen und eine höhere Leistungsfähigkeit haben (Nguyen et al., 2018; Ost Mor et al., 2021). Sogar die Gedächtnisleistung kann sich verbessern, indem Informationen besser gespeichert und abgerufen werden können. Experten der Universität New York gehen davon aus, dass Menschen, die sich täglich Zeit für einen inneren Dialog in Abgeschiedenheit nehmen, das Gefühl einer größeren Kontrolle und Freiheit für ihre Zeit verspüren (Arnold et al., 2021). Das sind erhebliche Mehrwerte, wenn man sich anschaut, dass sich viele Menschen im Alltag eher gehetzt fühlen und Zeitdruck eine der häufigsten Ausreden für das Auslassen des täglichen Gesundheitsengagements ist.

## > Vorteile durch Alleinsein

Konkret ergeben sich für Menschen, die sich der Reizüberflutung und der ständigen Informationsverarbeitung durch Alleinsein entziehen, folgende Vorteile ...

*Wahrnehmung von Stärken:*

Wer sich nicht nur auf das Umfeld verlässt, sondern Dinge selbst in die Hand nimmt, erfährt Selbstwirksamkeit. Dabei können Situationen, die früher zu Überforderung geführt haben, so erlebt werden, dass sie gemeistert werden. Auch das Auseinandersetzen mit Herausforderungen kann in der Reflexion besondere Fähigkeiten zutage fördern.

*Selbsterkundung:*

Wer zur Ruhe kommt und sich selbst reflektiert, kann beobachten, in welchen Situationen Stress entsteht und was zu tun ist, um wieder zur Ruhe zu kommen. Erwartungsdruck und angepasstes Verhalten können beim Alleinsein über Bord geworfen werden. Zudem können Ziele bewusst geplant und konkrete Handlungsschritte eingeleitet werden. Nicht umsonst nehmen sich erfolgreiche Menschen regelmäßig Planungsauszeiten, um über ihre Zukunft nachzudenken. Entscheidend dafür ist, dem Alltagstrubel zu entkommen und Zeit für sich selbst zu finden.

*Entscheidungshorizont:*

Viele Menschen empfinden es schon als herausfordernd, überhaupt Entscheidungen zu fällen. Dann an ihnen festzuhalten, macht es manchmal noch komplexer – vor allem, wenn sich das Umfeld einmischt. Wer allein Entscheidungen trifft und für sich ist, dem kann keiner reinreden. Außerdem muss sich der Mensch nicht vor anderen rechtfertigen. Unterm Strich liegen alle Konsequenzen bei einem allein.

*Beziehungskompetenz:*

Es klingt wie eine Binsenweisheit, dass nur der Mensch andere lieben kann, der sich selbst liebt. Menschen, die nicht allein sein können, machen sich von anderen abhängig. Sie brauchen oft Bestätigung von außen. Ist ein Mensch hingegen unabhängig von anderen glücklich und fühlt sich wohl, kann dies die Beziehung zu anderen stärken.

## > Ruhebedürfnis und erholsame Aktivitäten laut Befragung

In einer Untersuchung der BBC in Kooperation mit Wissenschaftlern der Durham Universität wurden 18.000 Menschen aus 134 Ländern befragt (Hammond & Lewis, 2016). Das Ergebnis zeigt, dass etwa zwei Drittel der Befragten mehr Zeit zur Erholung braucht. Ein Drittel stufte den eigenen Ruhebedarf überdurchschnittlich ein. Jeder zehnte Befragte war der Meinung, weniger Erholung zu benötigen.

Anhand der Befragung wurde ein Ranking der erholsamsten Aktivitäten erstellt. Die Ergebnisse sind überraschend, denn weder die vornehmlich bekannten Arten der bewussten Entspannung in Form von Meditation oder Achtsamkeit landeten auf den vorderen Plätzen, noch schaffte es das Zusammensein mit Freunden überhaupt in die Top 10.

1. *Lesen:* Mit 58 % beurteilten die Befragten Lesen als erholsamste Aktivität. Du entspannst dich also gerade …
2. *In der Natur sein:* Es liegt nahe, dass Natur ein Rückzugsort für mehr Ruhe und für sich selbst zu sein bedeutet. Bei Frauen ist diese Form der Entspannung beliebter und häufiger vertreten als bei Männern (s. a. Kapitel „Ruheoase Natur", S. 91 ff.).
3. *Alleinsein:* Die einfache und trivial anmutende Zeit für sich allein beurteilen viele Menschen als echte Ruhequelle. Für Frauen und Personen unter 30 Jahren ist diese Entspannungsform beliebter als für die übrigen Befragten.
4. *Musikhören:* Unabhängig von der Art der Musik, die dem persönlichen Geschmack unterliegt, entspannen sich viele Menschen beim Musikhören. Beliebter ist diese Erholung bei Jüngeren im Vergleich zu Älteren und bei Männern im Vergleich zu Frauen.
5. *Nichts (Besonderes) tun:* Außer bei der Altersgruppe zwischen 31 und 45 Jahren ist auch mehr oder minder inhaltslose Erholung angesagt. Warum dies im mittleren Alter weniger gewünscht ist, kann nicht genau hergeleitet werden. Es könnte aber mit den Lebensumständen dieser Alterskohorte zusammenhängen, die das „Nichtstun" mit dem Vertrödeln von Zeit verknüpfen.
6. *Spazierengehen:* Gehen ist eine angenehme Form der Regeneration für Körper und Geist – am besten in der Natur, dann kommen zwei sehr förderliche Faktoren zusammen. Knapp 10 % der Befragten empfanden Joggen als erholsam.
7. *Duschen oder Baden:* Das entspannt hauptsächlich jüngere Erwachsene bis etwa 30 Jahre.
8. *Tagträumen:* Raus aus dem Fokus, rein in die Tagträumerei. Die Zuflucht in eine schöne Gedankenwelt hat Vorteile für die Entspannung. Sie kann außerdem die Kreativität begünstigen.
9. *Fernsehen* gilt für Frauen mehr als für Männer und für junge mehr als für ältere Menschen als Erholung. Aber Vorsicht,

dies ist ein rein subjektiver Eindruck. Der Kopf muss dabei viele Informationen verarbeiten.

10. *Meditieren oder In-sich-Gehen:* Immerhin auf Platz 10 kommt Meditation, die bei vielen Menschen mit dem Erwerb bestimmter Fähigkeiten verknüpft ist. Meditation ist weltweit als Entspannungstechnik vertreten.

Nicht unter die zehn häufigsten Aktivitäten zur Entspannung kamen „Zeit mit Tieren verbringen", „Freunde und Familie treffen", „Kaffee und Tee trinken", „künstlerische Tätigkeiten" und „Gartenarbeit". Als geradezu „unerholsam" wurden von den Befragten „Unterhaltungen mit Freunden" oder „sich auf einen Drink treffen" und „Sex" eingestuft.

Psychologen der Universität Durham bestätigen, dass viele Menschen in der Zeit für sich selbst die größere Erholung sehen. Das gilt für extro- wie für introvertierte Menschen gleichermaßen. In der Zeit des Alleinseins können sich Menschen besser mit ihren Gefühlen und Bedürfnissen beschäftigen. Oft kapseln sich Menschen in diesen Ruhephasen nicht nur von anderen ab, sondern unterbrechen auch innerlich anstrengende Monologe, als ob sich ein Mensch Ruhe von sich selbst verschaffen würde. Zwar kommt der Geist in diesen Momenten nicht zur Ruhe, aber das Umherschweifen von Gedanken hat einen beflügelnden und erfrischenden Charakter.

Wer sich wünscht, stets unabhängig von den Umständen Entscheidungen zu fällen und in vollständiger Selbstbestimmtheit zu leben, sitzt einem Irrtum auf. Umfeld, gesellschaftliche Normen und selbst Zufälle haben Einfluss auf Entscheidungen, selbst wenn diese nicht immer bewusst wahrgenommen werden. Was Menschen sich wünschen, ist das Gefühl der Kontrolle. Solange dies existiert, bestehen keine Konflikte. Wer sich hingegen immer fremdbestimmt fühlt, dem Erwartungsdruck anderer ausgesetzt sieht und die eigenen Entscheidungen stets von anderen Personen abhängig macht, erhöht das eigene Stressempfinden und läuft Gefahr, an Burnout oder Depressionen zu leiden.

# Kurz zusammengefasst ✅

Es ist wichtig, eine gesunde Balance zwischen inneren und äußeren Faktoren zu finden, um ein vernünftiges Maß an Unabhängigkeit zu leben. Dazu zählt, selbstbewusst zu entscheiden und sich Freiräume zu ermöglichen und Widersprüche zu den eigenen Wertevorstellungen nicht zu erdulden, nur um anderen zu gefallen. Das Verständnis für bestimmte Entscheidungen sollte bei wichtigen Menschen im nahen Umfeld und in Freundschaften zu finden sein. Ein gesundes Verhältnis aus Eigensinn und Miteinander fördert die Zufriedenheit und innere Ausgeglichenheit.

1. Zeit mit sich selbst zu verbringen, ist nicht nur erholsam, sondern stärkt die eigenen Fähigkeiten und verbessert das Gefühl von Selbstbestimmung.
2. Die meisten erholsamen Aktivitäten finden mit sich selbst statt. Dies ist kein Zeichen von sozialer Inkompetenz, sondern eine wichtige Maßnahme, neue Ressourcen zu schöpfen.
3. Menschen, die aus gesundheitlichen oder beruflichen Gründen Zwangspausen einhalten müssen (Krankheit, Arbeitslosigkeit), können einen gegenteiligen Effekt für das Erholungsempfinden erleben.
4. Der Grad der Erholung ist im hohen Maße eine persönliche Wahrnehmung. Wer meint, erholt zu sein, fühlt sich besser.
5. Laut Untersuchungen sind 5–6 Stunden tägliche Erholung wichtig. Dieser zeitliche Rahmen bezieht sich auf die Wachzeiten.
6. Selbst wenn es nicht gelingt, täglich 5 oder 6 Stunden nach eigenen Vorstellungen zu gestalten, ist jedes bewusste Zeitfenster für einen selbst gelebte Selbstwertschätzung und ein wichtiger Beitrag zur Lebensqualität.

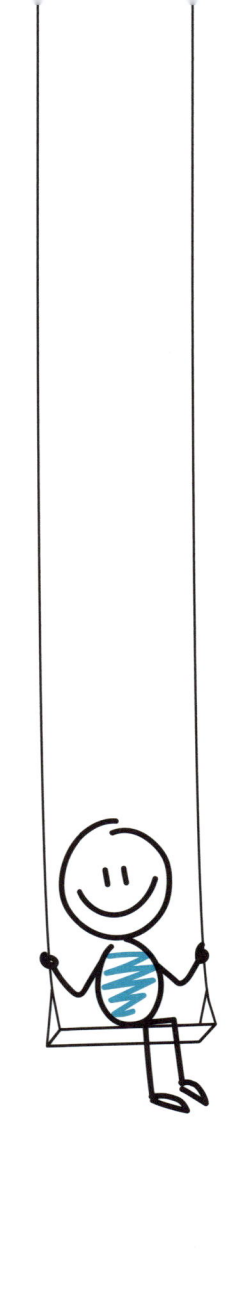

# 33
# WAHRNEHMUNGSTYP

**„Die Entdeckung der eigenen Gesundheitsbedürfnisse ist ein Weg voller weitreichender Erkenntnisse."**

Jeder Mensch nimmt seine Umgebung über Sinneskanäle wahr. Die fünf klassischen Sinneskanäle sind Sehen, Hören, Riechen, Schmecken und Tasten. Nicht jeder Mensch nutzt seine Sinne gleichermaßen. Natürlich ist nicht jeder Sinneskanal für eine gegebene Situation in gleicher Weise geeignet: Im Dunkeln oder mit verbundenen Augen z. B. wird es schwer, visuelle Informationen zu erhalten. Mit Hörschutz, in einer lauten Umgebung oder mit eingeschränktem Hörvermögen bestehen ungünstige Bedingungen, um ausreichend und differenziert auditive Signale zu erfassen.

Bei der Regeneration spielen die Sinneskanäle ebenfalls eine zentrale Rolle und vor allem deine persönlichen Vorlieben, sie dafür zu nutzen. Viele Menschen können besser loslassen, wenn sie die Augen schließen und damit die Einflüsse beziehungsweise Ablenkungen durch den visuellen Kanal bei einer Entspannung reduzieren. Oder Menschen sind für Berührungen in Form von Massagen offener als andere. Es macht Sinn, die jeweils bevorzugte Art der Wahrnehmung zu berücksichtigen, um die passenden Entspannungssequenzen zu finden.

Natürlich kannst du Erfahrungen sammeln und deine persönlichen Eindrücke über die Zeit einordnen und reflektieren, um festzustellen, welche Entspannungsformen gut zu dir passen, oder du kannst mithilfe eines Fragebogens zum Wahrnehmungstyp herausfinden, mit welcher der drei folgenden Sinnesebenen du am besten vertraut bist:

- visuelle Wahrnehmung (Sehen)
- auditive Wahrnehmung (Hören)
- kinästhetische Wahrnehmung (Fühlen)

Zwar gibt der von mir entwickelte Fragenbogen einen Anhaltspunkt, ist aber keine Garantie, dass genau dieser Sinneskanal bei deiner Entspannung zu den besten Ergebnissen führt. Probiere es aus, du kannst den Fragebogen unter folgendem QR-Code scannen und herunterladen:

*Fragebogen „Wahrnehmungstyp"*

## Kurz zusammengefasst

1. Finde heraus, welche Art der Entspannung zu dir am besten passt.
2. Mithilfe des Fragebogens zum Wahrnehmungstyp kannst du innerhalb von wenigen Minuten gute Anhaltspunkte finden.
3. Deine persönliche Wahrnehmung und Reflexion deiner Erfahrung sind der beste Weg herauszufinden, welche Art von Entspannung zu dir passt. Das Grundprinzip dafür lautet: Was tut dir gut und sorgt bei dir für Erholung?
4. Du kannst mit einer kleinen Dokumentation deinen Anspannungsgrad vor und nach deinen Entspannungsübungen festhalten, um visuell zu untermauern, welche Effekte entstehen.

# 34
# REGENERATIONSTYP

„Ich habe mal gelesen, dass intelligente Menschen bessere Ausreden haben. Vermutlich stammt die Aussage von einem Menschen, der sich wegen seiner häufigen Ausflüchte für schlau hält. Aber eine Ausrede bleibt immer eine Ausrede und ist damit ein fadenscheiniges Ausweichmanöver."

Beim Coaching und Mentoring erarbeite ich mit meinen Klient:innen individuelle Vorgehensweisen, um ihnen Lösungen zur optimalen Regeneration, Ernährung, Gedankenkraft und Bewegung zu bieten. Dabei berücksichtigen wir genetische Faktoren. Vorlieben, bestehende Einschränkungen, kurz- und langfristige Ziele werden ebenso wie die angeborenen Voraussetzungen aufgegriffen, um innerhalb kurzer Zeit mit Nachhaltigkeit und überschaubarem Aufwand große Veränderungen zu erreichen.

Da meine Mentorings einen großen analytischen Rahmen haben, nur von mir persönlich sowie mit Unterstützung internationaler Labore durchgeführt werden und eine Begleitung zur optimalen Umsetzung enthalten, ist die Nachfrage größer als mein Angebot. Von zentraler Bedeutung ist, dass ich die Ziele meiner Klient:innen zu meinen eigenen mache. Ohne ein klares Bekenntnis zu den persönlichen Zielen lehne ich die Zusammenarbeit ab, denn für mich kommt ein Scheitern bei der Zielumsetzung nicht infrage. Natürlich darf es mal ruckelig werden und dann unterstütze ich, aber am Ende steht garantiert der Erfolg. Wer das für sich nicht sieht, betreibt von vornherein Selbstsabotage.

Beim Blick auf die Regeneration schauen wir uns die persönlichen Bedürfnisse an und nutzen dafür unter anderem einen Fragebogen zum Regenerationstyp, um herauszufinden, welche Verhaltensweisen zur

Erholung führen. Dabei sind wir Menschen sehr unterschiedlich. Berücksichtigt werden psychische und physiologische Aspekte.

Die entscheidende Frage ist, was du tun kannst, damit du körperlich und/oder geistig zur Ruhe kommst. Um sich zu entspannen, macht es Sinn, sich zeitweise aus dem Umfeld zurückzuziehen. Manchmal reichen dafür im Alltag ein paar Minuten, ein anderes Mal und bei größerer vorheriger Belastung brauchst du mehr Zeit oder eine besondere Aktivität. Ein CEO eines erfolgreichen Headhunting-Unternehmens z. B. geht mehrmals im Jahr für einige Tage in den Alpen wandern und füllt auf diese Weise seine Akkus auf. Andere Menschen mögen das Gefühl haben, dass das nicht zu ihnen passt, weil sie Wandern als anstrengend empfinden oder ihnen eine Berglandschaft nicht zusagt. Vielleicht spielt die Witterung eine Rolle und so sind die Berge im Winter durchaus attraktiv, wenn es kälter ist oder Schnee liegt, im Sommer hingegen keine Alternative. Ein sehr guter Freund von mir ist Kardiologe und operiert Menschen am Herzen. Es ist ein anspruchsvoller Beruf, beim dem exakt gearbeitet werden muss und Verantwortung für das Wohl der Patienten übernommen wird. Er kommt bei handwerklichen Tätigkeiten, die Geschick und Erfindergeist brauchen, zur Ruhe und empfindet das stille Werken als angenehme Form der Entschleunigung. Es geht also immer primär darum, mehr über die eigenen Bedürfnisse zu erfahren, um auf diese Weise aktive und passive Formen der Entspannung als Teil des Alltags zu zelebrieren.

Um deinen Vorlieben etwas näher zu kommen, kannst du dich fragen, was dir Ruhe schenkt (s. a. Kapitel „Alleinsein", S. 215 ff.). Hier noch einige Bereiche, die dir einzeln und in Kombination zu mehr Erholung verhelfen können. Meine Ansätze erweitern das Konzept der Mañana-Kompetenz von Gunter Frank und Maja Storch (Frank & Storch, 2021).

## > Bereiche zur Regeneration

*Empfindest du Wärme als entspannend oder brauchst du sie, um dich wohlzufühlen?*

Wenn ja, könnten diverse Wellnessanwendungen vom Dampfbad über Infrarotlicht bis zur Hot-Stone-Massage eine gute Entspannungsmöglichkeit für dich sein. Warme Duschen oder ein schönes Vollbad sind ebenfalls wohltuend. Selbst ein heißer Tee oder eine Kuscheldecke kann für deine Entspannung förderlich sein. Deine Reiseziele und Urlaube könnten vornehmlich in warmen Ländern stattfinden.

*Brauchst du Bewegung, um runterzukommen?*

Manche Menschen brauchen Bewegung, um sich zu entspannen. Abhängig von der Intensität, kann dies eine Mischung aus „Dampf ablassen" beziehungsweise „Druck abbauen" sein oder, wie ich es gerne nenne, eine Form der „meditativen Bewegung". Bei Ersterem dient Sport als Ventil für Anspannungen und verhilft der sporttreibenden Person dazu, im Anschluss besser abschalten zu können. Im zweiten Fall entsteht die Entspannung schon während der Bewegung, indem der Kopf frei wird, die Gedanken umherschweifen können oder eine stärkere Verbindung zwischen Körper und Geist entsteht.

*Reagierst du stark auf Emotionen und Zwischenmenschliches?*

Es gibt Menschen, denen Emotionen viel stärker unter die Haut gehen als anderen. Sie reagieren dann deutlich feinfühliger auf zwischenmenschliche Spannungen oder empfinden Mitgefühl für andere ausgeprägter. Das soziale Umfeld spielt für die Gesundheit jedes Menschen eine wichtige Rolle, ob dies für die alltägliche oder regelmäßige Form der Entspannung gilt, ist jedoch individuell sehr unterschiedlich. Wer über den Tag umringt ist und wenig Rückzugsmöglichkeiten für eigene Gedanken hat, wird diesen Raum möglicherweise im Anschluss stärker beanspruchen. Insbesondere wenn zahlreiche Eindrücke emotional aufgewühlt haben, können Menschen entweder gezielt den Kontakt zu anderen suchen oder aber sich bewusst zurückziehen, um zur Ruhe zu kommen.

*Gönnst du dir manchmal etwas Monotonie oder brauchst du Entertainment und Abwechslung?*

Es gibt Menschen, die sind es nicht mehr gewohnt, nichts zu tun. Also ich meine wirklich gar nichts. Keine Musik, kein Fernsehprogramm, kein Podcast, keine Zeitung, kein Messengerdienst und keine Social Media Plattform. Eine harte Prüfung für alle, die sich gern dieser Form der Zerstreuung widmen, die allerdings unter dem Strich keinerlei Entspannung für den Kopf bietet.

Eintönige Tätigkeiten, die keine große kognitive Kapazität binden, können bei manchen Menschen regenerationsfördernd wirken. Dabei kann es sich gern um Aktivitäten wie Stricken, Nägellackieren, Malen, Zeichnen und Basteln handeln. Auch Gartenarbeit wie Rasenmähen, Unkrautjäten und Holzhacken kann eine körperliche Form der Zerstreuung darstellen.

*Umfeld: Entspannst du in Gesellschaft anderer?*

Es ist eine Typfrage, ob Menschen sich zur Entspannung zu anderen, wie Freunden und Familie, gesellen oder ob sie sich lieber zurückziehen. Natürlich spielt die Art der umgebenden Menschen sowie das Verhältnis zu ihnen eine entscheidende Rolle. Sich in Anwesenheit von Freunden fallen lassen zu können anstatt sich darstellen oder eine Rolle spielen zu müssen, kann für Entspannung sorgen. Dazu kommt die Art der Gespräche, die inhaltlich und damit mental anspruchsvoller ausfallen können. Es braucht fürs Alleinsein nicht die einsame Insel irgendwo im Meer, sondern Raum für eigene Gedanken, die auch an belebten Plätzen entstehen können oder an anderen Orten, zu denen Menschen eine persönliche Verbindung haben. Wenn Menschen sich zurückziehen möchten, um sich zu erholen, ist dies keine Form der Ablehnung, sondern oft nur eine Eigenschaft ihres persönlichen Regenerationstyps. Diese Momente sind dann wichtig, um in Kontakt mit sich selbst und den eigenen Gefühlen zu kommen.

*Musisch-kulturelle Tätigkeiten: Spielst du ein Instrument oder malst du? Hörst du gern Musik, gehst auf Konzerte, betrachtest Kunst oder liest gern?*

Ob aktive oder passive Formen künstlerischer und musisch-kultureller Tätigkeiten, manche Menschen finden darin eine Quelle der Erholung und erfreuen sich an den Künsten anderer oder den eigenen gestalterischen Tätigkeiten.

## Welchen Einfluss hat die Natur auf dich?

Raus aus dem Alltag und rein in die Natur! Die Natur kann eine echte Energiequelle sein. Wer es schafft, seine Wahrnehmung auf die Umgebung zu lenken, findet in der Natur eine gute Grundlage, mit dem jeweiligen Moment in Verbindung zu treten. Außerdem bietet die Natur Raum für Bewegung, Beobachtung und andere heilsame Elemente.

Du kennst jetzt einige grundlegenden Bereiche, die Teil deines persönlichen Regenerationstyps sein können. Vielleicht erkennst du dich sofort in einem wieder, vielleicht passen verschiedene Bereiche zu dir. Sollte Letzteres der Fall sein, ist es besonders spannend, wenn du versuchst, Wege zu finden, die unterschiedlichen Bereiche miteinander zu verbinden. Das zumindest könnte das Maß der Entspannung und Erholung für dich nochmal verstärken.

# Kurz zusammengefasst ✅

1. Entspannung ist ein wichtiger Begleiter im Alltag. Es ist sinnvoll, deinen Akku rechtzeitig wieder aufzuladen, bevor er vollständig entladen ist.
2. Um sich zu erholen, braucht es aber nicht immer eine Ruhezone und körperliche Inaktivität. Bestimmte Tätigkeiten können aufgrund ihrer Art ebenso entspannend wirken.
3. Ruhige und körperlich wenig anstrengende, teilweise dafür monotone Beschäftigungen können die Entspannung fördern.
4. Gänzlich andere Geistesaufgaben im Vergleich zum Alltag können eine erfrischende Form der Erholung bieten.
5. Versuche regelmäßig, mehr über deine persönlichen Bedürfnisse an erholsamen Tätigkeiten und den Rahmen, in denen du sie am besten praktizierst, zu erfahren.

# 35
# DAS HELLE HIRN

## „Warum nur Gesundheit wünschen, wenn du sie schenken kannst?"

Wir alle kennen Momente, in denen frische und kreative Gedanken dringend benötigt werden, aber ausbleiben. Dem starren Blick auf den Bildschirm und der Konzentration zum Trotz bleibt die zündende Idee aus. Irgendwann wendest du dich entnervt, vielleicht sogar frustriert von der Arbeit ab und beschließt, zu einem späteren Zeitpunkt nochmal einen Versuch zu unternehmen. Was ist passiert?

Unsere Geisteskraft ist erschöpflich. Vor allem gilt dies für anspruchsvolle Denkaufgaben. Denn für das reflektierende Grübeln involvieren wir Gedankengänge, die langsam ablaufen, vielfältige Informationen abgleichen, Konsequenzen abwägen und den eigenen Erfahrungsschatz anzapfen. Diese Art des Denkens ist sehr energieintensiv und zeitaufwendig. Manchmal muss es aber schnell gehen, z.B., wenn Gefahr droht. Der Nobelpreisträger Daniel Kahnemann unterscheidet zwischen langsamem und schnellem Denken.

Schnelles Denken ist wie ein geistiger Autopilot. Ohne nachzudenken, erledigen wir zahlreiche Aufgaben des Alltags routinemäßig, wie Zähneputzen, Türabschließen und vieles mehr. Diese Art, Entscheidungen zu fällen und Handlungen durchzuführen, ist schnell und energiesparend, doch sind die getroffenen Entschlüsse oft genug nicht die hellsten und cleversten. Menschen handeln beim schnellen Denken häufig impulsiv und überstürzt.

Für rationale und kontrollierte Entschlüsse braucht der Mensch das Frontalhirn und damit den jüngsten Teil des Gehirns in seiner Entstehungsgeschichte. Dort befindet sich das Arbeitsgedächtnis. Für komplexe Entscheidungsprozesse verarbeitet es über ein weit aufgesplittetes

Netzwerk auch Sinneseindrücke, Erinnerungen und Emotionen aus den unterschiedlichsten Arealen. Erlebtes wird im Hippocampus zwischengespeichert, bevor es als gute oder schlechte Erfahrung weiterverarbeitet und Teil der persönlichen Entwicklung wird. Eben dieser Teil des Gehirns liefert „echte Nervennahrung" an das Frontalhirn, das sich auf die Informationen für rationale Entscheidungen stürzt.

Jetzt kommt die Krux. Das Areal hat nur begrenzte Kapazität, die ähnlich wie bei früheren Speichermedien manchmal schneller aufgebraucht ist. Für die hippocampale Datenbank bedeutet dies, dass nach einigen Stunden konzentrierten Denkens Schluss ist und keine hochkarätigen Denkleistungen mehr erbracht werden können. Der Akku der Denkfabrik ist leer.

Eben diesen Moment erleben Menschen, wenn sie konzentriert und angestrengt auf den Bildschirm starren, in froher Erwartung, geistreich voranzukommen, aber nichts mehr kommen will. Zum Glück gilt das Speicherlimit nur so lange als erreicht, bis die Daten „weitertransportiert" wurden, z. B. in den Neokortex, wo endlos Daten angesammelt werden können, wenn – und das ist das Entscheidende – eine Pause eingehalten wird. Im Tiefschlaf findet der Transfer aus dem „Zwischenspeicher", sprich: aus dem Hippocampus, in den „Langzeitspeicher" statt. Du siehst, wie wichtig erholsamer Schlaf für deine mentale Schaffenskraft ist!

Eine weitere großartige Nachricht ist, dass der Hippocampus, wie jedes andere Hirnareal, in der Lage ist, neue Zellen zu bilden, damit zu wachsen und das bis zum letzten Atemzug. Im Umkehrschluss bedeutet es allerdings leider, dass die Kapazität an Nervenzellen abnehmen kann und das Gehirn „schrumpft", wenn es nicht gefordert wird. Damit gilt dieser Rückbau für Muskeln, Knochen und Gehirnzellen gleichermaßen.

Unser Organismus lebt konsequent das Prinzip „Hire or Fire" (Heuern und Feuern). Dieser Begriff aus der Arbeitswelt beschreibt eine flexible Personalpolitik, die in Zeiten des Bedarfs Personal einstellt, sich aber schnell wieder von diesem trennt, wenn es keine Arbeit gibt. Das heißt, unser Organismus kümmert sich nur sorgsam um „seine Angestellten", wenn diese für die Arbeit gebraucht werden.

Die traurige Wahrheit einer Studie ist, dass der Hippocampus des Menschen jährlich um 0,8 Prozentpunkte an Volumen einbüßt (Raz et al.,

2005). Eine britische Studie geht gar von 1,4 % Schrumpfrate pro Jahr aus (Barnes et al., 2009). Wir sprechen nicht von Einzelfällen, sondern von einem Trend in der Gesellschaft, der mit den neuen Lebensumständen zusammenhängt. Das alles geschieht, obwohl sich das menschliche Gehirn über Jahrhunderte und gar Jahrtausende hinweg stets weiterentwickelt hatte. Gerade durch kleiner werdende Frontalhirne bedeutet das ein höheres Risiko für Alzheimer und Depressionen. Beide Krankheiten sind von einer eingeschränkten Neogenese (Neubildung) von Nervenzellen geprägt.

Wer hat Schuld an diesem Abbau? Wie so oft sind die Leiden zu einem großen Teil hausgemacht und hängen auch mit einem Mangel an Regeneration zusammen. Der Reihe nach.

In der Landwirtschaft eingesetzte Pflanzenschutzmittel können die Neurogenese hemmen, ebenso Industriezucker, der einen ähnlichen Effekt auf die Bildung neuer Nervenzellen hat. Grund dafür sind die hervorgerufenen Entzündungsreaktionen im Körper. Darüber hinaus sind Nikotin, Cannabis und Alkohol schlecht für die Neubildung von Nervenzellen. In Großstädten wird viel Feinstaub eingeatmet, der dem Frontalhirn schaden kann. Dauerhafter Lärm, ständige Erreichbarkeit und komplexe Aufgaben können in dauerhaftem Stress münden, der die Neubildung von Nervenzellen in Prinzip unterdrückt. Ein hoher Cortisolspiegel legt dem Organismus nahe, dass Gefahr besteht, und daraufhin entscheidet der sich für „Katastrophenschutz" und nicht für geistiges Wachstum.

Im hohen Maße ist es der Lebensstil, der das Hirn kleiner macht, als es eigentlich sein müsste. Aber es geht auch anders.

## > Neubildung von Nervenzellen und Lebensstil

### Neues emotionsgeladen erleben:

Neue Reize sind für das Gehirn die elementare Basis sich zu entwickeln. Wer im immer gleichen Handeln verharrt, kommt in den Zustand, das Gehirn nicht mehr für die Neubildung neuer Synapsen anzuregen. Die Neurogenese kommt zum Erliegen und meist setzt der Abbau ein, weil die alltäglichen Dinge über das schnelle Denken erledigt werden können. Das Gehirn verkümmert. Deswegen ist Weiterentwicklung für jeden Menschen, der den Anspruch hat, das Gehirn und seine Kapazität zu erhalten oder gar auszubauen, so wichtig. Besonders neue Erfahrungen mit starken Emotionen haben die Eigenschaft, das Gehirn zu verjüngen. Ich bezeichne sie gerne als regelrechten Funkenflug fürs Oberstübchen.

Eine höhere geistige Kapazität ist Schutz und Backup für gesundheitlich anspruchsvolle Zeiten. Einige Experten davon aus, dass sinnerfüllende Lebensaufgaben einen wahrhaften Jungbrunnen für das Gehirn darstellen, wohingegen eintönige, sinnfreie und immer wiederkehrende Tätigkeiten dem Gehirn hingegen wertvolle Hirnzellen rauben (Erickson et al., 2011; Northey et al., 2018).

*Bewegung:*

Die Ausschüttung verschiedener Hormone und Botenstoffe begünstigt das Wachstum und die Regeneration des Gehirns. Stoffe wie Serotonin, Dopamin, Zytokine, Irisin und das wichtige Wachstumshormon HGH (Human Growth Hormone) sind nur einige von ihnen, die immensen Einfluss haben. Es muss nicht Sport sein, bei lockerer Bewegung wie beim Spazierengehen produziert der Körper diesen Regenerationscocktail ebenfalls.

*Pestizidfreie und schadstoffarme Lebensmittel:*

Um auf die ungewünschte Zufuhr von Pestiziden zu verzichten, hilft fast nur, auf Formen nachhaltiger Landwirtschaft zurückzugreifen. Pestizide und andere Pflanzenschutzmittel werden in der konventionellen Landwirtschaft eingesetzt, um Pflanzen vor einem Befall durch Schädlinge oder Pilze zu schützen und Erträge zu maximieren. Natürlich gibt es Grenzwerte, die in der EU eingehalten werden müssen, aber wie schwierig dies zu kontrollieren ist, wo diese Grenzwerte tatsächlich völlig unbedenklich sind und wie umstritten manch eingesetzte Substanz ist, zeigt das Beispiel des Fungizids Flutianil. Es wurde 2016 wegen seiner schädlichen Nebenwirkungen zunächst verboten, bevor 2019 das Urteil rückgängig gemacht wurde. Erst kürzlich wurde eine Erhöhung der zulässigen Grenzwerte verabschiedet. Für importierte Produkte aus den USA gelten komplett andere Grenzwerte. Deshalb können regionale Produzenten oder Produkte aus biologischem Anbau eine sinnvolle Alternative sein. Bei Letzterem ist der Einsatz zahlreicher Pflanzenschutzmittel gänzlich verboten. Weiter gilt es, Giftstoffe aus Tabak- und Alkoholkonsum zu minimieren bzw. meiden. Selbst beim Zuckerkonsum ist aufgrund seiner entzündungsfördernden Eigenschaften und der starken Schwankung im Blutzuckerspiegel Vorsicht geboten. Es lohnt sich, auf Ballaststoffe aus pflanzlicher Nahrung zurückzugreifen, die wesentlichen Einfluss auf die Regulation des Blutzuckerspiegels haben und zusätzlich die Verdauung fördern.

*Omega-3-Fettsäuren:*
Das menschliche Gehirn liebt Omega-3-Fettsäuren, weil sie für den Aufbau der Strukturen und für die Behandlung möglicher Entzündungen grundlegend wichtig sind. Evolutionsforscher gehen davon aus, dass sich der Homo sapiens auch wegen seiner starken Gehirnentwicklung gegen andere Arten behaupten konnte. Zwar lassen sich Omega-3-Fettsäuren über Nüsse und Samen, manche Speiseöle und Gemüse aufnehmen, aber die Ausbeute fällt deutlich geringer aus als bei fettem Seefisch. Der Haken an der Sache ist, dass die Weltmeere völlig überfischt sind und aufgrund der großen Verschmutzung der Meere der Fisch mit einer hohen Schadstoffbelastung auf dem Teller landet. Wird viel Fisch gegessen, sind Gesundheitsschäden nicht auszuschließen, sodass für die wertvollen Fettsäuren andere Quellen ins Visier kommen sollten. Algenöl ist eine gute Alternative, wenn die Bedingungen der Aufzucht stimmen. Das aus pflanzlichem Plankton gewonnene Omega-3 ist bei biologisch nachhaltigem Anbau eine wertvolle Quelle.

*Schlaf:*
Qualitativ guter Schlaf ist durch nichts zu ersetzen. Das bedeutet, Tiefschlafphasen zu haben, in denen das menschliche Gehirn das Wissen vom Tag in das Langzeitgedächtnis transferiert. Gleichzeitig entgiftet es in diesen entscheidenden Schlafphasen und stellt damit die Weichen für langfristige geistige Gesundheit. Darüber hinaus ist die Erholung im Schlaf Garant für eine hohe geistige Leistungsfähigkeit, die sich in einem ausgeruhten

und aufnahmefähigen Frontalhirn äußert. Erholsamer Schlaf sorgt für eine Absenkung des Cortisolspiegels, was mit Stressabbau assoziiert ist – das Gehirn wird in den Zustand versetzt, neue Nervenzellen zu bilden.

*Soziale Verbindung und Oxytocin:*

Insbesondere im Gehirn gilt Oxytocin als zentraler Botenstoff. Es entsteht bei großer körperlicher Nähe, wie bei Berührungen und Kuscheleinheiten, und in angenehmen sozialen Interaktionen. Sie sorgen dafür, dass der Oxytocinlevel steigt. Wer also mit Wissen und Weiterbildung darauf achtet, den Geist jung zu halten, gewinnt durch Zeit mit Freunden und Familie zusätzliche wertvolle Reize für den Kopf. In diesen sozialen Verbindungen sind meist die emotionalen Erlebnisse deutlich ausgeprägter, was wiederum Nährstoff für das jugendliche Gehirn ist. Deine Art zu leben kann Einfluss darauf nehmen, das Gehirn für die täglichen Herausforderungen frisch und leistungsfähig zu halten und langfristig einen hellen Geist zu besitzen. Du kannst so vermeiden, irgendwann geistig ausgebrannt zu sein (Ego-Depletion). Dieser Zustand beschreibt die Selbstentleerung, die durch einen tiefen und andauernden Ermüdungszustand hervorgerufen werden kann.

# Kurz zusammengefasst ✅

1. Ausreichend Erholung ist für das Gehirn die Basis, um gute Entscheidungen zu treffen und langfristig gesund zu bleiben.

2. Ein Mangel an Regeneration im Schlaf, schlechte Ernährung, Schadstoffe und Umweltgifte, fehlende geistige, körperliche und emotionale Reize verschlechtern die Kapazität des Gehirns und machen es anfälliger für Depressionen und Demenzerkrankungen.

3. Das Gehirn liebt neue Reize mit großem emotionalem Tamtam und lässt auf solche Ereignisse hin neue Netzwerke entstehen. Dieser Aufbauprozess ist bis zur letzten Sekunde des Lebens möglich.

4. Wer seine Geisteskapazität nicht nutzt, verliert unweigerlich Nervenzellen. Dabei braucht das Gehirn Pausen und anspruchsvolle Phasen reflektierenden Denkens. Der immer gleiche Tagesablauf ist fürs Gehirn nur Autopilot und stellt keinerlei Reiz für die Bildung neuer Hirnzellen dar.

5. Daueranforderungen fürs Gehirn und Dauerbelastung durch hohen Stress versetzen den Organismus in einen ständigen Gefahrenzustand. Unter diesen Bedingungen besinnt sich dieser auf Schutz und nicht auf Ausbau geistiger Fähigkeiten. Oder anders ausgedrückt: Aus Sicht der Evolution macht es unter solchen Voraussetzungen mehr Sinn, schnell laufen zu können als geistiges Wachstum zu erzeugen.

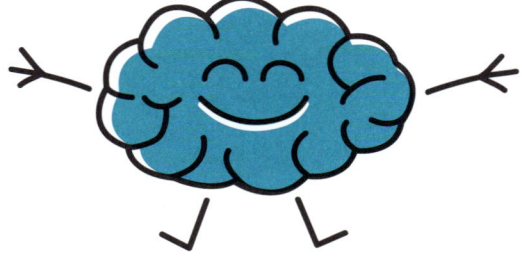

# 36
# ÜBER- UND
# UNTERERHOLEN

**„Sechs Jahre ihres Lebens träumen Menschen, um am Ende einen Großteil davon unerfüllt zu lassen."**

Es gibt diesen Moment, wo alles zu klappen scheint und wo wie bei einem Schweizer Uhrwerk alle Zahnräder zum richtigen Zeitpunkt perfekt ineinandergreifen, um ein großartiges Ergebnis zu liefern. Allerdings können diese Momente im Alltag auch Seltenheitswert haben. Denn wie oft kommt es vor, dass wirklich alles reibungslos funktioniert? Oder anders gefragt: Wie oft kommen unerwartete und überraschende Dinge, die Anpassung und Kurswechsel verlangen?

Der Zustand, bei dem sich Menschen angenehm gefordert, aber gleichzeitig ganz in ihrem Element fühlen, bezeichnet man als Flow. Über den Zustand perfekt ineinandergreifender Abläufe könnte man vermutlich Gleiches sagen. Es ist ein schmaler Grat, denn der Alltag liefert Überraschungen, Ablenkungen und auf jeden Fall genug Gründe, warum der Flow ausbleibt.

Es braucht aber nicht immer den perfekten Flow. Viel wichtiger ist für die Gesundheit, dass Phasen von Über- oder Unterforderung nicht von langer Dauer sind.

Eine Person, die sich im Alltag häufig oder sogar ständig mit Situationen konfrontiert sieht, die nicht lösbar erscheinen, steuert mit hoher Wahrscheinlichkeit mittelfristig auf Beeinträchtigungen der Gesundheit zu. Es spielt eine große Rolle, ob die Aufgabe selbstbestimmt ist und der Mensch für sich selbst einen Sinn im eigenen Handeln erkennt. Meist fühlen sich Menschen durch äußere Einflüsse überfordert, die psychischer, sozialer, emotionaler, kognitiver, intellektueller oder nervlicher

Art sein können. Dementsprechend vielfältig kann das Spektrum belastend empfundener Reize wahrgenommen werden. Ignoriert ein Mensch seine Gefühlslage auf Dauer, drohen Schäden für die Gesundheit.

Es ist die individuelle Reaktion, die den Ausschlag gibt – ob intellektuelle Überforderung oder Ängste und Unsicherheiten. Ebenso kann der Alltag von wichtigen Bedürfnissen ablenken, die unterbewusst dann mit Unbehagen zum Tragen kommen. Anerzogene Glaubenssätze können wie unsichtbare Leitplanken das eigene Handeln dominieren und damit zu schier unüberwindbaren Hindernissen werden, die Betroffene wie ein verankertes Gesetz als Vorgabe akzeptieren. Das verdeutlicht, warum Überforderung eng mit der Persönlichkeit verknüpft ist. Selbst wer geistig überlastet ist, dies aber nicht so empfindet, kann unbeschadet bleiben.

Wer sich an den eigenen Werten orientiert, körperliche Grenzen mindestens bis zur Weiterentwicklung akzeptiert, sich Unterstützung sucht und es nicht allen anderen Menschen recht machen will, hat gute Chancen, dauerhafter Überforderung zu begegnen. Damit wird ein wesentlicher Nährboden für zahlreiche chronische Erkrankungen entzogen und im hohen Maße das Wohlbefinden beeinflusst.

Aber es gibt noch das Gegenteil von ständigem Trubel mit Überlastungspotenzial. Langweile verursacht ebenfalls Stress und äußerst sich durch einen höheren Puls, Blutdruck und Cortisolspiegel. Neurowissenschaftler aus Kanada fanden heraus, dass Langweile stressiger ist als Traurigkeit (Harris, 2000; LePera, 2011).

Monotone Tätigkeiten aktivieren das Belohnungszentrum im Kopf kaum. Über einen längeren Zeitraum kann dies in einem Dopaminmangel resultieren und dadurch psychische Erkrankungen wie Ängste, Depressionen, Aggressionen und diverse Süchte begünstigen. Auch die Widerstandskräfte gegen belastende Umstände, als Resilienz bezeichnet, nehmen oft ab, was erhebliche Auswirkungen auf das Selbstwertgefühl und das Vertrauen in die eigenen Fähigkeiten hat.

Die Symptome, getriggert durch Langeweile, können identisch zum Dauerstress ausfallen und sich in Schlafstörungen, Verdauungsbeschwerden, Gereiztheit oder innerer Unruhe äußern. Doch gelten die negativen Einflüsse von Langeweile erst, wenn sie chronisch besteht, sie müssen nicht zwingend als belastend empfunden werden. Ähnlich wie beim gegensätzlichen Burnout hängt es stark von der Persönlichkeit ab, ob die Faktoren irgendwann krank machen.

Der vorübergehende Moment der Langeweile ist hingegen kreativitätsfördernd. In langweiligen Meetings z. B. gönnt sich der kritzelnde Kollege eine kreative Pause und versucht so die Gedanken wieder in Fluss zu bringen, was nachweislich die Konzentration und Achtsamkeit fördern kann. Bei Meditationen bringen sich Menschen bewusst in diesen Zustand, um Ressourcen aufzubauen. Amerikanische Forscher belegen, dass eine monotone Beschäftigung vor einer kreativen Aufgabe zu mehr Ideenreichtum führt (Critcher & Gilovich, 2010). Aber Langeweile oder geistige Verschnaufpausen können nur ohne Ablenkung durch elektronische Geräte entstehen. Beim Surfen im Internet ist viel zu viel Datenverkehr im Kopf, als dass dort monotone Stimmung aufkommen könnte.

## Info ⓘ

Übererholen meint nicht nur dauerhafte Unterforderung, die manchen Menschen auf der Arbeit begegnen könnte, sondern ausbleibende geistige oder körperliche Reize.

Zu viel Schlaf gehört auch zu den risikoreichen Formen reduzierter körperlicher Anforderungen. Damit ist nicht gemeint, mal einen faulen Tag zu haben oder krank im Bett zu liegen, sondern ständig schlecht aus dem Bett zu kommen, obwohl eigentlich ausreichend Ruhezeiten eingehalten werden.

# Kurz zusammengefasst ☑

1. Anforderungen an Körper und Geist zu stellen, neue Herausforderungen anzunehmen und immer offen für neue Erfahrungen zu sein, ist ein Jungbrunnen für den gesamten Organismus.
2. Dauerhafte Über- und Unterforderungen resultieren oft in den gleichen Belastungssymptomen und können, wenn sie chronisch werden, ernsthafte gesundheitliche Konsequenzen haben.
3. Beide Fälle sind offen anzugehen, um sie so zu verändern, bis sie dauerhaft für einen selbst zu funktionierenden Anforderungen umgestaltet sind.
4. Es ist stets wichtig, das Gefühl zu haben, die eigenen Werte leben zu können und sich selbst gerecht zu werden, d. h., sich die Zeit zu nehmen, um wahrzunehmen, was einem widerstrebt und als Glaubenssätze gar nicht den eigenen Vorstellungen entspricht.
5. Eine wie immer geartete Situation bleibt in den meisten Fällen so lange über- oder unterfordernd und damit belastend, wie ein Mensch nicht bereit ist, selbst die Bedingungen zu verändern. Oft verharren Menschen durch eigene Ängste und Ungewissheit über möglichen Folgen in ihrem vertrauten Missstand.

# 37
# GROSSE PROJEKTE

## „Hör auf, dich auf eine zerstörerische Weise in Schutz zu nehmen, und übernimm Verantwortung."

Erinnerst du dich an unbeschwerte Zeiten in deinem Leben, wo du hauptsächlich für dich selbst Verantwortung getragen hast? Möglicherweise Lebensabschnitte, in denen du studiert oder eine Ausbildung gemacht hast und mehr Zeit für Bewegung, Unternehmungen und Freizeit hattest?

Vielleicht hast du schon einmal gehört, dass sich mit 30 Jahren der Stoffwechsel verändert, zusätzliche Pfunde dazukommen und möglicherweise die Leistungsfähigkeit das erste Mal spürbar zurückgeht. Aber ist das wirklich so und hängt das tatsächlich mit dem chronologischen Alter zusammen?

Betrachtet man die Lebensabschnitte von Menschen, so kommt in dieser Phase des Lebens oft eine große Portion Verantwortung dazu. Auf verschiedenen Ebenen fordern zusätzliche Projekte Energie und Aufmerksamkeit. Manche Menschen gehen in den Dreißigern langfristige Partnerschaften ein: privat durch eine Eheschließung und/oder beruflich durch Existenzgründung oder Erklimmen der Karriereleiter. Wer dann noch familiären Nachwuchs bekommt, ein Haus baut oder Eigentum erwirbt, schafft sich auf vielen Ebenen Herausforderungen.

Könnten daher nicht die Lebensumstände selbst dafür verantwortlich sein, dass sich Menschen weniger Zeit für ihre Gesundheit und Leistungsfähigkeit nehmen? Ganz sicher ist das so. Denn schließlich wissen wir, dass es nur einen begrenzten Rahmen an Zeit und Energie gibt, der einem Menschen zur Verfügung steht. Wer nicht in der komfortablen Situation ist, Aufgaben delegieren zu können, und dafür über die notwendigen monetären Ressourcen verfügt, wird in vielerlei Hinsicht, und zwar körperlich und mental, gefordert.

Es ist schlichtweg nicht möglich, mehrere Bereiche mit gleichem hohem Fokus zu beachten. Meist fangen Menschen spätestens in dieser Lebensphase an, Zeit bei sich selbst und für ihre Gesundheit einzusparen, sprich: weniger Bewegung, weniger gesunde Ernährung, schlechterer Schlaf und unzureichende Erholung.

Wer solche Lebensabschnitte durchlaufen hat, weiß, dass sie meist nicht nur wenige Tage oder Wochen umfassen, sondern oft Jahre andauern. Der erste Tribut, den ein solcher Lebenswandel abverlangt, zeigt sich im persönlichen Energielevel und ist eine erste spürbare Abbuchung vom Gesundheitskonto. Die meisten Menschen kennen das und wiederum der Großteil von ihnen scheint die Schäden in Kauf zu nehmen – entweder aus Unwissenheit, aus Gründen der Verdrängung oder aus Ignoranz.

Die wichtigste Frage zu Beginn dieses Lebensabschnitts ist die nach dem Fundament für das langfristige Glück und den persönlichen Erfolg. Jeder weiß eigentlich auf der Stelle, dass Gesundheit der wichtigste Begleiter im Leben ist. An Zeit der Fürsorge für sich selbst zu sparen, gleicht, am Fundament aller Projekte, die vorangetrieben werden sollen, zu rütteln. Wer den Bogen überspannt, wird von einem auf den nächsten Moment das Gefühl haben, dass anstelle einer soliden Basis nur ein Kartenhaus entstanden ist, das, wenn es hoch getürmt wurde, beim kleinsten Windstoß umzukippen droht.

## Merke ✎

Das alles Entscheidende ist, sich besonders in anspruchsvollen Lebensphasen immer Zeit für sich zu nehmen und gar nicht erst mit der Vernachlässigung zu beginnen. Dafür reicht es, sich die einfache Frage zu stellen, ob es sich bei dem Projekt um einen kurzen Sprint oder eher um einen mehrmonatigen oder gar mehrjährigen Marathon handelt. Ein Marathon ist nicht leistbar, ohne zwischendurch Luft zu holen. Ein Sprint hingegen kann mal unter Druck und mit anschließender Erholung gemeistert werden, weil diese Art der Belastung einen Menschen nur kurz fordert.

Wer sich klarmacht, dass Gesundheit kein konservierbarer Zustand ist, sondern eine Art Wippe, erkennt, dass es deutlich anspruchsvoller ist, die Balance wiederherzustellen, wenn ein krasses Ungleichgewicht entstanden ist. Ein kontinuierliches Engagement hingegen sorgt bei den laufenden Herausforderungen für mehr Energie, schafft immer wieder die wichtige Erholung und das sprichwörtliche Aufladen der Akkus.

Ich habe in meinen Coachings Menschen begleitet, die sich nach Methoden zur Reduktion von Verspannungsschmerzen und zur Steigerung der Erholung erkundigt haben. Auf die Frage nach ihren aktuellen Lebensumständen erhielt ich eine ganze Liste großer Projekte, die „nebenbei" zu stemmen waren. Neben Beruf und neben Familie. In einem solchen Fall braucht man keinen Coach, um zu erkennen, dass Zuviel zu viel ist. Wer glaubt, dass es reicht, die Konsequenzen zu verdrängen oder zu ignorieren, begeht im übertragenden Sinne eine Straftat und hofft darauf, dass die körpereigene Polizei das Vergehen übersieht. Allerdings ist diese weit aufmerksamer und breiter aufgestellt, als dass dies unbemerkt und ohne Folgen bliebe.

## Kurz zusammengefasst ✅

1. Kurze anspruchsvolle Projekte können in einem Sprint durchgezogen werden, für alles andere gilt es, einen langen Atem zu haben und sich deshalb um die eigenen Ressourcen zu kümmern.
2. Wer stets für ausreichend Ressourcen sorgt und es sich selbst wert ist, wird immer Zeit für sich selbst aufbringen können und verstehen, dass er damit das Fundament für Lebensglück und -erfolg stärkt.
3. Die Basis für alle Herausforderungen im Leben ist, auf eine hohe Energie und eine starke Gesundheit zurückgreifen zu können.

4. Frage dich: Für wen verlangst du dir heute so viel ab, wenn du von dem Ergebnis deines Engagements nicht lange profitieren kannst?
5. Für falsch gesetzte Prioritäten haftet am Ende meist jeder Mensch selbst und trifft damit nicht selten auch seine Liebsten.

# 38
# URLAUB

### „Urlaub ist die perfekte Spielwiese, kleine Gesundheitsgewohnheiten zu entwickeln und mit in den Alltag zu nehmen."

Urlaube sind häufig die am besten geplanten Ereignisse des Jahres. Sie werden akribisch vorbereitet und auf sie wird hingefiebert. Natürlich sind besondere Reisen mit Vorfreude verbunden und Urlaube eine wichtige Quelle zur Erholung, sie reichen allerdings nicht aus, um ausreichend zu regenerieren. Ich würde sie daher mit einer Art TÜV vergleichen, den wir regelmäßig machen dürfen, aber die Pflege der Ressourcen im Sinne einer guten Erholung findet vor und nach dem TÜV statt. Dabei ist es egal, ob der Urlaub eine, zwei oder sogar mehrere Wochen dauert.

Wenn du die Hinweise dieses Buches zur Ernährung, zur Gedankenkraft und Bewegung in deinem Alltag beherzigt hast, dann bist du die ersten Urlaubstage nicht nur damit beschäftigt, ruhig zu werden und dich an die veränderten Bedingungen der Erholung anzupassen, sondern vom ersten Moment an kommst du in den Genuss der Entspannung. Mit anderen Worten: Du wirst nach anstrengenden Phasen nicht mit völlig entleerten Akkus in den Urlaub starten.

### > Es gibt einige Aspekte, die ich dir für deine Urlaube ans Herz legen möchte:

*Erholung schaffen:*
Erholsame Urlaubsbedingungen sind, mal Müßiggang zuzulassen und sich nicht direkt im privaten Umfeld mit Terminen und Ereignissen zuzupflastern. Ebenso wenig ist es sinnvoll, die da-

zugewonnene Zeit so zu verwenden, dass lange Abende in kurzen Nächten oder verschlafenen Vormittagen resultieren. Nicht selten sind Urlaube von kulinarischen Großereignissen geprägt und jeder Abend könnte ohne Auswirkungen für das berufliche Treiben mit Alkohol und anderen Leckereien begangen werden. Du weißt allerdings, dass dieses Verhalten deine Regeneration negativ beeinflusst, und wirst daher sicher maßhalten.

Erholung im Urlaub bedeutet, dass du neben deiner freien Zeiteinteilung weiterhin für Voraussetzungen sorgst, die eine gute Grundlage für deine Regeneration darstellen. Völlig andere Tages- und Nachtzeiten über mehrere Tage hinweg machen dir sonst den Übergang nach dem Urlaub mit Katerstimmung mies.

*Alltagstaugliche Gesundheitsstrategien:*

Es kommt vor, dass Menschen aus einem eher bewegungsarmen Alltag in einen sportgefüllten Aktivurlaub gehen. Ein sportliches Ereignis folgt auf das nächste – so, als ob sie ihren versäumten Bewegungsumfang im Alltag innerhalb des Urlaubs ausgleichen, überflüssige Pfunde loswerden werden und sich sportlich „aufmöbeln" wollten. Nach dem Urlaub kehren sie dann oft schneller als gedacht zum alten Modus zurück.

Für die Gesundheit sinnvoller und nachhaltiger ist es, sich im Urlaub Gesundheitsstrategien anzueignen, die danach im Alltag Bestand haben können. Wer sich bisher schwergetan hat, morgens direkt mit Bewegung als 10-minütigem Powerstarter den Tag zu beginnen, kann es sich im Urlaub einfacher machen, indem der Start etwas später und ohne nachfolgende Termine stattfindet. Die so gewonnene Routine lässt sich in den Berufsalltag transportieren. Auch das Ausprobieren verschiedener Entspannungstechniken ist in der terminfreien Zeit leichter. Die gesammelten Erkenntnisse über die Wirkung und persönliche Vorlieben ermöglichen es, die liebgewonnene Methode in den Alltag mitzunehmen.

*Weiterentwickeln:*

Ein Urlaub bleibt auch eine Erholungszeit, wenn sich Menschen in dieser Zeit weiterentwickeln. Dafür ist in erster Linie wichtig, wie Menschen ihre Arbeit und das Thema Weiterbildung einordnen. Wer sich damit belastet fühlt, der sollte sich im Urlaub davon befreien. Wer daran Freude hat, findet endlich Zeit, ein Buch zu lesen oder sich mit anderen als den alltäglichen Themen zu beschäftigen. Erholung kann schon entstehen, wenn Menschen einen Ortswechsel haben und unter anderen Bedingungen freier und selbstbestimmter arbeiten können. Es bleibt entscheidend, wie frei sich ein Mensch dafür entscheidet, die ein oder andere Aufgabe aus dem beruflichen Kontext zu bearbeiten. Ist es Pflichtbewusstsein oder eigenes Interesse? Ist es Sorge, thematisch nicht mehr folgen zu können? Gelingt ein Abschalten überhaupt oder wird dieses Gefühl als unangenehm wahrgenommen und hinterlässt gar den Eindruck, unproduktiv oder faul zu sein? Allein daraus lässt sich sehr klar ableiten, dass nicht immer der freie Wille, sondern bedenkliche Anhaltspunkte für den Arbeitseifer maßgeblich sein können.

Ich bin ein großer Fan davon, mal bewusst andere Themen als die alltäglichen anzuschauen, da dies die typischen Beanspruchungen des Alltags verändert. Dabei sollten Leichtigkeit und Freude die Begleiter sein. Ansonsten ist es sicher von Vorteil, die Zeit bewusst zum Abschalten zu nutzen.

*Neues erleben:*

Für viele Menschen sind die Wochentage im Alltag eine Kopie, die sich beinahe in einer Endlosschleife aneinanderreihen lassen. Und selbst, wenn man es nicht so negativ ausdrücken möchte, hat der Alltag vieler Menschen mit hoher Wahrscheinlichkeit eine große Ähnlichkeit. Im Urlaub kann das Tageserleben durch neue Eindrücke und Erlebnisse für Kreativität und Lebensfreude sorgen. Es ist möglich, viele Dinge anders als üblich zu gestalten, ohne dass Termine und Verpflichtungen den Takt vorgeben. Ein Urlaub in einem anderen Land sollte daher allein aus diesem Grund das Erleben anderer Kulturen beinhalten. Das trägt zu unvergesslichen Erinnerungen bei und sorgt für neue Verbindungen im Gehirn. Sicher wirst du dich an bestimmte Urlaubserlebnisse erinnern, die ohne deine Offenheit für eine andere Kultur nie entstanden wären.

Neues zu erleben, schließt unmittelbar an das Thema Weiterentwicklung an. Im Urlaub hast du deutlich mehr Zeit und Energie, dich auf neue Themen einzulassen. Selbst wenn sie weit von deinen Alltagsaufgaben entfernt liegen, kannst du davon für das tägliche Leben profitieren – und wenn du „nur" deinen Horizont erweiterst.

*Zeit genießen:*

Urlaub bedeutet, mal Fünfe gerade sein zu lassen. Wer im Alltag diszipliniert ist, darf und sollte sich im Urlaub etwas gönnen. Egal, in welcher Hinsicht, denn für die meisten Menschen übersteigt der Alltag mit seinen Arbeitstagen die Anzahl der Urlaubstage bei Weitem. Es ist also entschieden sinnvoller, im Alltag auf die eigene Gesundheit achtzugeben als die überschaubare Zeit des Urlaubs wie ein Gesundheitsapostel zu verbringen.

# Kurz zusammengefasst ✅

1. Urlaube sind ein wichtiger Baustein einer guten Erholung, weil der zeitliche Rahmen großzügiger ist und mehr Abstand zu Alltagsthemen genommen werden kann.

2. Wer seiner Gesundheit im Alltag mehr Aufmerksamkeit schenken möchte, kann einen Urlaub nutzen, um unter entspannten Bedingungen Erfahrungen zu sammeln. Ziel sollte es sein, den positiven Veränderungen im Anschluss im Alltag nachgehen zu können.

3. Urlaub dient der Regeneration und des Abschaltens. Jede Form exzessiven Verhaltens, ob auf Genuss- oder Bewegungsebene, sorgt für gegenteilige Effekte.

4. Urlaub bedeutet auch, nicht nur auf der faulen Haut zu liegen. Erfrischende Eindrücke und aktive Entspannung sowie soziale Interaktion schenken viel Lebensfreude und können nachhaltig Lebensenergie bringen.

# 39
# SABBATICAL

## „Gesundheit entsteht im alltäglichen Leben. Sie geht aus dir selbst hervor."

Der größte Unterschied zwischen klassischen Urlauben und einem Sabbatical besteht wohl darin, dass sich Menschen bei Letzterem für einen längeren Zeitraum aus ihren alltäglichen Verpflichtungen und vor allem ihrem Berufsleben zurückziehen. Die Gründe für eine solche Auszeit mögen vielfältig sein, die meisten Menschen, die sie wahrnehmen, brauchen den langfristigen Rückzug, um sich gesundheitlich zu erholen, oder weil sie andere Eindrücke vom Leben gewinnen wollen und dafür reisen.

Untersuchungen der Society of Human Ressource Management zum Thema Sabbatical zeigen, dass der Anteil von Firmen, die bezahlte oder unbezahlte Sabbaticals anbieten, im Jahr 2017 auf 17 % angestiegen war (Mulvey et al., 2017). Das ist ein enormer Anstieg seit 1977, als McDonald's fast der einzige Arbeitgeber in Amerika war, der ein solches Programm anbot.

Was bringt eine solche Auszeit für Arbeitnehmer und Arbeitgeber?

Für Auszeitnehmende helfen die verlängerten Ruhezeiten, sich zu erholen und die Energiereserven aufzufüllen. Unternehmen können davon profitieren, indem dadurch ihre Organisation auf Anpassungsfähigkeit getestet und weiterentwickelt werden kann sowie aufstrebende Mitarbeitende vorübergehend Verantwortung übernehmen und auf diese Weise ihre Kompetenzen erweitern können.

Eine aussagekräftige Studie der Universität Tel Aviv konnte in einem Vergleich der Stresslevel, psychischen Ressourcen und Lebenszufriedenheit von 129 Universitätsprofessoren zu 129 gleich qualifizierten Kollegen nachweisen, dass in allen drei Bereichen eine Verbesserung nach der Auszeit bestand (Davidson et al., 2010). Das mag auf den ersten Moment wenig überraschend sein, allerdings hielten die Effekte über längere Zeit und mit der Rückkehr zur Arbeit an. Von diesen Verbesserungen profitierten die Betroffenen und die Einrichtungen, für die sie tätig waren.

Eine Untersuchung an 61 Führungskräften aus verschiedenen Non-Profit-Organisationen konnte aufzeigen, dass die Abwesenheit half, mit neuen Ideen zur Entwicklung der Unternehmen zurückzukehren, und diese Auszeiten dazu führten, dass die Führungskräfte mit einem größeren Selbstbewusstsein ausgestattet waren (Linnell & Wolfred, 2009). Die Fähigkeiten im Arbeitsverhältnis unter den Kollegen und Führungsstab zeigten ebenfalls Verbesserungen, die vermutlich auf die Lernerfahrungen aller Beteiligten zurückzuführen sind. Besonders interessant ist, dass Führungskräfte, die eine Auszeit genommen hatten, ihren Interimsmanagern eine gesteigerte Effektivität und mehr Verantwortungsbewusstsein zusprachen. Manche Beurteilungen gehen sogar so weit, dass die gesamte Organisation an Selbstbewusstsein gewonnen habe. Diese Anpassungsfähigkeit und die Flexibilität eines Unternehmens, weniger abhängig von einzelnen Personen zu sein, ist für alle Beteiligten sinnvoll, um in Krisenzeiten gerüstet zu sein und gesund wachsen zu können.

Die Effekte von Sabbaticals sind noch genauer zu erforschen. Nach den vorliegenden Ergebnissen und dem Umstand, dass der Erholungsbedarf bei den meisten Menschen größer ist als der Zeitraum, der ihnen zur Regeneration zur Verfügung steht, empfehle ich Arbeitgebenden und -nehmenden, Sabbaticals stärker in Betracht zu ziehen. Angesichts der angespannten Arbeitsmarktsituation und dem Mangel an Fachkräften wird einem Unternehmen bei der Positionierung als attraktiver Arbeitgeber nicht mehr so viel Entscheidungsraum gelassen, wenn es darum geht, neue Mitarbeitende zu gewinnen und Leistungstragende im Unternehmen zu halten, sodass sich die Chancen für Sabbaticals weiter verbessern sollten. Für zahlreiche Berufstätigkeiten lassen zudem heute die technischen Möglichkeiten, „remote" zu arbeiten, ein Arbeiten aus dem Homeoffice im Ausland zu.

Es ist ein Indiz für das steigende Unternehmensinteresse an der Mitarbeiterbindung, dass in den letzten Jahren das 3×3-Konzept von Unternehmen für ihre Teams vermehrt angefragt wurde, denn es bedeutet für alle Beteiligten Wertschätzung, mehr Bewusstsein zu erfahren und mehr positiven Einfluss auf die Gesundheit zu nehmen. Davon profitiert der Mensch, der die dazugewonnene Energie und Gesundheit für sich nutzen kann, auch für sich selbst. Vermutlich war es nie einfacher, sich für das Unternehmen und das Team zu engagieren, um gemeinsam zu profitieren. Je geringer die Anzahl an Personen in einem Unternehmen ist, desto wichtiger ist jeder Einzelne für den Erfolg, das wertschätzende und produktive Miteinander.

## Kurz zusammengefasst

1. Arbeitgebende und Arbeitnehmende können gemeinsam von verlängerten Auszeiten und Erholungsangeboten profitieren.
2. Häufig verhindern Vorurteile, fehlendes Vertrauen und ein Mangel an Vorstellungskraft, sich offen mit dem Thema zu beschäftigen.
3. Das Wichtigste im Zusammenhang mit Erholung in der Berufswelt ist, dass Regenerationszeit und -qualität die Basis für Erfolg sind. Mangelt es daran, ist davon auszugehen, dass die Maßnahmen zum Ausgleich umfangreich ausfallen müssen.
4. Dauerhafter Entzug ausreichender Erholung führt unweigerlich in eine Sackgasse.
5. Wer bei Erholungsmaßnahmen und ihrem Bedarf nicht die Veränderungen in der modernen Arbeitswelt berücksichtigt und auf sie eingeht, steuert auf negative Folgen zu und muss zwangsläufig mit massiven Konsequenzen rechnen.

# 40
# EIN PERSÖNLICHES WORT

Liebe Leserin, lieber Leser,
nach über 10 Jahren in der Wissenschaft und großer Leidenschaft für die Forschung an der Deutschen Sporthochschule stellte ein wissenschaftlicher Diskurs zum Thema „Arbeitsplatz der Zukunft" im Dezember 2016 die Weichen für mich neu. Acht Jahre zuvor hatte ein schwerer Schicksalsschlag meine Familie und mich bis ins Mark erschüttert. Ich möchte dir Einblick in diese Ereignisse geben, weil sie am besten erklären, warum ich dieses Buch, meine Auftritte und Mentorings und den damit verbundenen Einsatz für die Gesundheit anderer Menschen zu meinem Lebensmittelpunkt gemacht habe. Außerdem bin ich davon überzeugt, dass durch meine Zeilen auch in dir etwas in Bewegung kommt. Vielleicht „nur", indem deine Gesunderhaltung dadurch eine höhere Priorität für dich erlangt und du dich regelmäßiger für deine Lebensqualität einsetzt…

## 40.1 ABSCHIED

In der Nacht zum 14.11.2008 nahm ein sechsmonatiges Martyrium für meinen Vater ein Ende. Er starb im Alter von 52 Jahren im engsten Familienkreis, im Beisein seiner Frau und Kinder. Nur meinen kleinen Bruder, damals 11 Jahre, hatten wir in dieser Nacht schlafen lassen, um ihm den unbegreiflichen Moment mit all seiner Tragweite und Endgültigkeit zu ersparen.

Die Krebsdiagnose erreichte meinen Vater im Frühjahr, nachdem er über anhaltende Schmerzen geklagt hatte. Verantwortlich für den Tod meines Vaters waren nicht das Zögern in den Wochen vor der Diagnose oder die anfänglichen medizinischen Fehleinschätzungen, sondern dass mein Vater seinen eigenen Organismus in den Jahren zuvor „ignoriert" hatte.

Selbst wenn die genetischen Voraussetzungen ungünstig zu sein scheinen, ist es vor allem die Art zu leben, die einen enormen Einfluss auf die eigene Gesundheit und Lebensqualität hat. In seinem Fall hatte ihn dies in eine gesundheitliche Sackgasse geführt. Ich würde heute sagen, dass es ein ständig hoher einseitiger Stresspegel ohne angemessene Erholung war und ein Mangel an Aktivitäten, die zur Stärkung der eigenen Ressourcen hätten führen können. Irgendwann bleibt es im Körper nicht mehr bei den Warnschüssen und es können lebensbedrohliche Krankheiten entstehen. Mein Vater wusste das wahrscheinlich in den letzten Monaten seines Lebens. Er hat kein einziges Mal geklagt. Vielleicht aus Rücksicht, denn seine Worte galten, solange es ging, uns Familienmitgliedern und unserer Zukunft – uns Mut zuzusprechen und aufzufordern, nach vorne zu schauen. Meine Mutter sagte einmal über die Zeit seiner Erkrankung, dass sie auf der einen Seite so schlimm war und auf der anderen Seite so innig, weil sie ihnen als Ehepaar und uns als Familie galt.

Der Tod meines Vaters stellt eine Zäsur in meinem Leben dar. Mein Papa hatte uns Kindern mit unserer Mutter zusammen die zentralen Werte des Lebens vermittelt, die mich heute prägen: Liebe. Vertrauen. Zusammenhalt. Disziplin. Mut.

Es hat lange gedauert zu akzeptieren, was wurde. Mich bewegten die Worte des familiennahen Pastors, der zu uns Kindern sagte, dass ein Stück unseres Vaters in uns allen weiterleben würde. Lange spendeten diese Worte nur wenig Trost. Heute weiß ich sie zu schätzen und zu leben ...

## 40.2 FOKUS AUF DIE FORSCHUNG

Nach dem emotionalen Tiefpunkt galt mein Engagement in den folgenden sieben Jahren der Forschung. Ich wollte für die Menschen forschen. Ich widmete neben meiner Promotion meine Aufmerksamkeit dem Verständnis von Gesundheit und Krankheit und wollte durchdringen, was in einer modernen Zivilisation „schiefläuft" und warum viele Menschen im Laufe ihres Lebens, um nicht zu sagen in der Blütezeit ihres Lebens, mehr und mehr Teile ihrer Gesundheit und damit ihrer Freiheit abgeben.

Ich wurde fündig. Die meisten Krankheitsauslöser liegen im Verhalten eines Menschen selbst begründet. Hier funktioniert kein Medikament, sondern nur persönliches Engagement. Gesundheit ist ein Zusammenspiel von Körper, Geist und Seele und nicht von Pillen oder anderem medizinischen Hightech. Natürlich braucht Gesundheit auch ein Stück weit Glück, denn sie ist weder selbstverständlich, noch gibt es eine 100%ige Garantie. Trotzdem ist der persönliche Einfluss im Handeln und Denken weit größer, als es vielen Menschen bewusst sein mag.

Der heutige Alltag bietet in vielerlei Hinsicht enorme Herausforderungen für die Gesundheit, wenn ein Mensch nicht bewusst gegensteuert und sich im Hinblick auf die eigene Gesundheit wertschätzt. Alles fängt mit deinem Bewusstsein an: Du bist der wichtigste Mensch in deinem Leben. Es geht darum, sich es selbst wert zu sein und das Engagement für sich selbst zu leben. Jeder kann das. Es ist dann nur noch eine Frage der Priorität und des für einen persönlich passenden Vorgehens.

# 40.3 ENTTÄUSCHUNG IN DER FORSCHUNG

Letztlich frustrierte mich in der Wissenschaft die begrenzte Wirkung für das Wohl der Menschen und ihre Gesundheit – zumindest was mein persönliches Handeln und meine Vorstellung von Einflussnahme anging. Ich war enttäuscht, hatte ich doch den Tod meines Vaters auf diese Weise verarbeiten wollen: Forschung zum Wohle des Menschen ...

Mich bewegten immer wieder Fragen, wie ich mit dem Tod meines Vaters leben sollte. Er würde nicht zurückkommen. Wiederholt versetzte mich die Realität seines Verlustes in tiefe Traurigkeit. Das wurde durch den Frust über den mangelnden Einfluss auf die Gesundheit von Menschen im Rahmen meiner Forschung noch verstärkt. Ich spürte, dass sich etwas ändern sollte.

Die logische Konsequenz war, dass ich nach erfolgter Promotion meine hauptberufliche Arbeit an der Deutschen Sporthochschule Köln deutlich reduzierte. Schon zuvor hatte ich Ärztefortbildungen gegeben, Menschen im Gesundheitsbereich ausgebildet sowie bekannte Persönlichkeiten und Unternehmer:innen gecoacht, um ihnen mit maßgeschneiderten Ansätzen und überschaubarer Zeit nachhaltig zu einer hohen Leistungsfähigkeit zu verhelfen. Eine Arbeit, die ich gerne gemacht habe, weil ich erlebte, wie entscheidend ich Einfluss auf ihre Lebensqualität nehmen konnte. Ich konnte Menschen helfen, an ihrer beruflichen Leidenschaft festzuhalten und mit ihnen zusammen viel mehr Energie für ihren Alltag schaffen, sie stärker, selbstbewusster und gesünder machen. Und doch fehlte mir etwas ...

## 40.4 BLEIB BEI MIR

*Mein Papa darf nicht umsonst gestorben sein!* Ich möchte ihn nie vergessen. Mehr noch, ich möchte ihn Tag für Tag in meinem Herzen weiterleben lassen. Mit meinen Verlustgefühlen und starken Emotionen wuchs in mir gleichzeitig das unbeschreiblich gute Gefühl, eine Lebensaufgabe mit hoher Sinnhaftigkeit zu finden. – So können Tragödien Veränderungen bewirken, indem sie in dir Chancen, Kraft und Wille zu weitreichenden Entscheidungen für dein Leben entstehen lassen. Dies habe ich schmerzlich erfahren müssen. Niemand sollte den traurigen Weg gehen müssen. Daher möchte ich meine gewonnenen Einsichten und Lebenseinstellung mit dir teilen. Es geht darum, das Leben gesünder, aktiver und regenerativer zu gestalten. Ich kann dir helfen, den Wendepunkt zu sehen und dich mit den richtigen Methoden und Umsetzungsstrategien nachhaltig in Aktion zu versetzen.

Für mich bedeutet es, dass mein Vater jeden Tag weiter an meiner Seite ist und mich unterstützt, gelebtes Gesundheitsbewusstsein in die Welt zu tragen.

## 40.5 NEUE WEGE

Meine Entscheidung war klar. Ich wollte mich für Menschen und die Gestaltung ihres Alltags engagieren, um wirklich Einfluss auf ihre Lebensqualität zu nehmen und mit ihnen gemeinsam das Wichtigste zu erhalten: ihre Gesundheit! Ich wusste nur noch nicht genau wie. Auf meiner Tagesordnung stand als Erstes der Wissenserwerb. Ich habe mehr als sieben Jahre lang Forschungsergebnisse zu krankmachenden Faktoren im Alltag von Menschen studiert und stieß immer wieder auf den einen ausschlaggebenden Punkt: In vielen Fällen ist es das menschliche Verhalten, das zum Einfallstor für Krankheiten wird. Zu den frühen Anzeichen können häufige Müdigkeit, Infektanfälligkeit, diverse Schmerzen, Verspannungen, Leistungsrückgänge, Unkonzentriertheit, Gewichtszunahme, Schlafprobleme, Rastlosigkeit, Emotionsextreme, Antriebslosigkeit, sozialer Rückzug, Suchtverhalten, kompensatorisches Essen, Gedankenkreisen, Reizbarkeit und viele andere zählen. Ihre Auslöser können manchmal erst nach Jahren und oft in Kombination mit anderen zusätzlichen Belastungen ihre volle Wucht entfalten. Dauerstress, falsche Ernährung, fehlende Erholung und Bewegungsmangel sind die Triebkräfte. Leider fehlen meistens systematische Konzepte, um den Belastungen des Alltags sowie potenziellen Gefährdungen zu begegnen. Die tägliche Routine vieler Menschen ist geprägt durch einen chronischen Mangel an Zeit und Energie, Leistungs-, Erfolgs- und Ergebnisorientierung um jeden Preis.

Besonders an der Schwelle zur Lebensmitte, wenn die Verantwortung zunimmt und Karriere, Familie und Eigenheim immer mehr Raum greifen, ist zu beobachten, dass Zeit und Energie endlich sind. Gespart wird dann an Erholung und Bewegung am Ende langer und arbeitsintensiver Tage. Das ist nachvollziehbar, aber gleichzeitig kann sich dieses Vorgehen schneller als gedacht zu einem verhängnisvollen Fallstrick entpuppen. Denn die Mentalität „Es geht doch auch so!" zeigt nur die Fähigkeit und bedingungslose Aufopferungsbereitschaft des menschlichen Organismus, auch in schwierigen Zeiten für dich da zu sein. Ein anfänglicher Stresscocktail kompensiert den Mangel und hinterlässt den Eindruck, dass das eigene Handeln keine Konsequenzen haben könnte. Leider ist das nur eine Momentaufnahme, wobei die schrittweise entstehenden Symptome aus Überbelastungen und fehlendem Ausgleich verdrängt oder in das Licht des normalen Alterungsprozesses gestellt werden. Das Hamsterrad dreht sich weiter und hinterlässt gern das falsche Gefühl, nichts ändern zu müssen ...

## 40.6 ERKENNTNISSE STATT LÖSUNGEN

Am eingangs erwähnten Dezemberabend 2016 hoffte ich darauf, weitere Erkenntnisse zu meiner vorhandenen Expertise und jahrelangen Recherche zu gewinnen, um Menschen im (Berufs-)Alltag gesund zu halten. Ich wünschte mir konkrete Methoden und Strategien, die umsetzbar und in Kombination mit meinen entwickelten Methoden ein kontinuierlicher Begleiter sein könnten.

Allerdings war ich nach den Vorträgen eher enttäuscht, was in erster Linie an meinen Erwartungen lag. Die Wissenschaftler:innen waren allesamt Koryphäen ihres Fachgebiets. Aber die vorgestellten Methoden und Ansätze waren für viele Jobs, Berufsfelder und Alltage von Menschen schlicht unpraktikabel. Ihre Umsetzung war unrealistisch, da sich nicht in jedes Arbeitsumfeld Laufbänder oder Schreibtischergometer integrieren lassen oder angemessen zum Einsatz kommen können. Etwas überspitzt formuliert wäre es beinahe so, als sollten wir Menschen wieder fast vollständig auf Smartphones verzichten, zu Fuß zur Arbeit gehen und dort nur in adäquater Form körperlich aktiv sein. Und am besten würden wir abends auf elektrisches Licht und das gesamte technische Unterhaltungsprogramm verzichten. Stattdessen gäbe es bei Kerzenlicht eine schöne Gemeinschaft aus Menschen, die miteinander reden, während sie sich von frischen Lebensmitteln ernähren. Das geht schon, aber ist das realistisch? Und vielleicht noch wichtiger: Ist das wirklich notwendig?

Eine Konzentration auf den Bewegungsmangel ist aus meiner Sicht zu wenig, denn die vorherrschenden Belastungen im Alltag gehen über den Körper hinaus und haben eine mentale Seite. Bewegung ist „nur" eine wichtige Komponente. Darüber hinaus geht es um Regeneration, Stressmanagement, geistige Ressourcenbildung. Was im Alltag angewendet werden kann und soll, muss einfach umsetzbar und gleichzeitig wirkungsvoll sein.

Zwar setzte ich diese Faktoren bereits erfolgreich in kurzen Impulsen über den Tag mit meinen Klient:innen und in Managementzirkeln großer Unternehmen um, eine systematische Umsetzung für ganze Betriebe und Branchen im Berufsalltag und für viele Menschen gleichzeitig fehlte aber noch.

## 40.7 HERAUSFORDERUNG ANGENOMMEN

Am Ende der Vorträge und Podiumsdiskussion konnte das anwesende Publikum Fragen stellen. Diese Chance ergriff ich. Nach dem Dank für den inhaltlich zweifelsfrei guten Input zielte meine erste Frage auf eine Bestätigung von Forschungserkenntnissen ab.

Ich fragte: „Habe ich Sie richtig verstanden, dass tägliches Sporttreiben keinen adäquaten Ausgleich zu einem überwiegend sitzenden Alltag liefern kann?" Ja, ich hatte richtig verstanden. Die Experten führten aus, dass das entstandene Ungleichgewicht im Organismus und Stoffwechsel, verursacht durch zwei bis drei Stunden Sitzen am Stück, selbst durch täglich intensiven Sport nicht korrigierbar sei, sondern ausschließlich durch Aktivitäten tagsüber.

Das ist sicher für viele Menschen eine heftige Erkenntnis, denn es ist ja beeindruckend, dass sich Menschen täglich zum Sport aufraffen, der – und da möchte ich richtig verstanden werden – immer ein wertvoller Beitrag für die Gesundheit bleibt, wenn er richtig und angemessen betrieben wird. Allerdings führen zunehmende (akkumulierende) Stressoren im Alltag zu Belastungen, die durch umfangreiche Sporteinheiten nicht mehr adäquat kompensiert werden können.

Bei meinen Konzepten zum Ausgleich von Belastungen im Alltag nutze ich einen Vergleich: Zähneputzen. Den meisten Menschen ist bei der Mundhygiene vollkommen bewusst, dass gesunde Zähne und alles, was damit zusammenhängt, nur durch mehrfache tägliche Zahnpflege erreicht werden können. Das gilt bei der Gesundheit auch für Bewegung und Entspannung! Es kann nur rechtzeitig Ausgleich geschaffen werden über den Tag zwischendurch. Auf der Arbeit, im Büro, Homeoffice, Außendienst, Auto, Raststätte, Zug, Flugzeug, Fortbildung, Kongress, Universität, Schule und damit eben immer mitten in deinem Leben!

Meine zweite Frage: „Aus Erhebungen wissen wir, dass eine Zigarette das Leben statistisch um 11 Minuten verkürzt. Eine Stunde Sitzen kostet uns Menschen mindestens 22 Minuten Lebenszeit. Zum Glück gibt es Dinge, die unser Leben verlängern. So der Sex mit einem Partner beziehungsweise einer Partnerin, der 14 Minuten Lebenszeit schenkt. Ist das jetzt unser Konzept der Zukunft für Gesundheit am Arbeitsplatz?" Das Publikum im Hörsaal reagierte mit großer Erheiterung und Applaus. Auf dem Podium wurde es dagegen eher still. Nur der Moderator Wolf-Dieter Poschmann nahm die Frage als Steilvorlage für eine ganze Serie erheiternder Vergleiche. Ich kann nur vermuten, dass sich der ein oder andere peinlich berührt fühlte oder wahrnahm, dass die vorgestellten Methoden zur Gesundheitsförderung nur für einen sehr kleinen Teil der Menschen passend, für die meisten eher unpraktikabel waren. Es fehlten Lösungen, die viele Menschen wirklich nachhaltig umsetzen können, um von ihnen zu profitieren.

## 40.8 LEBENSAUFGABE

Der denkwürdige Abend wurde zum Anstoß meiner Lebensaufgabe, für Menschen Lösungen und Konzepte zu entwickeln, die sich in ihren Alltag integrieren lassen und von denen sie dauerhaft profitieren können.

Keine zwei Jahre später begann ich, die ersten Unternehmen mit der 3×3-Formel® zu begleiten. Die meisten sind noch heute Kunden. Im vierten Jahr ihrer Begleitung ist das stetig weiterentwickelte Konzept nachhaltig in ihrem Berufsalltag verankert und passt für die Anforderungen unterschiedlicher Branchen. Mit gerade einmal 3×3 Minuten täglich leistet es einen enorm wichtigen Beitrag für eine hohe Energie und Leistungsfähigkeit. Gleichzeitig befeuert das Engagement aus 9 Minuten die Chancen auf eine langfristige Gesundheit. Dabei kann das Arbeitsumfeld in vielerlei Hinsicht ideale Voraussetzungen für eine nachhaltige Umsetzung bieten und eine echte Wertschätzung im Miteinander darstellen.

Ich wünsche mir, dass sich unsere Wege über dieses Buch hinaus kreuzen und du schon heute mit der Umsetzung der Inhalte beginnst. Dein Leben und du – ihr seid so wertvoll, dass es immer deine Priorität sein darf, Zeit für dich und deine Gesundheit im Alltag zu finden.

Herzliche Grüße,
Ben Baak

# LITERATUR

Abeln, V., Kleinert, J., Strüder, H. K., & Schneider, S. (2014). Brainwave entrainment for better sleep and post-sleep state of young elite soccer players – A pilot study. European Journal of Sport Science, 14(5), 393–402. https://doi.org/10.1080/17461391.201 3.819384

Adler-Neal, A. L., Emerson, N. M., Farris, S. R., Jung, Y., Coghill, R. C., & Zeidan, F. (2019). Brain moderators supporting the relationship between depressive mood and pain. Pain, 160(9), 2028–2035. https://doi.org/10.1097/j.pain.0000000000001595

Aho, V. T. E., Houser, M. C., Pereira, P. A. B., Chang, J., Rudi, K., Paulin, L., Hertzberg, V., Auvinen, P., Tansey, M. G., & Scheperjans, F. (2021). Relationships of gut microbiota, short-chain fatty acids, inflammation, and the gut barrier in Parkinson's disease. Molecular Neurodegeneration, 16(1), 6. https://doi.org/10.1186/s13024-021-00427-6

Ahokas, E. K., Ihalainen, J. K., Kyröläinen, H., & Mero, A. A. (2019). Effects of Water Immersion Methods on Postexercise Recovery of Physical and Mental Performance. Journal of Strength and Conditioning Research, 33(6), 1488–1495. https://doi.org/10.1519/JSC.0000000000003134

Allan, R., Malone, J., Alexander, J., Vorajee, S., Ihsan, M., Gregson, W., Kwiecien, S., & Mawhinney, C. (2022). Cold for centuries: A brief history of cryotherapies to improve health, injury and post-exercise recovery. European Journal of Applied Physiology, 122(5), 1153–1162. https://doi.org/10.1007/s00421-022-04915-5

Amrein, K., Scherkl, M., Hoffmann, M., Neuwersch-Sommeregger, S., Köstenberger, M., Tmava Berisha, A., Martucci, G., Pilz, S., & Malle, O. (2020). Vitamin D deficiency 2.0: An update on the current status worldwide. European Journal of Clinical Nutrition, 74(11), 1498–1513. https://doi.org/10.1038/s41430-020-0558-y

Arendt, J. (2012). Biological Rhythms During Residence in Polar Regions. Chronobiology International, 29(4), 379–394. https://doi.org/10.3109/07420528.2012.668997

Arnold, A. J., Kappes, H. B., Klinenberg, E., & Winkielman, P. (2021). The Role of Comparisons in Judgments of Loneliness. Frontiers in Psychology, 12, 498305. https://doi.org/10.3389/fpsyg.2021.498305

Atherton, L. A., Dupret, D., & Mellor, J. R. (2015). Memory trace replay: The shaping of memory consolidation by neuromodulation. Trends in Neurosciences, 38(9), 560–570. https://doi.org/10.1016/j.tins.2015.07.004

Axelsson, J., Sundelin, T., Ingre, M., Van Someren, E. J. W., Olsson, A., & Lekander, M. (2010). Beauty sleep: Experimental study on the perceived health and attractiveness of sleep-deprived people. BMJ, 341(dec14 2), c6614–c6614. https://doi.org/10.1136/bmj.c6614

Babson, K. A., Sottile, J., & Morabito, D. (2017). Cannabis, Cannabinoids, and Sleep: A Review of the Literature. Current Psychiatry Reports, 19(4), 23. https://doi.org/10.1007/s11920-017-0775-9

Bailey, D. M., Erith, S. J., Griffin, P. J., Dowson, A., Brewer, D. S., Gant, N., & Williams, C. (2007). Influence of cold-water immersion on indices of muscle damage following prolonged intermittent shuttle running. Journal of Sports Sciences, 25(11), 1163–1170. https://doi.org/10.1080/02640410600982659

Barnes, J., Bartlett, J. W., van de Pol, L. A., Loy, C. T., Scahill, R. I., Frost, C., Thompson, P., & Fox, N. C. (2009). A meta-analysis of hippocampal atrophy rates in Alzheimer's disease. Neurobiology of Aging, 30(11), 1711–1723. https://doi.org/10.1016/j.neurobiolaging.2008.01.010

Bent, S., Padula, A., Moore, D., Patterson, M., & Mehling, W. (2006). Valerian for sleep: A systematic review and meta-analysis. The American Journal of Medicine, 119(12), 1005–1012. https://doi.org/10.1016/j.amjmed.2006.02.026

Bercik, P., Denou, E., Collins, J., Jackson, W., Lu, J., Jury, J., Deng, Y., Blennerhassett, P., Macri, J., McCoy, K. D., Verdu, E. F., & Collins, S. M. (2011). The Intestinal Microbiota Affect Central Levels of Brain-Derived Neurotropic Factor and Behavior in Mice. Gastroenterology, 141(2), 599-609.e3. https://doi.org/10.1053/j.gastro.2011.04.052

Berer, K., Gerdes, L. A., Cekanaviciute, E., Jia, X., Xiao, L., Xia, Z., Liu, C., Klotz, L., Stauffer, U., Baranzini, S. E., Kümpfel, T., Hohlfeld, R., Krishnamoorthy, G., & Wekerle, H. (2017). Gut microbiota from multiple sclerosis patients enables spontaneous autoimmune encephalomyelitis in mice. Proceedings of the National Academy of Sciences of the United States of America, 114(40), 10719–10724. https://doi.org/10.1073/pnas.1711233114

Berer, K., Mues, M., Koutrolos, M., Rasbi, Z. A., Boziki, M., Johner, C., Wekerle, H., & Krishnamoorthy, G. (2011). Commensal microbiota and myelin autoantigen cooperate to trigger autoimmune demyelination. Nature, 479(7374), 538–541. https://doi.org/10.1038/nature10554

Bergamaschi, M. M., Queiroz, R. H. C., Chagas, M. H. N., de Oliveira, D. C. G., De Martinis, B. S., Kapczinski, F., Quevedo, J., Roesler, R., Schröder, N., Nardi, A. E., Martín-Santos, R., Hallak, J. E. C., Zuardi, A. W., & Crippa, J. A. S. (2011). Cannabidiol Reduces the Anxiety Induced by Simulated Public Speaking in Treatment-Naïve Social Phobia Patients. Neuropsychopharmacology, 36(6), 1219–1226. https://doi.org/10.1038/npp.2011.6

Berisha, A., Shutkind, K., & Borniger, J. C. (2022). Sleep Disruption and Cancer: Chicken or the Egg? Frontiers in Neuroscience, 16, 856235. https://doi.org/10.3389/fnins.2022.856235

Bleakley, C., McDonough, S., Gardner, E., Baxter, G. D., Hopkins, J. T., & Davison, G. W. (2012). Cold-water immersion (cryotherapy) for preventing and treating muscle soreness after exercise. Cochrane Database of Systematic Reviews. https://doi.org/10.1002/14651858.CD008262.pub2

Bonnet, M. H., & Arand, D. L. (2003). Clinical effects of sleep fragmentation versus sleep deprivation. Sleep Medicine Reviews, 7(4), 297–310. https://doi.org/10.1053/smrv.2001.0245

Born, D. P., Sperlich, B., & Holmberg, H.-C. (2013). Bringing Light into the Dark: Effects of Compression Clothing on Performance and Recovery. International Journal of Sports Physiology and Performance, 8(1), 4–18. https://doi.org/10.1123/ijspp.8.1.4

Born, J., Rasch, B., & Gais, S. (2006). Sleep to Remember. The Neuroscientist, 12(5), 410–424. https://doi.org/10.1177/1073858406292647

Born, J., & Wilhelm, I. (2012). System consolidation of memory during sleep. Psychological Research, 76(2), 192–203. https://doi.org/10.1007/s00426-011-0335-6

Cacioppo, J. T., Ernst, J. M., Burleson, M. H., McClintock, M. K., Malarkey, W. B., Hawkley, L. C., Kowalewski, R. B., Paulsen, A., Hobson, J. A., Hugdahl, K., Spiegel, D., & Berntson, G. G. (2000). Lonely traits and concomitant physiological processes: The MacArthur social neuroscience studies. International Journal of Psychophysiology, 35(2–3), 143–154. https://doi.org/10.1016/S0167-8760(99)00049-5

Charoenngam, N., & Holick, M. F. (2020). Immunologic Effects of Vitamin D on Human Health and Disease. Nutrients, 12(7), 2097. https://doi.org/10.3390/nu12072097

Charoenngam, N., Shirvani, A., & Holick, M. F. (2021). Vitamin D and Its Potential Benefit for the COVID-19 Pandemic. Endocrine Practice, 27(5), 484–493. https://doi.org/10.1016/j.eprac.2021.03.006

Chen, Y., & Liu, X. (2022). How solitude relates to well-being in old age: A review of interindividual differences. Scandinavian Journal of Psychology, sjop.12862. https://doi.org/10.1111/sjop.12862

Clemente, J. C., Manasson, J., & Scher, J. U. (2018). The role of the gut microbiome in systemic inflammatory disease. BMJ, j5145. https://doi.org/10.1136/bmj.j5145

Colzato, L. S., Barone, H., Sellaro, R., & Hommel, B. (2017). More attentional focusing through binaural beats: Evidence from the global–local task. Psychological Research, 81(1), 271–277. https://doi.org/10.1007/s00426-015-0727-0

Costello, J. T., Baker, P. R., Minett, G. M., Bieuzen, F., Stewart, I. B., & Bleakley, C. (2015). Whole-body cryotherapy (extreme cold air exposure) for preventing and treating muscle soreness after exercise in adults. Cochrane Database of Systematic Reviews. https://doi.org/10.1002/14651858.CD010789.pub2

Crippa, J. A., Guimarães, F. S., Campos, A. C., & Zuardi, A. W. (2018). Translational Investigation of the Therapeutic Potential of Cannabidiol (CBD): Toward a New Age. Frontiers in Immunology, 9, 2009. https://doi.org/10.3389/fimmu.2018.02009

Crippa, J. A. S., Derenusson, G. N., Ferrari, T. B., Wichert-Ana, L., Duran, F. L., Martin-Santos, R., Simões, M. V., Bhattacharyya, S., Fusar-Poli, P., Atakan, Z., Filho, A. S., Freitas-Ferrari, M. C., McGuire, P. K., Zuardi, A. W., Busatto, G. F., & Hallak, J. E. C.

(2011). Neural basis of anxiolytic effects of cannabidiol (CBD) in generalized social anxiety disorder: A preliminary report. Journal of Psychopharmacology, 25(1), 121–130. https://doi.org/10.1177/0269881110379283

Critcher, C. R., & Gilovich, T. (2010). Inferring Attitudes From Mindwandering. Personality and Social Psychology Bulletin, 36(9), 1255–1266. https://doi.org/10.1177/0146167210375434

Crook, J. M., Horgas, A. L., Yoon, S. L., Grundmann, O., & Johnson-Mallard, V. (2022). Vitamin C Plasma Levels Associated with Inflammatory Biomarkers, CRP and RDW: Results from the NHANES 2003–2006 Surveys. Nutrients, 14(6), 1254. https://doi.org/10.3390/nu14061254

Cryan, J. F., & O'Mahony, S. M. (2011). The microbiome-gut-brain axis: From bowel to behavior: From bowel to behavior. Neurogastroenterology & Motility, 23(3), 187–192. https://doi.org/10.1111/j.1365-2982.2010.01664.x

Davidson, O. B., Eden, D., Westman, M., Cohen-Charash, Y., Hammer, L. B., Kluger, A. N., Krausz, M., Maslach, C., O'Driscoll, M., Perrewé, P. L., Quick, J. C., Rosenblatt, Z., & Spector, P. E. (2010). Sabbatical leave: Who gains and how much? Journal of Applied Psychology, 95(5), 953–964. https://doi.org/10.1037/a0020068

De Luca, F., & Shoenfeld, Y. (2018). The microbiome in autoimmune diseases. Clinical and Experimental Immunology, 195(1), 74–85. https://doi.org/10.1111/cei.13158

Debras, C., Chazelas, E., Srour, B., Druesne-Pecollo, N., Esseddik, Y., Szabo de Edelenyi, F., Agaësse, C., De Sa, A., Lutchia, R., Gigandet, S., Huybrechts, I., Julia, C., Kesse-Guyot, E., Allès, B., Andreeva, V. A., Galan, P., Hercberg, S., Deschasaux-Tanguy, M., & Touvier, M. (2022). Artificial sweeteners and cancer risk: Results from the NutriNet-Santé population-based cohort study. PLOS Medicine, 19(3), e1003950. https://doi.org/10.1371/journal.pmed.1003950

Diong, J., & Kamper, S. J. (2014). Cold water immersion (cryotherapy) for preventing muscle soreness after exercise. British Journal of Sports Medicine, 48(18), 1388–1389. https://doi.org/10.1136/bjsports-2013-092433

Donovan, N. J., Wu, Q., Rentz, D. M., Sperling, R. A., Marshall, G. A., & Glymour, M. M. (2017). Loneliness, depression and cognitive function in older U.S. adults: Loneliness, depression and cognition. International Journal of Geriatric Psychiatry, 32(5), 564–573. https://doi.org/10.1002/gps.4495

Dunbar, R. I. M. (1993). Coevolution of neocortical size, group size and language in humans. Behavioral and Brain Sciences, 16(4), 681–694. https://doi.org/10.1017/S0140525X00032325

Dutheil, F., Danini, B., Bagheri, R., Fantini, M. L., Pereira, B., Moustafa, F., Trousselard, M., & Navel, V. (2021). Effects of a Short Daytime Nap on the Cognitive Performance: A Systematic Review and Meta-Analysis. International Journal of Environmental Research and Public Health, 18(19), 10212. https://doi.org/10.3390/ijerph181910212

Eichelmann, F., Schwingshackl, L., Fedirko, V., & Aleksandrova, K. (2016). Effect of plant-based diets on obesity-related inflammatory profiles: A systematic review and meta-analysis of intervention trials: Effect of plant-based diets on inflammatory profiles. Obesity Reviews, 17(11), 1067–1079. https://doi.org/10.1111/obr.12439

Elf, M., Anåker, A., Marcheschi, E., Sigurjónsson, Á., & Ulrich, R. S. (2020). The built environment and its impact on health outcomes and experiences of patients, significant others and staff—A protocol for a systematic review. Nursing Open, 7(3), 895–899. https://doi.org/10.1002/nop2.452

Elkhenany, H., AlOkda, A., El-Badawy, A., & El-Badri, N. (2018). Tissue regeneration: Impact of sleep on stem cell regenerative capacity. Life Sciences, 214, 51–61. https://doi.org/10.1016/j.lfs.2018.10.057

Ellulu, M. S., Rahmat, A., Ismail, P., Khaza'ai, H., & Abed, Y. (2015). Effect of vitamin C on inflammation and metabolic markers in hypertensive and/or diabetic obese adults: A randomized controlled trial. Drug Design, Development and Therapy, 3405. https://doi.org/10.2147/DDDT.S83144

Engemann, K., Pedersen, C. B., Arge, L., Tsirogiannis, C., Mortensen, P. B., & Svenning, J.-C. (2019). Residential green space in childhood is associated with lower risk of psychiatric disorders from adolescence into adulthood. Proceedings of the National Academy of Sciences, 116(11), 5188–5193. https://doi.org/10.1073/pnas.1807504116

Erickson, K. I., Voss, M. W., Prakash, R. S., Basak, C., Szabo, A., Chaddock, L., Kim, J. S., Heo, S., Alves, H., White, S. M., Wojcicki, T. R., Mailey, E., Vieira, V. J., Martin, S. A., Pence, B. D., Woods, J. A., McAuley, E., & Kramer, A. F. (2011). Exercise training increases size of hippocampus and improves memory. Proceedings of the National Academy of Sciences, 108(7), 3017–3022. https://doi.org/10.1073/pnas.1015950108

Farias, M., Maraldi, E., Wallenkampf, K. C., & Lucchetti, G. (2020). Adverse events in meditation practices and meditation-based therapies: A systematic review. Acta Psychiatrica Scandinavica, 142(5), 374–393. https://doi.org/10.1111/acps.13225

Fox, K. C. R., Dixon, M. L., Nijeboer, S., Girn, M., Floman, J. L., Lifshitz, M., Ellamil, M., Sedlmeier, P., & Christoff, K. (2016). Functional neuroanatomy of meditation: A review and meta-analysis of 78 functional neuroimaging investigations. Neuroscience & Biobehavioral Reviews, 65, 208–228. https://doi.org/10.1016/j.neubiorev.2016.03.021

Frank, G., & Storch, M. (2021). Die Mañana-Kompetenz: Wer Pausen macht, hat mehr vom Leben: mit Praxistest (komplett überarbeitete Neuausgabe). Piper.

Galante, J., Friedrich, C., Dawson, A. F., Modrego-Alarcón, M., Gebbing, P., Delgado-Suárez, I., Gupta, R., Dean, L., Dalgleish, T., White, I. R., & Jones, P. B. (2021). Mindfulness-based programmes for mental health promotion in adults in nonclinical settings: A systematic review and meta-analysis of randomised controlled trials. PLOS Medicine, 18(1), e1003481. https://doi.org/10.1371/journal.pmed.1003481

Garcia-Argibay, M., Santed, M. A., & Reales, J. M. (2019a). Efficacy of binaural auditory beats in cognition, anxiety, and pain perception: A meta-analysis. Psychological Research, 83(2), 357–372. https://doi.org/10.1007/s00426-018-1066-8

Garcia-Argibay, M., Santed, M. A., & Reales, J. M. (2019b). Binaural auditory beats affect long-term memory. Psychological Research, 83(6), 1124–1136. https://doi.org/10.1007/s00426-017-0959-2

Golden, R. N., Gaynes, B. N., Ekstrom, R. D., Hamer, R. M., Jacobsen, F. M., Suppes, T., Wisner, K. L., & Nemeroff, C. B. (2005). The Efficacy of Light Therapy in the Treatment of Mood Disorders: A Review and Meta-Analysis of the Evidence. American Journal of Psychiatry, 162(4), 656–662. https://doi.org/10.1176/appi.ajp.162.4.656

Guo, J., Li, L., Gong, Y., Zhu, R., Xu, J., Zou, J., & Chen, X. (2017). Massage Alleviates Delayed Onset Muscle Soreness after Strenuous Exercise: A Systematic Review and Meta-Analysis. Frontiers in Physiology, 8, 747. https://doi.org/10.3389/fphys.2017.00747

Hakim, F., Wang, Y., Zhang, S. X. L., Zheng, J., Yolcu, E. S., Carreras, A., Khalyfa, A., Shirwan, H., Almendros, I., & Gozal, D. (2014). Fragmented Sleep Accelerates Tumor Growth and Progression through Recruitment of Tumor-Associated Macrophages and TLR4 Signaling. Cancer Research, 74(5), 1329–1337. https://doi.org/10.1158/0008-5472.CAN-13-3014

Hammond, C., & Lewis, G. (2016). The Rest Test: Preliminary Findings from a Large-Scale International Survey on Rest. In F. Callard, K. Staines, & J. Wilkes (Hrsg.), The Restless Compendium (S. 59–67). Springer International Publishing. https://doi.org/10.1007/978-3-319-45264-7_8

Hansen, M. M., Jones, R., & Tocchini, K. (2017). Shinrin-Yoku (Forest Bathing) and Nature Therapy: A State-of-the-Art Review. International Journal of Environmental Research and Public Health, 14(8), 851. https://doi.org/10.3390/ijerph14080851

Harris, M. B. (2000). Correlates and Characteristics of Boredom Proneness and Boredom1. Journal of Applied Social Psychology, 30(3), 576–598. https://doi.org/10.1111/j.1559-1816.2000.tb02497.x

Hautus, M. J., Shepherd, D., Giang, E., & Landon, J. (2021). Can binaural beats facilitate autonomic recovery following exposure to an acute stressor? Complementary Therapies in Clinical Practice, 45, 101485. https://doi.org/10.1016/j.ctcp.2021.101485

Heath, G. W., Ford, E. S., Craven, T. E., Macera, C. A., Jackson, K. L., & Pate, R. R. (1991). Exercise and the incidence of upper respiratory tract infections. Medicine and Science in Sports and Exercise, 23(2), 152–157.

Heerwagen, J. H., Heubach, J. G., Montgomery, J., & Weimer, W. C. (1995). Environmental Design, Work, and Well Being: Managing Occupational Stress through Changes in the Workplace Environment. AAOHN Journal, 43(9), 458–468. https://doi.org/10.1177/216507999504300904

Heseker, H. (2016). Trinken, bevor der Durst kommt? Aktuelle Ernährungsmedizin, 41(S 01), S22–S26. https://doi.org/10.1055/s-0042-102730

Hirshkowitz, M., Whiton, K., Albert, S. M., Alessi, C., Bruni, O., DonCarlos, L., Hazen, N., Herman, J., Adams Hillard, P. J., Katz, E. S., Kheirandish-Gozal, L., Neubauer, D. N., O'Donnell, A. E., Ohayon, M., Peever, J., Rawding, R., Sachdeva, R. C., Setters, B., Vitiello, M. V., & Ware, J. C. (2015). National Sleep Foundation's updated sleep duration recommendations: Final report. Sleep Health, 1(4), 233–243. https://doi.org/10.1016/j.sleh.2015.10.004

Huang, C., Wang, Z., Xu, X., Hu, S., Zhu, R., & Chen, X. (2020). Does Acupuncture Benefit Delayed-Onset Muscle Soreness After Strenuous Exercise? A Systematic Review and Meta-Analysis. Frontiers in Physiology, 11, 666. https://doi.org/10.3389/fphys.2020.00666

Hunter, M. R., Gillespie, B. W., & Chen, S. Y.-P. (2019). Urban Nature Experiences Reduce Stress in the Context of Daily Life Based on Salivary Biomarkers. Frontiers in Psychology, 10, 722. https://doi.org/10.3389/fpsyg.2019.00722

Hyacinthe, C., & Ghorayeb, I. (2014). Wake up with a new brain! Movement Disorders, 29(1), 33–33. https://doi.org/10.1002/mds.25765

Im, S., Stavas, J., Lee, J., Mir, Z., Hazlett-Stevens, H., & Caplovitz, G. (2021). Does mindfulness-based intervention improve cognitive function?: A meta-analysis of controlled studies. Clinical Psychology Review, 84, 101972. https://doi.org/10.1016/j.cpr.2021.101972

Iuliano-Burns, S., Wang, X. F., Ayton, J., Jones, G., & Seeman, E. (2009). Skeletal and hormonal responses to sunlight deprivation in Antarctic expeditioners. Osteoporosis International, 20(9), 1523–1528. https://doi.org/10.1007/s00198-008-0830-9

Jamieson, J. P., Nock, M. K., & Mendes, W. B. (2012). Mind over matter: Reappraising arousal improves cardiovascular and cognitive responses to stress. Journal of Experimental Psychology: General, 141(3), 417–422. https://doi.org/10.1037/a0025719

Johnson, K. V.-A. (2020). Gut microbiome composition and diversity are related to human personality traits. Human Microbiome Journal, 15, 100069. https://doi.org/10.1016/j.humic.2019.100069

Juster, R.-P., McEwen, B. S., & Lupien, S. J. (2010). Allostatic load biomarkers of chronic stress and impact on health and cognition. Neuroscience & Biobehavioral Reviews, 35(1), 2–16. https://doi.org/10.1016/j.neubiorev.2009.10.002

Kauppila, A., Kivelä, A., Pakarinen, A., & Vakkuri, O. (1987). Inverse Seasonal Relationship Between Melatonin and Ovarian Activity in Humans in a Region With a Strong Seasonal Contrast in Luminosity*. The Journal of Clinical Endocrinology & Metabolism, 65(5), 823–828. https://doi.org/10.1210/jcem-65-5-823

Keller, A., Litzelman, K., Wisk, L. E., Maddox, T., Cheng, E. R., Creswell, P. D., & Witt, W. P. (2012). Does the perception that stress affects health matter? The association with health and mortality. Health Psychology, 31(5), 677–684. https://doi.org/10.1037/a0026743

Keller, J., Bless, H., Blomann, F., & Kleinböhl, D. (2011). Physiological aspects of flow experiences: Skills-demand-compatibility effects on heart rate variability and salivary cortisol. Journal of Experimental Social Psychology, 47(4), 849–852. https://doi.org/10.1016/j.jesp.2011.02.004

Kivelä, A., Kauppila, A., Ylöstalo, P., Vakkuri, O., & Leppäluoto, J. (1988). Seasonal, menstrual and circadian secretions of melatonin, gonadotropins and prolactin in women. Acta Physiologica Scandinavica, 132(3), 321–327. https://doi.org/10.1111/j.1748-1716.1988.tb08335.x

Konig, M. F. (2020). The microbiome in autoimmune rheumatic disease. Best Practice & Research Clinical Rheumatology, 34(1), 101473. https://doi.org/10.1016/j.berh.2019.101473

Lane, J. D., Kasian, S. J., Owens, J. E., & Marsh, G. R. (1998). Binaural Auditory Beats Affect Vigilance Performance and Mood. Physiology & Behavior, 63(2), 249–252. https://doi.org/10.1016/S0031-9384(97)00436-8

Lee, J., Tsunetsugu, Y., Takayama, N., Park, B.-J., Li, Q., Song, C., Komatsu, M., Ikei, H., Tyrväinen, L., Kagawa, T., & Miyazaki, Y. (2014). Influence of Forest Therapy on Cardiovascular Relaxation in Young Adults. Evidence-Based Complementary and Alternative Medicine, 2014, 1–7. https://doi.org/10.1155/2014/834360

Lee, Y. K., Menezes, J. S., Umesaki, Y., & Mazmanian, S. K. (2011). Proinflammatory T-cell responses to gut microbiota promote experimental autoimmune encephalomyelitis. Proceedings of the National Academy of Sciences of the United States of America, 108 Suppl 1(Suppl 1), 4615–4622. https://doi.org/10.1073/pnas.1000082107

Leong, R. L. F., Lo, J. C., & Chee, M. W. L. (2022). Systematic review and meta-analyses on the effects of afternoon napping on cognition. Sleep Medicine Reviews, 65, 101666. https://doi.org/10.1016/j.smrv.2022.101666

LePera, N. (2011). Relationships between boredom proneness, mindfulness, anxiety, depression, and substance use: (741452011-003) [Data set]. American Psychological Association. https://doi.org/10.1037/e741452011-003

Li, Q., Kobayashi, M., Wakayama, Y., Inagaki, H., Katsumata, M., Hirata, Y., Hirata, K., Shimizu, T., Kawada, T., Park, B. J., Ohira, T., Kagawa, T., & Miyazaki, Y. (2009). Effect of Phytoncide from Trees on Human Natural Killer Cell Function. International Journal of Immunopathology and Pharmacology, 22 (4), 951–959. https://doi.org/10.1177/039463200902200410

Li, Q., Morimoto, K., Kobayashi, M., Inagaki, H., Katsumata, M., Hirata, Y., Hirata, K., Suzuki, H., Li, Y. J., Wakayama, Y., Kawada, T., Park, B. J., Ohira, T., Matsui, N., Kagawa, T., Miyazaki, Y., & Krensky, A. M. (2008). Visiting a Forest, but Not a City, Increases Human Natural Killer Activity and Expression of Anti-Cancer Proteins. International Journal of Immunopathology and Pharmacology, 21 (1), 117–127. https://doi.org/10.1177/039463200802100113

Li, Q., Morimoto, K., Nakadai, A., Inagaki, H., Katsumata, M., Shimizu, T., Hirata, Y., Hirata, K., Suzuki, H., Miyazaki, Y., Kagawa, T., Koyama, Y., Ohira, T., Takayama, N., Krensky, A. M., & Kawada, T. (2007). Forest Bathing Enhances Human Natural Killer Activity and Expression of Anti-Cancer Proteins. International Journal of Immunopathology and Pharmacology, 20(2_suppl), 3–8. https://doi.org/10.1177/03946320070200S202

Li, Q., Otsuka, T., Kobayashi, M., Wakayama, Y., Inagaki, H., Katsumata, M., Hirata, Y., Li, Y., Hirata, K., Shimizu, T., Suzuki, H., Kawada, T., & Kagawa, T. (2011). Acute effects of walking in forest environments on cardiovascular and metabolic parameters. European Journal of Applied Physiology, 111(11), 2845–2853. https://doi.org/10.1007/s00421-011-1918-z

Lin, J., Guo, M. ling, Wang, H., Lin, C., Xu, G., Chen, A., Chen, S., & Wang, S. (2021). Effects of Kinesio Tape on Delayed Onset Muscle Soreness: A Systematic Review and Meta-analysis. BioMed Research International, 2021, 1–10. https://doi.org/10.1155/2021/6692828

Lindenfors, P., Wartel, A., & Lind, J. (2021). 'Dunbar's number' deconstructed. Biology Letters, 17(5), rsbl.2021.0158, 20210158. https://doi.org/10.1098/rsbl.2021.0158

Linnell, D., & Wolfred, T. (2009). Creative Disruption—Sabbaticals for Capacity Building and Leadership Development in the Nonprofit Sector.

Long, C. R., & Averill, J. R. (2003). Solitude: An Exploration of Benefits of Being Alone. Journal for the Theory of Social Behaviour, 33(1), 21–44. https://doi.org/10.1111/1468-5914.00204

Machado, A. F., Ferreira, P. H., Micheletti, J. K., de Almeida, A. C., Lemes, Í. R., Vanderlei, F. M., Netto Junior, J., & Pastre, C. M. (2016). Can Water Temperature and Immersion Time Influence the Effect of Cold Water Immersion on Muscle Soreness? A Systematic Review and Meta-Analysis. Sports Medicine, 46(4), 503–514. https://doi.org/10.1007/s40279-015-0431-7

Meesters, Y., & Gordijn, M. C. M. (2016). Seasonal affective disorder, winter type: Current insights and treatment options. Psychology Research and Behavior Management, Volume 9, 317–327. https://doi.org/10.2147/PRBM.S114906

Messaoudi, M., Lalonde, R., Violle, N., Javelot, H., Desor, D., Nejdi, A., Bisson, J.-F., Rougeot, C., Pichelin, M., Cazaubiel, M., & Cazaubiel, J.-M. (2011). Assessment of psychotropic-like properties of a probiotic formulation (Lactobacillus helveticus R0052 and Bifidobacterium longum R0175) in rats and human subjects. British Journal of Nutrition, 105(5), 755–764. https://doi.org/10.1017/S0007114510004319

Messaoudi, M., Violle, N., Bisson, J.-F., Desor, D., Javelot, H., & Rougeot, C. (2011). Beneficial psychological effects of a probiotic formulation (Lactobacillus helveticus R0052 and Bifidobacterium longum R0175) in healthy human volunteers. Gut Microbes, 2(4), 256–261. https://doi.org/10.4161/gmic.2.4.16108

Mikirova, N., Casciari, J., Rogers, A., & Taylor, P. (2012). Effect of high-dose intravenous vitamin C on inflammation in cancer patients. Journal of Translational Medicine, 10(1), 189. https://doi.org/10.1186/1479-5876-10-189

Milner, C. E., & Cote, K. A. (2009). Benefits of napping in healthy adults: Impact of nap length, time of day, age, and experience with napping. Journal of Sleep Research, 18(2), 272–281. https://doi.org/10.1111/j.1365-2869.2008.00718.x

Mineo, L. (2017, April 11). Good genes are nice, but joy is better. The Harvard Gazette. https://news.harvard.edu/gazette/story/2017/04/over-nearly-80-years-harvard-study-has-been-showing-how-to-live-a-healthy-and-happy-life/

Morgan, C. J. A., Das, R. K., Joye, A., Curran, H. V., & Kamboj, S. K. (2013). Cannabidiol reduces cigarette consumption in tobacco smokers: Preliminary findings. Addictive Behaviors, 38(9), 2433–2436. https://doi.org/10.1016/j.addbeh.2013.03.011

Mulvey, T., Esen, E., Scanlan, K., & Cobb, B. (2017). Employee Benefits Report 2017. Society for Human Resource Management.

Naska, A., Oikonomou, E., Trichopoulou, A., Psaltopoulou, T., & Trichopoulos, D. (2007). Siesta in Healthy Adults and Coronary Mortality in the General Population. Archives of Internal Medicine, 167(3), 296. https://doi.org/10.1001/archinte.167.3.296

Navarrete-Opazo, A., & Mitchell, G. S. (2014). Therapeutic potential of intermittent hypoxia: A matter of dose. American Journal of Physiology-Regulatory, Integrative and Comparative Physiology, 307(10), R1181–R1197. https://doi.org/10.1152/ajpregu.00208.2014

Nedeltcheva, A. V., Kilkus, J. M., Imperial, J., Schoeller, D. A., & Penev, P. D. (2010). Insufficient Sleep, Diet, and Obesity. Annals of Internal Medicine, 153(7), I. https://doi.org/10.7326/0003-4819-153-7-201010050-00002

Nguyen, T. T., Ryan, R. M., & Deci, E. L. (2018). Solitude as an Approach to Affective Self-Regulation. Personality and Social Psychology Bulletin, 44(1), 92–106. https://doi.org/10.1177/0146167217733073

Nguyen, T. T., Weinstein, N., & Ryan, R. M. (2022). Who enjoys solitude? Autonomous functioning (but not introversion) predicts self-determined motivation (but not preference) for solitude.
PLOS ONE, 17(5), e0267185. https://doi.org/10.1371/journal.pone.0267185

Nieman, D. C., Johanssen, L. M., Lee, J. W., & Arabatzis, K. (1990). Infectious episodes in runners before and after the Los Angeles Marathon. The Journal of Sports Medicine and Physical Fitness, 30(3), 316–328.

Northey, J. M., Cherbuin, N., Pumpa, K. L., Smee, D. J., & Rattray, B. (2018). Exercise interventions for cognitive function in adults older than 50: A systematic review with meta-analysis. British Journal of Sports Medicine, 52(3), 154–160. https://doi.org/10.1136/bjsports-2016-096587

Ost Mor, S., Palgi, Y., & Segel-Karpas, D. (2021). The Definition and Categories of Positive Solitude: Older and Younger Adults' Perspectives on Spending Time by Themselves. The International Journal of Aging and Human Development, 93(4), 943–962. https://doi.org/10.1177/0091415020957379

Phillips, A. J. K., Clerx, W. M., O'Brien, C. S., Sano, A., Barger, L. K., Picard, R. W., Lockley, S. W., Klerman, E. B., & Czeisler, C. A. (2017). Irregular sleep/wake patterns are associated with poorer academic performance and delayed circadian and sleep/wake timing. Scientific Reports, 7(1), 3216. https://doi.org/10.1038/s41598-017-03171-4

Pjrek, E., Friedrich, M.-E., Cambioli, L., Dold, M., Jäger, F., Komorowski, A., Lanzenberger, R., Kasper, S., & Winkler, D. (2020). The Efficacy of Light Therapy in the Treatment of Seasonal Affective Disorder: A Meta-Analysis of Randomized Controlled Trials. Psychotherapy and Psychosomatics, 89(1), 17–24. https://doi.org/10.1159/000502891

Poppendieck, W., Wegmann, M., Ferrauti, A., Kellmann, M., Pfeiffer, M., & Meyer, T. (2016). Massage and Performance Recovery: A Meta-Analytical Review. Sports Medicine, 46(2), 183–204. https://doi.org/10.1007/s40279-015-0420-x

Poulin, M. J., Brown, S. L., Dillard, A. J., & Smith, D. M. (2013). Giving to Others and the Association Between Stress and Mortality. American Journal of Public Health, 103(9), 1649–1655. https://doi.org/10.2105/AJPH.2012.300876

Premkumar, M., Sable, T., Dhanwal, D., & Dewan, R. (2013). Vitamin D homeostasis, bone mineral metabolism, and seasonal affective disorder during 1 year of Antarctic residence. Archives of Osteoporosis, 8(1–2), 129. https://doi.org/10.1007/s11657-013-0129-0

Rasch, B., & Born, J. (2013). About Sleep's Role in Memory. Physiological Reviews, 93(2), 681–766. https://doi.org/10.1152/physrev.00032.2012

Raschka, C., & Ruf, S. (2022). Sport und Ernährung: Wissenschaftlich basierte Empfehlungen, Tipps und Ernährungspläne für die Praxis (5., vollständig überarbeitete und erweiterte Auflage). Georg Thieme Verlag.

Raz, N., Lindenberger, U., Rodrigue, K. M., Kennedy, K. M., Head, D., Williamson, A., Dahle, C., Gerstorf, D., & Acker, J. D. (2005). Regional Brain Changes in Aging Healthy Adults: General Trends, Individual Differences and Modifiers. Cerebral Cortex, 15(11), 1676–1689. https://doi.org/10.1093/cercor/bhi044

Reedijk, S. A., Bolders, A., Colzato, L. S., & Hommel, B. (2015). Eliminating the Attentional Blink through Binaural Beats: A Case for Tailored Cognitive Enhancement. Frontiers in Psychiatry, 6. https://doi.org/10.3389/fpsyt.2015.00082

Rosenberg, S. (2022). Der Selbstheilungsnerv: So bringt der Vagus-Nerv Psyche und Körper ins Gleichgewicht (R. Oechsler, Übers.; 13. Auflage). VAK Verlags GmbH.

Ruhayel, Y., Malm, G., Haugen, T. B., Henrichsen, T., Bjørsvik, C., Grotmol, T., Sæther, T., Malm, J., Figenschau, Y., Rylander, L., Levine, R. J., & Giwercman, A. (2007). Seasonal variation in serum concentrations of reproductive hormones and urinary excretion of 6-sulfatoxymelatonin in men living north and south of the Arctic Circle: A longitudinal study. Clinical Endocrinology, 67(1), 85–92. https://doi.org/10.1111/j.1365-2265.2007.02843.x

Sadowski, J. H. L. P., Jones, M. W., & Mellor, J. R. (2016). Sharp-Wave Ripples Orchestrate the Induction of Synaptic Plasticity during Reactivation of Place Cell Firing Patterns in the Hippocampus. Cell Reports, 14(8), 1916–1929. https://doi.org/10.1016/j.celrep.2016.01.061

Sawka, M. N., Burke, L. M., Eichner, E. R., Maughan, R. J., Montain, S. J., & Stachenfeld, N. S. (2007). American College of Sports Medicine position stand. Exercise and fluid replacement. Medicine and Science in Sports and Exercise, 39(2), 377–390. https://doi.org/10.1249/mss.0b013e31802ca597

Schamber, G., Meinicke, E., & Schäfer, T. (2015). Stressreduktion durch Binaurale Stimulation? Eine experimentelle Untersuchung zum Effekt einer Alpha-Stimulation auf die psychophysiologische Entspannungsreaktion. Zeitschrift für Neuropsychologie, 26(4), 239–248. https://doi.org/10.1024/1016-264X/a000155

Schöne, L. (2016). So wichtig ist Sonnenlicht für Ihre Gesundheit. Welt. https://www.welt.de/gesundheit/article153812455/So-wichtig-ist-Sonnenlicht-fuer-Ihre-Gesundheit.html (aufgerufen am 28.11.2022)

Schönenberger, K. A., Schüpfer, A.-C., Gloy, V. L., Hasler, P., Stanga, Z., Kaegi-Braun, N., & Reber, E. (2021). Effect of Anti-Inflammatory Diets on Pain in Rheumatoid Arthritis: A Systematic Review and Meta-Analysis. Nutrients, 13(12), 4221. https://doi.org/10.3390/nu13124221

Shen, T., Yue, Y., He, T., Huang, C., Qu, B., Lv, W., & Lai, H.-Y. (2021). The Association Between the Gut Microbiota and Parkinson's Disease, a Meta-Analysis. Frontiers in Aging Neuroscience, 13, 636545. https://doi.org/10.3389/fnagi.2021.636545

Short, M. A., Centofanti, S., Hilditch, C., Banks, S., Lushington, K., & Dorrian, J. (2016). The effect of split sleep schedules (6h-on/6h-off) on neurobehavioural performance, sleep and sleepiness. Applied Ergonomics, 54, 72–82. https://doi.org/10.1016/j.apergo.2015.12.004

Song, C., Ikei, H., Kobayashi, M., Miura, T., Taue, M., Kagawa, T., Li, Q., Kumeda, S., Imai, M., & Miyazaki, Y. (2015). Effect of Forest Walking on Autonomic Nervous System Activity in Middle-Aged Hypertensive Individuals: A Pilot Study. International Journal of Environmental Research and Public Health, 12(3), 2687–2699. https://doi.org/10.3390/ijerph120302687

Srna, S., Schrift, R. Y., & Zauberman, G. (2018). The Illusion of Multitasking and Its Positive Effect on Performance. Psychological Science, 29(12), 1942–1955. https://doi.org/10.1177/0956797618801013

Sternberg, E. M. (2009). Healing Spaces: The Science of Place and Well-Being. Harvard University Press. https://doi.org/10.2307/j.ctvjghtgs

St-Onge, M.-P. (2013). The Role of Sleep Duration in the Regulation of Energy Balance: Effects on Energy Intakes and Expenditure. Journal of Clinical Sleep Medicine, 09(01), 73–80. https://doi.org/10.5664/jcsm.2348

Suraev, A. S., Marshall, N. S., Vandrey, R., McCartney, D., Benson, M. J., McGregor, I. S., Grunstein, R. R., & Hoyos, C. M. (2020). Cannabinoid therapies in the management of sleep disorders: A systematic review of preclinical and clinical studies. Sleep Medicine Reviews, 53, 101339. https://doi.org/10.1016/j.smrv.2020.101339

Taibi, D. M., Landis, C. A., Petry, H., & Vitiello, M. V. (2007). A systematic review of valerian as a sleep aid: Safe but not effective. Sleep Medicine Reviews, 11(3), 209–230. https://doi.org/10.1016/j.smrv.2007.03.002

Tan, A. H., Chong, C. W., Lim, S.-Y., Yap, I. K. S., Teh, C. S. J., Loke, M. F., Song, S.-L., Tan, J. Y., Ang, B. H., Tan, Y. Q., Kho, M. T., Bowman, J., Mahadeva, S., Yong, H. S., & Lang, A. E. (2021). Gut Microbial Ecosystem in Parkinson Disease: New Clinicobiological Insights from Multi-Omics. Annals of Neurology, 89(3), 546–559. https://doi.org/10.1002/ana.25982

Ulrich, R. S. (1984). View Through a Window May Influence Recovery from Surgery. Science, 224(4647), 420–421. https://doi.org/10.1126/science.6143402

Ulrich, R. S. (1991). Effects of interior design on wellness: Theory and recent scientific research. Journal of Health Care Interior Design: Proceedings from the … Symposium on Health Care Interior Design. Symposium on Health Care Interior Design, 3, 97–109.

Ulrich, R. S. (1999). Effects of gardens on health outcomes: Theory and research. In C. Cooper-Marcus & M. Barnes (Hrsg.), Healing Gardens: Therapeutic Benefits and Design Recommendations. (S. 27–86). John Wiley.

Ulrich, R. S., Lundén, O., & Eltinge, J. L. (1993). Effects of exposure to nature and abstract pictures on patients recovering from heart surgery. 30, 7.

Valles-Colomer, M., Falony, G., Darzi, Y., Tigchelaar, E. F., Wang, J., Tito, R. Y., Schiweck, C., Kurilshikov, A., Joossens, M., Wijmenga, C., Claes, S., Van Oudenhove, L., Zhernakova, A., Vieira-Silva, S., & Raes, J. (2019). The neuroactive potential of the human gut microbiota in quality of life and depression. Nature Microbiology, 4(4), 623–632. https://doi.org/10.1038/s41564-018-0337-x

van den Bosch, M., & Ode Sang, Å. (2017). Urban natural environments as nature-based solutions for improved public health – A systematic review of reviews. Environmental Research, 158, 373–384. https://doi.org/10.1016/j.envres.2017.05.040

Van Straten, M., & Josling, P. (2002). Preventing the common cold with a vitamin C supplement: A double-blind, placebo-controlled survey. Advances in Therapy, 19(3), 151–159. https://doi.org/10.1007/BF02850271

Vasey, C., McBride, J., & Penta, K. (2021). Circadian Rhythm Dysregulation and Restoration: The Role of Melatonin. Nutrients, 13(10), 3480. https://doi.org/10.3390/nu13103480

Wang, T. J., Zhang, F., Richards, J. B., Kestenbaum, B., van Meurs, J. B., Berry, D., Kiel, D. P., Streeten, E. A., Ohlsson, C., Koller, D. L., Peltonen, L., Cooper, J. D., O'Reilly, P. F., Houston, D. K., Glazer, N. L., Vandenput, L., Peacock, M., Shi, J., Rivadeneira, F., … Spector, T. D. (2010). Common genetic determinants of vitamin D insufficiency: A genome-wide association study. The Lancet, 376(9736), 180–188. https://doi.org/10.1016/S0140-6736(10)60588-0

Weaver, M. D., Sletten, T. L., Foster, R. G., Gozal, D., Klerman, E. B., Rajaratnam, S. M. W., Roenneberg, T., Takahashi, J. S., Turek, F. W., Vitiello, M. V., Young, M. W., & Czeisler, C. A. (2021). Adverse impact of polyphasic sleep patterns in humans: Report of the National Sleep Foundation sleep timing and variability consensus panel. Sleep Health, 7(3), 293–302. https://doi.org/10.1016/j.sleh.2021.02.009

Weinstein, N., Nguyen, T., & Hansen, H. (2021). What Time Alone Offers: Narratives of Solitude From Adolescence to Older Adulthood. Frontiers in Psychology, 12, 714518. https://doi.org/10.3389/fpsyg.2021.714518

Werneke, U., Turner, T., & Priebe, S. (2006). Complementary medicines in psychiatry: Review of effectiveness and safety. The British Journal of Psychiatry: The Journal of Mental Science, 188, 109–121. https://doi.org/10.1192/bjp.188.2.109

Wheatley, D. (2005). Medicinal plants for insomnia: A review of their pharmacology, efficacy and tolerability. Journal of Psychopharmacology (Oxford, England), 19(4), 414–421. https://doi.org/10.1177/0269881105053309

Wirz-Justice, A., Skene, D. J., & Münch, M. (2021). The relevance of daylight for humans. Biochemical Pharmacology, 191, 114304. https://doi.org/10.1016/j.bcp.2020.114304

Wright, K. P., McHill, A. W., Birks, B. R., Griffin, B. R., Rusterholz, T., & Chinoy, E. D. (2013). Entrainment of the Human Circadian Clock to the Natural Light-Dark Cycle. Current Biology, 23(16), 1554–1558. https://doi.org/10.1016/j.cub.2013.06.039

Xie, L., Kang, H., Xu, Q., Chen, M. J., Liao, Y., Thiyagarajan, M., O'Donnell, J., Christensen, D. J., Nicholson, C., Iliff, J. J., Takano, T., Deane, R., & Nedergaard, M. (2013). Sleep Drives Metabolite Clearance from the Adult Brain. Science, 342(6156), 373–377. https://doi.org/10.1126/science.1241224

Zeidan, F., Baumgartner, J. N., & Coghill, R. C. (2019). The neural mechanisms of mindfulness-based pain relief: A functional magnetic resonance imaging-based review and primer. PAIN Reports, 4(4), e759. https://doi.org/10.1097/PR9.0000000000000759

Zeidan, F., Martucci, K. T., Kraft, R. A., Gordon, N. S., McHaffie, J. G., & Coghill, R. C. (2011). Brain Mechanisms Supporting the Modulation of Pain by Mindfulness Meditation. Journal of Neuroscience, 31(14), 5540–5548. https://doi.org/10.1523/JNEUROSCI.5791-10.2011

Zeidan, F., Martucci, K. T., Kraft, R. A., McHaffie, J. G., & Coghill, R. C. (2014). Neural correlates of mindfulness meditation-related anxiety relief. Social Cognitive and Affective Neuroscience, 9(6), 751–759. https://doi.org/10.1093/scan/nst041

Zuardi, A. W., Rodrigues, N. P., Silva, A. L., Bernardo, S. A., Hallak, J. E. C., Guimarães, F. S., & Crippa, J. A. S. (2017). Inverted U-Shaped Dose-Response Curve of the Anxiolytic Effect of Cannabidiol during Public Speaking in Real Life. Frontiers in Pharmacology, 8, 259. https://doi.org/10.3389/fphar.2017.00259